JN434062

눈물과 헌신의 71일

단국대학교병원의 '메르스 대응 기록'

목 차

발간사

모든 역량을 집중해 신종 감염병에 대응할 터

2015년 5월 20일 국내 첫 환자가 발생한 이후 메르스는 186명의 사람들을 죽음의 문턱에 몰아넣었고, 그 중 38명을 삶의 경계 밖으로 밀어냈습니다. 그리고 2015년 12월 23일 메르스는 종식선언 됐습니다. 그림자가 걷히는 8개월 동안 생사의 기로에 함께 서있던 가족과 의료진, 수많은 사람들은 보이지 않는 죽음의 공포와 허망함에 가슴을 부여잡았지만 끝까지 포기하지 않았습니다.

우리 단국대학교병원은 5월 20일부터 메르스 비상체제 종료를 선언한 7월 29일까지 메르스의 최전선에서 전쟁보다 더한 71일을 보냈습니다. 이번 메르스는 국내에 처음 유입되면서 유달리 의료기관 내에서 2차 감염, 3차 감염 등으로 빠르게 확산되었고, 우리 역시 메르스에 대한 정보가 많지 않았던 상황에서 새로운 바이러스에 대한 대응으로 하루하루가 긴장의 연속이었습니다. 자연스럽게 메르스 비상대책위원회가 24시간 비상체제로 운영됐고, 메르스 환자가 입원하면 그 자리에서 회의를 통해 대응 및 치료방침을 결정했습니다.

메르스는 단국대학교병원뿐만 아니라 국가 전체를 위기에 빠트렸지만, 병원 구성원들의 믿음과 결의, 상상 이상의 저력, 위기상황에서 발현한 직업의식으로 극복해낼 수 있었습니다. 의료진을 포함한 구성원 모두는 예측할 수 없는 두려움 속에서 누구보다 냉철하게 사태를 판단했습니다. 무엇보다 생명을 우선시했으며, 목숨을 담보로 한 헌신과 희생으로 우리의 자리를 지켰습니다.

또한 감염내과를 비롯한 전 구성원이 철저하게 감염관리 원칙을 지키고 공공기관과의 긴밀한 협조체계를 구축하여 '원내 감염률 0%'와 '지역사회 내 확산방지'를 통해 '지역주민의 신임'이라는 소중한 가치를 얻었습니다. 이는 구성원 전체에게 무엇과도 바꿀 수 없는 뜨거운 경험이었습니다.

본 백서는 5월 20일 메르스 발생 직후부터 단국대학교병원에 첫 확진환자가 입원하고 이후 5명의 환자가 치료받는 과정을 가감없이 자세하고 정확하게 담고자 했습니다. 또한 장기화되는 고통 속에서도 지친 내색 없이 병원과 지역사회 모두를 지켜낸 구성원의 노력과 메르스의 그늘에서 벗어나기까지를 객관적으로 기술하고자 했습니다.

이번 일을 반면교사삼아, 향후 어떠한 신종전염병이 발생하더라도 즉각적인 위기대응이 가능하도록 체계적인 시스템을 갖춰나갈 것입니다. 이 모두의 기억을 기록으로 남겨 공유하고, 향후 언제든 닥칠 수 있는 유사 상황이 발생했을 때 관련 종사자들에게 참고자료로 쓰이기를 바라며 이 책을 펴냅니다.

단국대학교병원장

박 우 성

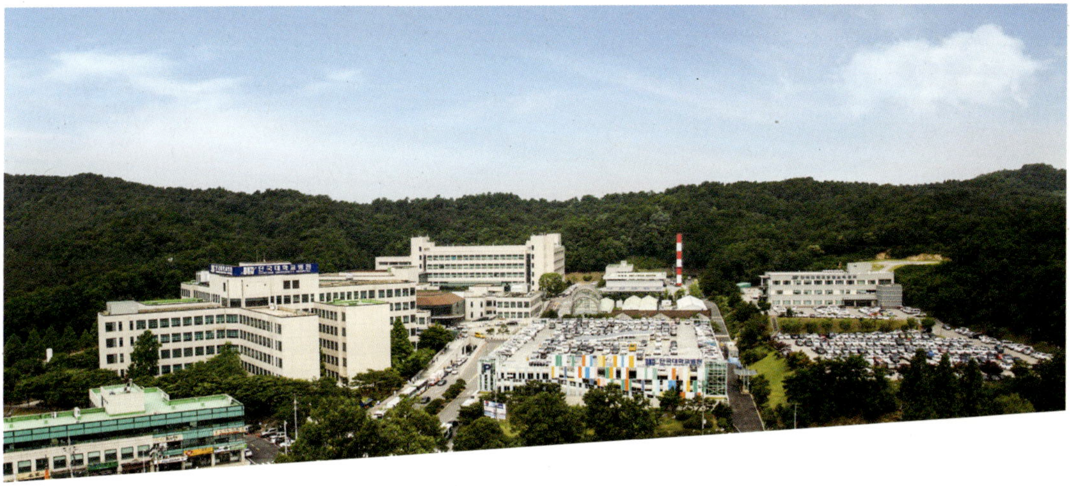

1부.

메르스 전쟁 71일의 여정

1 메르스 발생과 단국대학교병원의 대처

메르스 전쟁의 신호탄

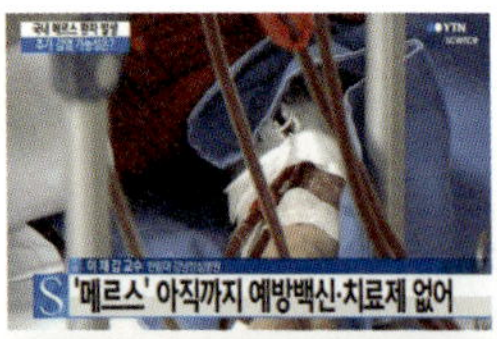

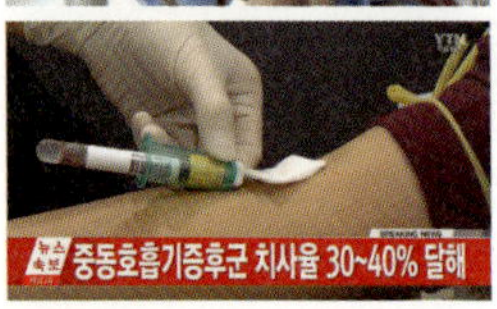

[출처 : YTN]

2015년 가정의 달 5월, 대한민국은 보이지 않는 바이러스의 그림자로 뒤덮였다. 당시 국내에는 생소했던 메르스 코로나바이러스(MERS-CoV)의 유입이었다. 메르스[01] 는 코로나바이러스[02] 감염으로 인한 중증 급성 호흡기 질환으로, 2012년 사우디아라비아에서 첫 발견 후 중동지역에서 97% 이상 환자가 발생했다. 그런데 2015년 5월 20일 첫 환자가 확인된 것이다. 이는 코로나바이러스의 국내 유입을 뜻했다. 바레인에서 체류했던 사람이 입국하는 과정에서 발열증상이 없어 검역을 쉽게 통과한 것이 시발점이었다. 며칠 후 그에게 고열과 기침 증상이 나타났고 평택성모병원 입원, 아산서울의원, 강동구 365열린의원 등에 내원하는 동안 의사와 평택성모병원 입원환자 및 의료진 등 총 36명이 추가 감염되었다. 전쟁의 시작을 알리는 신호탄이 울린 것이다.

질병관리본부는 위기를 직감했다. 메르스의 추가 유입과 국내전파를 막기 위해 감염병 위기경보를 울렸다. '관심'에서 '주의' 단계로 경보수준이 격상되며 산발적인 부서 단위 대응에서 중앙방역대책본부의 직접 지휘 체계로 전환됐다. 매스컴은 연일 뉴스속보를 쏟아내며 보도와 동시에 위기를 고조시켰고, 그때까지 사망자는 없었지만 메르스 치사율 40%, 명확한 감염경로 확인불가, 백신과 치료제가 없는 상황은 전 국민을 공포에 빠트리기에 충분한 조건들이었다.

01
중동호흡기증후군 (Middle East Respiratory Syndrome:MERS) 이하 '메르스'로 칭한다.(편집자 주)

02
포유류와 조류에서 코감기 등 호흡기질환을 일으키는 RNA 바이러스. 바이러스 표면 모양이 태양의 코로나와 비슷해 코로나바이러스라는 이름이 붙었다. 중동호흡기증후군을 일으키는 'MERS-CoV'도 코로나바이러스 중 하나다. 2012년부터 2015년 7월까지 세계적으로 1,472명이 감염되었으며, 이 중 약 37%인 557명이 사망하였다.

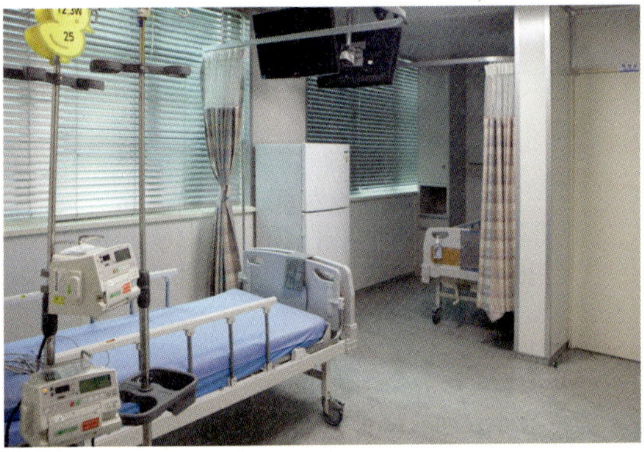

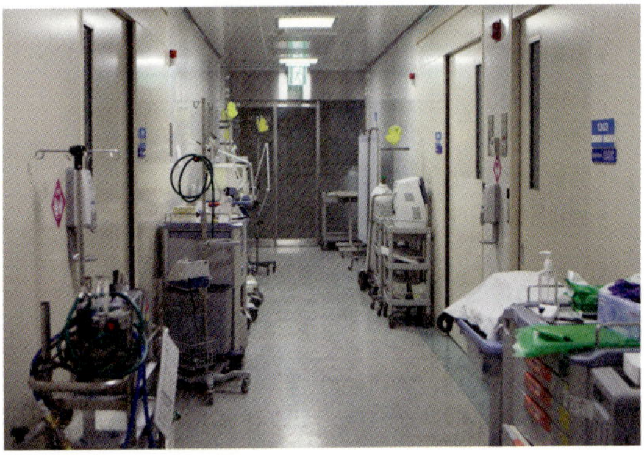

국가지정입원치료병상(메르스 환자들이 치료받은 음압격리병상) 병실 내부 및 복도

감염병의 공포는 보이지 않는데 있었다. 그리고 공포는 공포를 낳았다. 첫 확진환자와 그의 아내는 국가지정입원치료병상으로 이송되며 접촉으로 의심되는 가족과 의료진 전원 64명이 격리되었다. 메르스의 잠복기는 최대 14일. 증상은 바이러스가 체내에 침입해 몸 안에서 증식 후 배출되는 시점에 나타났다. 격리자에게 14일은 한 달의 절반이 아닌 생애 처음으로 겪는 '암흑'의 시간이었다. 정부와 보건당국의 후속 조치가 이어졌다. 그러나 격리자는 하루가 다르게 늘었고, 지켜보는 모든 사람들은 동요했다. 우리에게 예외의 영역이라 생각했던 '전염병 창궐'이 눈앞에 닥친 것이다. 2003년 사스(SARS, 중증급성호흡기증후군)와 2009년 신종인플루엔자의 유행과는 전혀 다른 양상이었다. 곧 괜찮아 질 거라는 막연한 희망은 바람 앞의 촛불처럼 연약한 기도였다.

같은 시각, 단국대학교병원 의료진과 관계자는 본능적으로 폭풍우가 휘몰아칠 것을 직감했다. 충남지역 메르스 환자들은 모두 단국대학교병원으로 모인다. 말하자면 충청남도 지역 메르스 치료의 최전선인 셈이다. 병원은 즉각 13병동 음압격리병상 가동준비를 했다.

단국대학교병원은 충남지역에서 유일하게 국가지정입원치료병상을 운영하고 있다. 2012년 개소해, 음압시설이 구비된 특수 5병상과 일반격리병상 30병상 등 35병상을 관리하고 꾸준히 시설을 보강해오고 있었다. '음압시설'

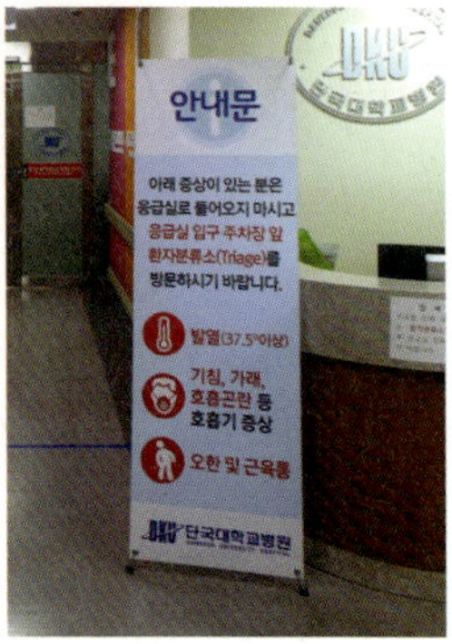

메르스의 최전선에서
방패막이 역할을 담당한
응급실 중증도 분류소

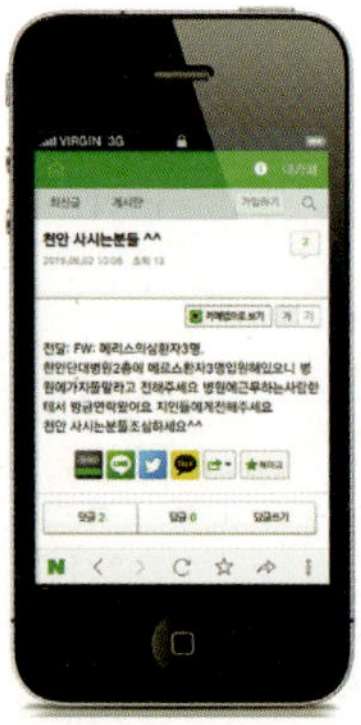

SNS를 타고 퍼진
단국대학교병원 괴소문

은 병원 내부 기압을 인위적으로 떨어트려 병실 내부의 공기가 외부로 빠져 나가지 못하게 하는 감염병 확산을 막기 위한 필수 시설이다. 음압병상은 병원균과 바이러스가 병실 밖으로 퍼지는 것을 차단하고, 내부공기는 천장 정화시설로 흐르도록 설계돼 있다. 단국대학교병원 의료진은 정해진 지침대로 환자를 분류하고, 철저한 통제 및 관리로 전염병 환자와 일반 환자가 접촉할 기회를 원천봉쇄하는 수순을 밟았다. 음압병상 가동준비와 함께 기존 음압병상에 있던 입원 환자는 타 병동으로 이동시켰다. 타 지역을 포함하여 충청지역에서 이송되어 오는 메르스 환자는 병원의 외래나 응급실을 이용하지 않고 보건소 및 질병관리본부 직원과 동행하여 완전히 외부와 차단된 상태에서 별도의 출입구를 통해 입원하게 되는 것이다.

5월 26일 확진환자를 받기 위한 가벽공사도 마쳤다. 또한 응급실은 내원 환자의 첫 관문으로, 내원한 환자의 메르스 감염 여부를 전혀 모르는 상황이었기에 만약의 상황을 대비한 최전선 방패막이 역할을 주지했다. 단국대학교병원은 메르스 지침을 만들고, 병원 내부 인트라넷에 공지하며 직원 교육을 철저히 해나갔다. 방호복과 마스크 등 개인보호구 물품을 점검하고 수량을 충분히 비치했다. 또한 응급실 중증도 분류소 운영시간을 08:00-22:00에서 24시간으로 확대 시행했다. 5월 26일부터는 응급실 환자 면회(방문)객을 최소화하기 위하여 응급환자의 보호자 1인 상주로 보안요원 협조를 받아 통제하기 시작했다.

감염관리팀 역시 분주하게 움직였다. 실시간으로 내려오는 질병관리본부의 지침을 확인하고, 각종 학회 논문을 재검토하며 의학적 대응방법을 긴밀하게 논의하는 등 준비태세를 갖추었다. 메르스와 같은 생물학적 재난은 단독 부서가 해결할 사안이 아니었다. 따라서 병원의 전 부서가 협력하는 유기적인 활동체제로 바뀐 것이다. 하지만 그때까지만 해도 메르스가 이토록 참혹한 전쟁이며, 스스로 총알받이가 될 거라고는 그 누구도 쉽게 예측할 수 없었다. 더구나 각종 커뮤니티와 SNS(사회 관계망 서비스)를 통해 일파만파로 퍼지기 시작한 '단국대학교병원 메르스 환자 입원'이라는 소문은 병원 내원환자뿐만 아니라 천안지역 시민 모두를 삽시간에 공포로 몰아넣었다.

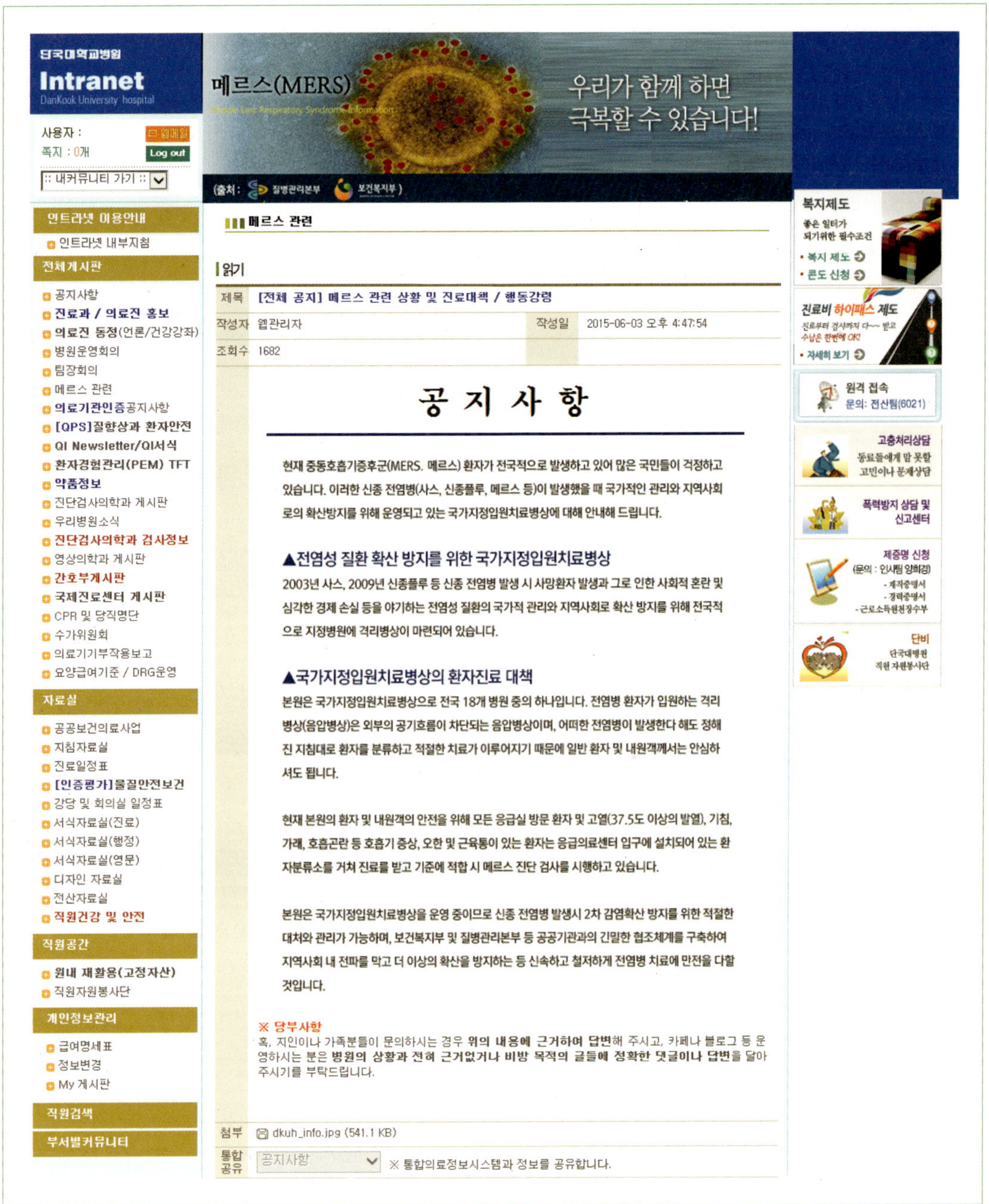

단국대학교병원 Intranet DanKook University hospital

메르스(MERS) Middle East Respiratory Syndrome Information

우리가 함께 하면 극복할 수 있습니다!

(출처: 질병관리본부 보건복지부)

사용자 :
쪽지 : 0개
Log out
:: 내커뮤니티 가기 ::

인트라넷 이용안내
- 인트라넷 내부지침

전체게시판
- 공지사항
- 진료과 / 의료진 홍보
- 의료진 동정(언론/건강강좌)
- 병원운영회의
- 팀장회의
- 메르스 관련
- 의료기관인증공지사항
- [QPS]질향상과 환자안전
- QI Newsletter/QI서식
- 환자경험관리(PEM) TFT
- 약품정보
- 진단검사의학과 게시판
- 우리병원소식
- 진단검사의학과 검사정보
- 영상의학과 게시판
- 간호부게시판
- 국제진료센터 게시판
- CPR 및 당직명단
- 수가위원회
- 의료기기부작용보고
- 요양급여기준 / DRG운영

자료실
- 공공보건의료사업
- 지침자료실
- 진료일정표
- [인증평가]물질안전보건
- 강당 및 회의실 일정표
- 서식자료실(진료)
- 서식자료실(행정)
- 서식자료실(영문)
- 디자인 자료실
- 전산자료실
- 직원건강 및 안전

직원공간
- 원내 재활용(고정자산)
- 직원자원봉사단

개인정보관리
- 급여명세표
- 정보변경
- My 게시판

직원검색

부서별커뮤니티

메르스 관련

읽기

제목	[전체 공지] 메르스 관련 상황 및 진료대책 / 행동강령		
작성자	웹관리자	작성일	2015-06-03 오후 4:47:54
조회수	1682		

공 지 사 항

현재 중동호흡기증후군(MERS. 메르스) 환자가 전국적으로 발생하고 있어 많은 국민들이 걱정하고 있습니다. 이러한 신종 전염병(사스, 신종플루, 메르스 등)이 발생했을 때 국가적인 관리와 지역사회로의 확산방지를 위해 운영되고 있는 국가지정입원치료병상에 대해 안내해 드립니다.

▲전염성 질환 확산 방지를 위한 국가지정입원치료병상

2003년 사스, 2009년 신종플루 등 신종 전염병 발생 시 사망환자 발생과 그로 인한 사회적 혼란 및 심각한 경제 손실 등을 야기하는 전염성 질환의 국가적 관리와 지역사회로 확산 방지를 위해 전국적으로 지정병원에 격리병상이 마련되어 있습니다.

▲국가지정입원치료병상의 환자진료 대책

본원은 국가지정입원치료병상으로 전국 18개 병원 중의 하나입니다. 전염병 환자가 입원하는 격리병상(음압병상)은 외부의 공기흐름이 차단되는 음압병상이며, 어떠한 전염병이 발생한다 해도 정해진 지침대로 환자를 분류하고 적절한 치료가 이루어지기 때문에 일반 환자 및 내원객께서는 안심하셔도 됩니다.

현재 본원의 환자 및 내원객의 안전을 위해 모든 응급실 방문 환자 및 고열(37.5도 이상의 발열), 기침, 가래, 호흡곤란 등 호흡기 증상, 오한 및 근육통이 있는 환자는 응급의료센터 입구에 설치되어 있는 환자분류소를 거쳐 진료를 받고 기준에 적합 시 메르스 진단 검사를 시행하고 있습니다.

본원은 국가지정입원치료병상을 운영 중이므로 신종 전염병 발생시 2차 감염확산 방지를 위한 적절한 대처와 관리가 가능하며, 보건복지부 및 질병관리본부 등 공공기관과의 긴밀한 협조체계를 구축하여 지역사회 내 전파를 막고 더 이상의 확산을 방지하는 등 신속하고 철저하게 전염병 치료에 만전을 다할 것입니다.

※ 당부사항
혹, 지인이나 가족분들이 문의하시는 경우 **위의 내용에 근거하여 답변**해 주시고, 카페나 블로그 등 운영하시는 분은 **병원의 상황과 전혀 근거없거나 비방 목적의 글들에 정확한 댓글이나 답변**을 달아주시기를 부탁드립니다.

첨부	dkuh_info.jpg (541.1 KB)
통합 공유	공지사항 ※ 통합의료정보시스템과 정보를 공유합니다.

복지제도
좋은 일터가 되기위한 필수조건
- 복지 제도
- 콘도 신청

진료비 하이패스 제도
진료부터 검사까지 다~~ 받고 수납은 한번에 OK!
- 자세히 보기

원격 접속
문의: 전산팀(6021)

고충처리상담
동료들에게 말 못할 고민이나 문제상담

폭력방지 상담 및 신고센터

제증명 신청
(문의 : 인사팀 양희경)
- 재직증명서
- 경력증명서
- 근로소득원천징수부

단비
단국대병원 직원 자원봉사단

단국대학교병원 교직원용 인트라넷 공지사항

괴소문의 확산과 지역사회로부터의 고립

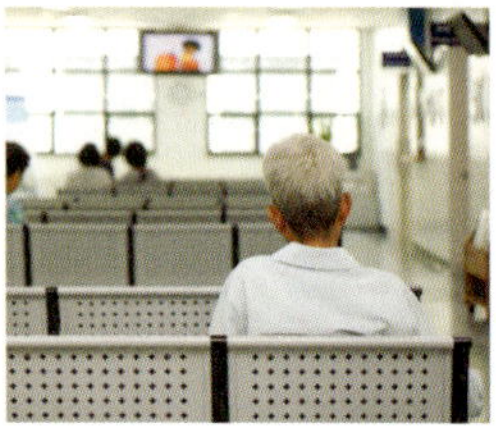

한산한 외래진료 대기실

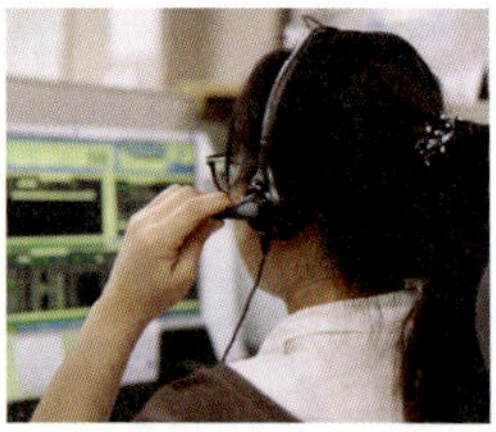

진료예약을 취소하고 있는 콜센터 직원

전국 메르스의 확산이 본격적으로 대두될 5월의 마지막 주, 천안인근 지역사람들 역시 언론, 정부, 병원 누구 하나 믿을 수 없는 상황에 이르렀다. 메르스 사태 초기부터 정부는 메르스 환자 입원병원의 '미공개'원칙을 세웠기 때문이다. 단국대학교병원 역시 그 원칙선상에 있었다. 독단적으로 정부의 방침을 무시할 수 없었다. 국민과 지역사회의 대혼란을 막기 위한 조치였지만 사람들의 두려움은 정보를 숨기려 할수록 커져갔다.

메르스 감염경로 대부분이 사람 간 밀접접촉 혹은 병원 내, 가족 간 감염으로 알려지면서 공포는 더욱 확산되었다. 특히 커뮤니티의 게시글 혹은 개개인에게 전달된 문자 내용에 병원관계자의 증언이라는 단서가 더해지면서 사람들은 정확한 근거 없이도 맹신했고, 그 '믿고 싶은 소문'은 '사실화'되었다. 소문과 진실 사이에서 덩달아 단국대학교병원은 지역사회로부터 철저히 고립되어 갔다.

"단국대학교병원에 메르스 환자 3명이 있어요. 절대 가지마세요."

단국대학교병원이 메르스 노출병원으로 알려지면서 사람들로 붐볐던 병원의 로비는 텅 비었다. 하루 2,500명이던 외래환자가 900명 이하로 급감했다. 예약을 취소하는 전화로 콜센터는 단 1분도 쉴 틈이 없었다. 단국대학교 치과대학병원도 마찬가지 상황이었다. 치과대학병원은 단국대학교병원과 약간의 거리를 두고 별도의 건물을 사용하고 있었지만, 감염에 대한 시민들의 우려의 정도는 같았다. 전화 내용에는 원망의 목소리와 욕설도 섞여 있었다. 이러한 상황에서 어떤 직원은 병원을 그만두라는 가족의 압력에 시달려야했다. 부모로서 자식이 사람의 생명을 살리는 의사가 된 것이 얼마나 자랑스러운 일인가. 하지만 부모는 환자를 치료하던 내 자식도 죽을 수 있다는 사실 앞에 통한의 눈물을 흘릴 수밖에 없었다. 식사를 놓친 직원이 인근 음식점에 배달을 요청했으나, 메르스 확진환자가 있는 병원이라는 이유로 단칼에 거절당했다. 어떤 음식점은 '정문 앞에 가져다 놓을 테니 나와서 가져가라'고까지 했다. 택시를 타고 급히 병원으로 오려던 임산부 직원은 기사의 승차거부로 택시조차 탈 수 없었다.

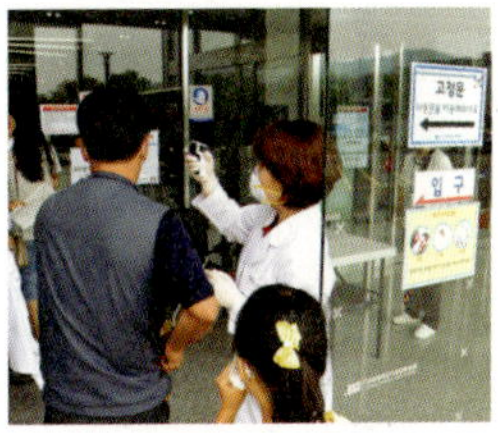

내원객들의 체온을 측정하고 있는 단국대학교 치과대학병원 직원

의심환자가 늘어나고 사태가 심각해질수록 지역사회의 차가운 시선은 바이러스처럼 퍼져나갔다. 비단 의료진과 관계자 자신에게만 해당되는 것이 아니었다. 의료진의 자녀가 다니는 학교에서는 부모나 지인이 단국대학교병원에 종사하는지 조사했으며, 해당 아이는 따로 공부하거나 등교를 하지 말라는 말까지 들어야 했다. 공포는 사람들의 눈과 귀를 막아버렸고, 어쩌면 제일 안전한 곳이 병원임을 누구도 인지하지 못한 것이다. 병원은 병으로부터 사람들을 보호하기 위한 울타리며 시스템이 갖춰진 곳이기 때문이다. 적어도 단국대학교병원은 그러했다. 이런 사실을 잘 아는 병원 관계자에게 대한민국을 집어삼킨 메르스만큼 무서웠던 것은 주변의 따가운 시선과 오해를 고스란히 감내해야하는 가족들의 희생을 바라보는 것이었다.

메르스 비상대책위원회 발족과 생명 중심의 원칙

이러한 상황 속에서도 단국대학교병원 구성원은 직면한 메르스와의 전쟁준비에 집중했다. 개인의 고통과 번민은 우선순위가 아니었다. 병원 수입 반 토막도 당장의 고려대상이 아니었다. 메르스 확진환자 발생과 그 추이에 따른 신속한 의사결정을 할 수 있도록 박우성 병원장을 위원장으로 한 비상대책위원회가 구성됐다. 최전선의 작전사령본부인 셈이다. 매일 오전, 오후의 공식적인 회의 일정 외에도 결정해야할 일이 생기면 즉각 소집됐다. 사실상 24시간 비상근무체제였다.

박우성 병원장을 중심으로 김재일 진료부원장, 신삼철 행정부원장, 김형지 대외협력실장, 김영은 간호부장, 이지영 감염내과 분과장, 한시현 감염관리전문간호사가 참석했고, 필요시 관련 진료과 의료진 및 부서 직원이 즉각

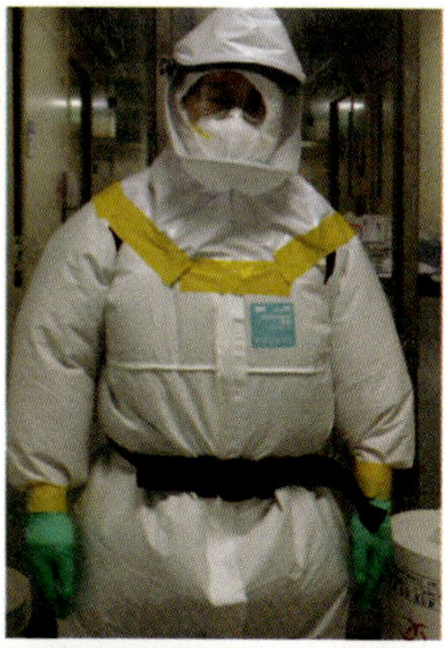

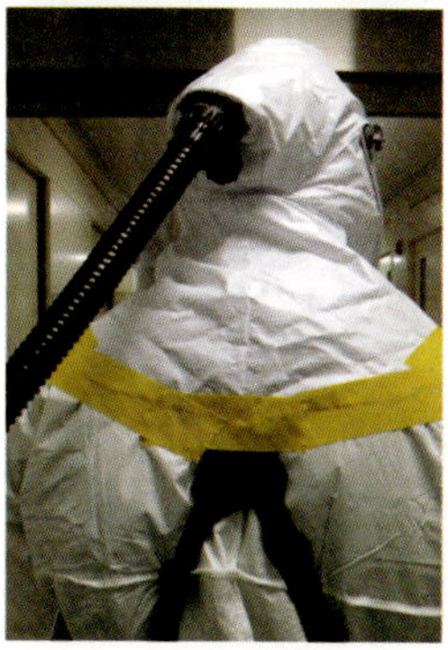

철저하게 개인보호구를 착용한 의료진

동석했다. 위원회 모두는 세 가지 목표와 원칙을 공유했다. 박우성 병원장의 소신과 리더십을 확인할 수 있는 대목이기도 하다. 그 목표는 아래와 같다.

첫째, 병원 내 감염발생 제로 퍼센트(0%)다. 메르스의 최전선인 병원에서 감염이라는 사고가 터지면 병원 문을 닫아야 하고, 인근지역의 환자를 수용할 수 없게 되기에 병원 내 감염만큼은 필사적으로 막아야했다. 그래서 단국대학교병원은 모든 병원 관계자와 환자들에게 질병관리본부에서 정하는 기준보다 더 높은 기준을 적용했다. 메르스가 의심되는 직원은 통상 2주의 격리기간에서 3주로 늘려 격리조치를 취했다. 또한 내부 공기를 100% 밖으로 배출시키는 공기공조시스템을 기존 6시간 마다 교체하는데서, 전량환기로 정책을 바꿨다. 공기로 인해 발생할 수 있는 감염을 원천적으로 차단한 것이다. 당시 감염내과 의료진이 공기의 강제 배기 요청을 한 5분 후 시스템이 바로 가동될 정도로 빠른 결정과 실행력을 보였다. 또한 방호복과 N95 마스크[03] 를 필요한 모든 사람에게 지급했다.

둘째, '생명'이 최우선이다. 의료진에게 사람을 살리는 일보다 중요한 것은 없었다. 단국대학교병원 의료진은 메르스도 결국은 질병이며, 이를 치료해 낼 수 있다는 확신이 있었다. 고가의 의료장비도 생명을 살릴 수만 있다면, 비용을 고려하지 않겠다는 원칙 아래 모든 치료 상황을 처리했다. 한번 메르스에 노출된 의료장비는 향후 폐기해야 할 가능성도 배제할 수 없었기 때문에, 병원 운영의 직격탄이 될 고비용 위험을 감수한 것이다.

셋째, 지역사회 전파를 막아낸다. 단국대학교병원의 소명과도 같았다. 박우성 병원장을 비롯한 구성원은 '병원은 손익을 따지는 기업과 다르다'는 점을 말이 아닌 행동으로 보여주고 있었다. 단국대학교병원은 1994년 개원 이래 인간존중, 생명존중의 인술을 바탕으로 환자중심의 병원문화를 형성했으며, 충청지역을 위시한 중부권 의료발전의 중심역할을 해왔다. 이러한 책임감 때문에 타 의료기관에서 진료를 거부했던 환자도 모두 받을 수 있었다. 지

03
특수 필터로 공기 내의 오염 물질을 걸러내는 전문 마스크. N95란 공기 중 95%의 오염 물질을 막는다는 의미다.

DKU 단국대학교병원
DANKOOK UNIVERSITY HOSPITAL

2015. 6. 4(목)

현재 중동호흡기증후군(MERS, 메르스) 환자가 전국적으로 발생하고 있어 많은 국민들이 걱정하고 있습니다. 이러한 신종 전염병(사스, 신종플루, 메르스 등)이 발생했을 때 국가적인 관리와 지역사회로의 확산방지를 위해 운영되고 있는 국가지정입원치료병상에 대해 안내해 드립니다.

▲전염성 질환 확산 방지를 위한 국가지정입원치료병상

2003년 사스, 2009년 신종플루 등 신종 전염병 발생 시 사망환자 발생과 그로 인한 사회적 혼란 및 심각한 경제 손실 등을 야기하는 전염성 질환의 국가적 관리와 지역사회로 확산 방지를 위해 전국적으로 지정병원에 격리병상이 마련되어 있습니다.

▲음압유지 격리병실이란?

음압유지 격리병실은 결핵, 신종플루 등 호흡기 매개 감염병환자의 격리를 위해 병실 내 압력을 복도보다 낮게 유지하여, 병실 내 공기가 복도로 유출되지 않도록 병실공기를 헤파필터로 거른 후 멸균하여 배출하는 시설을 말합니다.

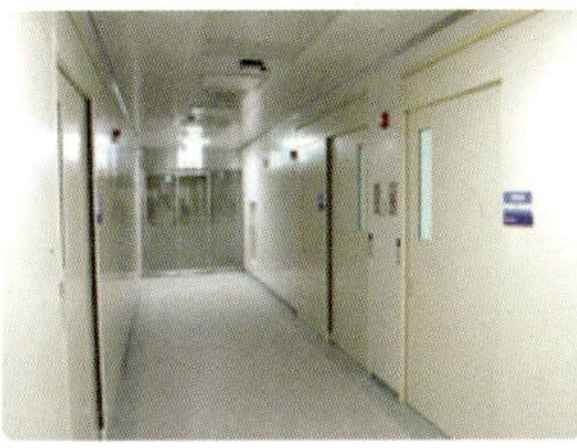

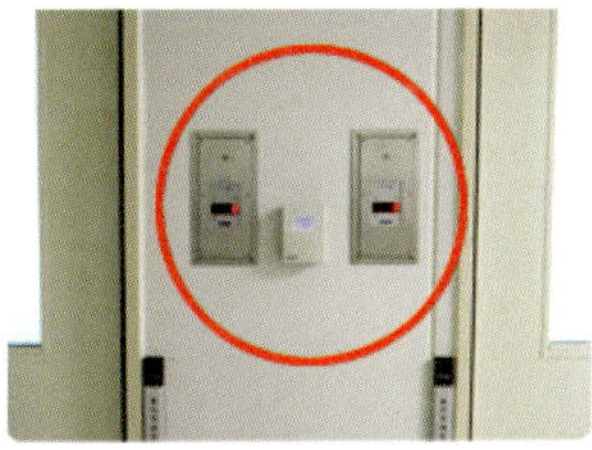

▲국가지정입원치료병상(단국대학교병원)의 환자진료 대책

단국대학교병원은 국가지정입원치료병상으로 전국 18개 병원 중의 하나입니다. 전염병 환자가 입원하는 격리병상(음압병상)은 외부의 공기흐름이 차단되는 음압병상이며, 어떠한 전염병이 발생한다 해도 정해진 지침대로 환자를 분류하고 적절한 치료가 이루어지기 때문에 일반 환자 및 내원객께서는 안심하셔도 됩니다.

단국대학교병원은 외래를 내원한 환자 중 37.5도 이상의 고열, 기침, 호흡곤란 등 호흡기 증상을 보이는 환자는 별도의 공간(임시진료소)을 마련하여 적극적으로 진료가 이루어지게 되므로 의료진과 일반환자들이 접촉하여 메르스가 전염되는 우려는 없습니다.

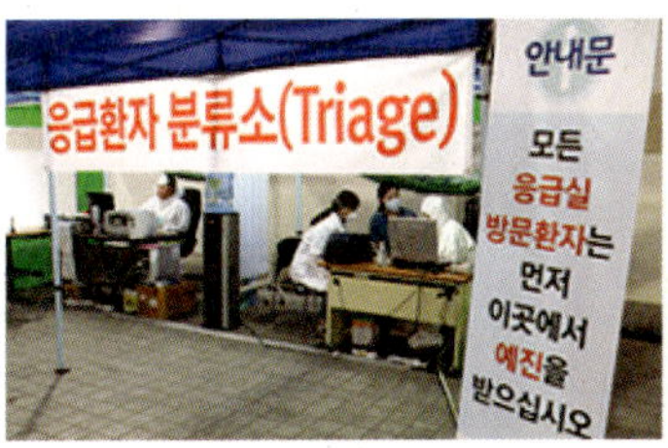

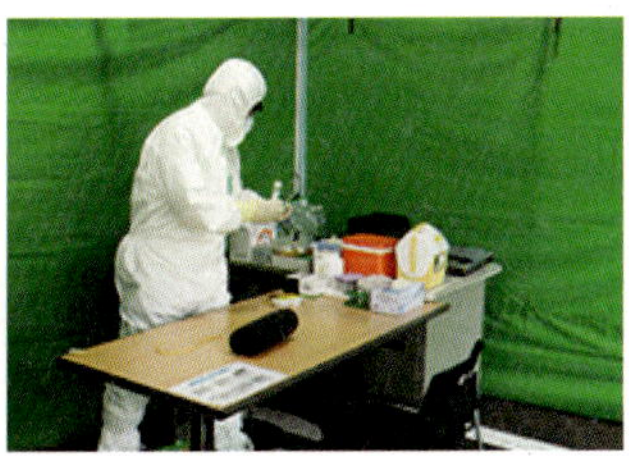

단국대학교병원은 국가지정입원치료병상을 운영 중이므로 신종 전염병 발생시 2차 감염확산 방지를 위한 적절한 대처와 관리가 가능하며, 보건복지부 및 질병관리본부 등 공공기관과의 긴밀한 협조체계를 구축하여 지역사회 내 전파를 막고 더 이상의 확산을 방지하는 등 신속하고 철저하게 전염병 치료에 만전을 다할 것입니다.

단국대학교병원 홈페이지에
공식입장 발표

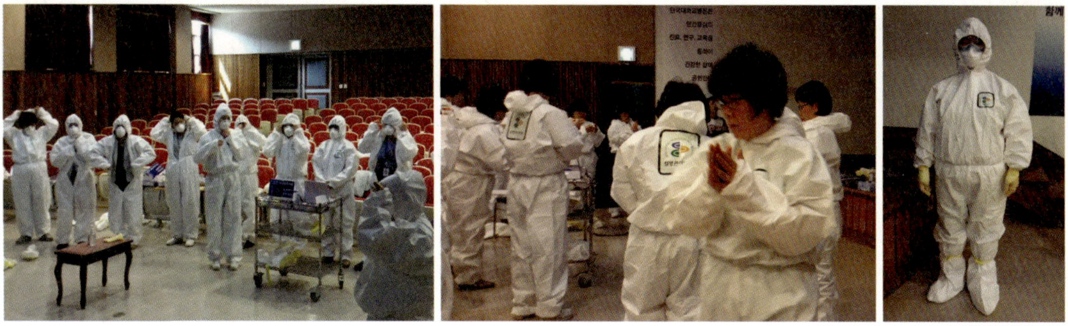
간호부 관리자 방호복입기 훈련

역사회의 위기는 곧 병원의 위기와 같다는 지역공동체 의식이 뚜렷했다. 단국대학교병원은 메르스 발생 직후 충청남도청 및 관할 보건소와 긴밀한 업무 협조를 통해 실시간 상황을 파악했다. 단국대학교병원 역시 불안에 떠는 '우리' 환자를 지키고 싶은 마음이 왜 없었을까. 그러나 병원의 '우리' 개념은 훨씬 포괄적이었다. 지역사회 모두를 보듬은 것이다. 이로써 지리적으로 메르스 발생 병원인 아산, 평택, 대전과 근접했지만, 천안 지역사회 전파를 모두 막아낼 수 있었다.

사전 재난 교육

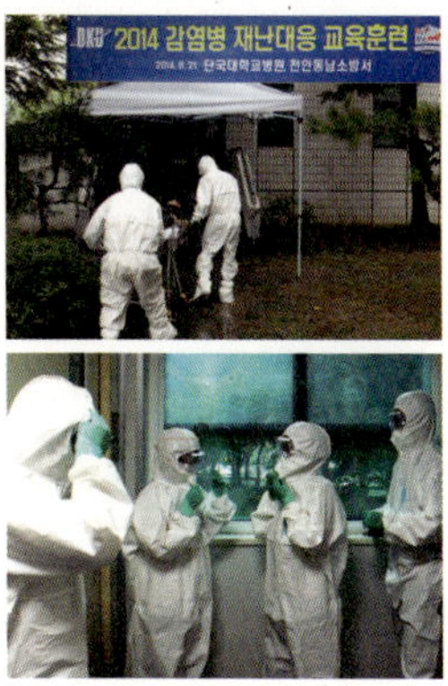

2014 감염병 재난대응 교육훈련

사실 단국대학교병원은 출발이 달랐다. 메르스 발생 전 사스(SARS), 신종플루, 에볼라(Ebola)라는 위험천만한 전염병 사태를 겪으면서 '만에 하나' 라는 가정을 하고, 전 직원 방호복 착용 및 소독 등 이미 메르스 발생 2주전 훈련을 마친 상태였다. 또 2014년 6월 재난훈련, 2014년 8월 을지훈련 때 신종 감염병 환자 내원 시 개인보호구 착 · 탈의, 감염병 환자의 내원 절차 실습 등을 통해 의료진은 실전에서 당황하지 않고 침착하게 대응할 수 있었다. 특히 2015년 2월에는 13병동 간호사 및 응급실 의료진들에게 개인보호구 착용과 탈의 교육을 해 메르스 최전선의 의료진 역시 발 빠르게 대처 가능했다.

개인보호구는 의료진에 있어 전쟁 중 방탄복과 같다. 입지 않으면 진입조차 할 수 없는 우주에서의 우주복이기도 하다. 이러한 개인보호구는 착용 전 4단계를 포함해 총 17단계의 체크리스트가 있을 만큼 순서가 복잡하고 어려워, 몸에 익을 정도로 착 · 탈의 실습을 해야 했다. 착용은 알코올소독제 등으로 손 위생 후 보호복 및 덧신 착용, N95 마스크 착용과 밀착여부 확인, 고글, 속장갑, 겉장갑 착용 등의 단계를 거친다. 탈의도 마찬가지다. 한 번 착용을 하고 나면 온몸에 땀이 비 오듯 흘러내리고, 생리현상 조차 쉽게 해결하기 어려운 상태가 된다.

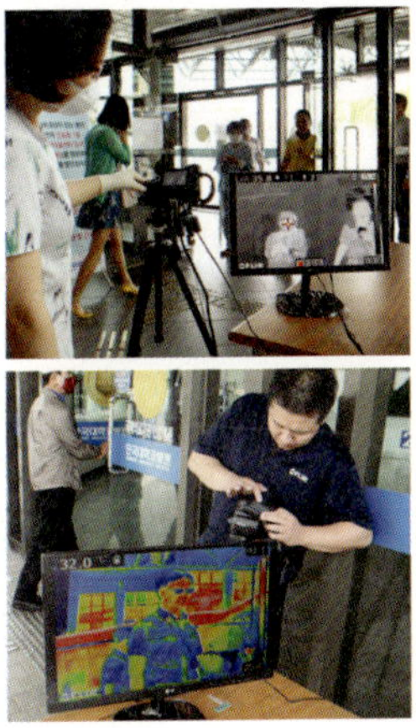

열감지카메라 도입 및 운영

특히 보호복 내부의 열기로 고글에 김이 서려 시야확보가 어렵고 움직임이 부자연스럽기 때문에 개인보호구를 착용 후 환자진료와 시술은 많은 경험과 고도의 기술이 필요하다. 또한 오염된 방호복으로 인한 2차 감염방지를 위한 최후의 방패막이기 때문에 철저한 관리감독이 필요했던 것이다. 단국대학교병원은 음압격리병상 입실 전 1일 20회 이상의 관리감독을 실시했다. 타병원에서는 실제로 메르스 환자에게 심폐소생술을 하던 간호사가 메르스 확진 판정을 받은 경우도 발생했었다. 당시 모든 의료진이 방역복과 마스크 등을 착용한 상태였으나, 응급 상황이 길어지는 상황에서 더위 등을 이유로 손으로 고글과 마스크를 순간적으로 벗거나 만졌던 것이다. 아무리 교육을 철저히 했더라도 악조건 속의 무의식적인 반응이었을 터. 하지만 단국대학교병원에서는 자가 관리 감독 및 더블체크로 개인보호구 관련 단 한 건의 사고도 일어나지 않았다.

물 흐르듯 걸림돌 없는 행정처리

메르스 최일선의 의료진뿐만 아니라 의료행정부서도 발 빠르게 움직였다. 신삼철 행정부원장은 21년 병원 근무동안 메르스 사태만큼 빠른 의사결정과 행정적 조치는 없었다는 소회를 밝힐 만큼 의료진과 환자의 편의를 위해 지원을 아끼지 않았다. 메르스 비상대책위원회의 결정이었다. 비상상황에서는 기존의 행정적인 절차는 잠시 미뤄두고, '선 조치 후 보고'의 순서를 택한 것이다. 일례로 6월 3일 환자분류소 및 선별진료소를 위한 컨테이너를 요청 하루만에 설치 완료했다. 또한 병원 구조가 저층분산 구조로 되어 있어 출입 관리가 어려웠으나, 6월 9일부터 모든 출입구에 열 감지 카메라를 양쪽에 설치해 행여 발생할 수 있는 가상 환자에 노출되는 것을 막았다. 병원 출입명부도 일일이 작성해, 병원균과의 접촉을 차단하도록 감염관리를 철저히 해나갔다. 사실 병원관리는 진료 영역을 제외하고 청소 및 방역 등 대부분이 용역으로 이루어진다. 때문에 실시간으로 해결이 안 되는 부분도 모두의 희생과 협업으로 이루어냈다. 특히 구성원들이 현재 상황에 대한 정확한 정보를 공유할 수 있도록 내부 인트라넷 커뮤니티를 통해 빠른 업데이트를 했다. 감염관리팀에서 제시된 진료절차에 근거해 주요 업무에 대한 기본 지침을 수립해나갔다. 하나의 단일 통로로 신속하게 정보교류를 함으로써 일사 분란한 상황대처와 잘못된 정보의 전파를 막아 낸 것이다.

또한 병원 홍보팀은 병원 홈페이지 및 보도자료를 통해 메르스 관련 공식적인 입장을 즉각적으로 발표했으며, 메르스 발생 초기 병원관계자 모두에게 상처가 됐던 인터넷 상의 잘못된 정보 또한 바로잡아나갔다. 각종 커뮤니티 및 카페에 퍼진 소문들에 대해 정확한 소통이 이루어지도록 병원 관계자 개개인의 노력도 잇따랐다.

메르스의 최전선, 환자분류소 및 선별진료소의 기록

단국대학교병원은 6월 3일부터 1층 응급의료센터 입구 주차장에 '환자분류소' 및 '선별진료소'를 설치, 운영했다. 선별진료소는 환자 및 내원객의 안전을 위해 모든 응급실 방문 환자를 포함하여 발열(37.5도 이상의 고열), 기침 · 가래 · 호흡곤란 등의 호흡기 증상, 오한 및 근육통이 있는 환자를 대상으로 환자분류소를 거쳐 진료할 수 있도록 만든 임시진료소였다.

선별진료소 바닥은 깔끔한 대리석이 아닌, 오돌토돌한 주차장 아스팔트

위였다. 날이 뜨거울수록 바닥의 열기는 올라왔으며, 의료진이 착용한 방진복은 마치 사우나에 앉아 있는 듯 땀을 가중시켰다. 하지만 이곳을 지키는 사람은 베테랑 의료진이었다. 교수와 책임 간호사급의 전문 인력들은 자진해서 최전선으로 나섰다. 어느 누구하나 불평하지 않았으며, 묵묵히 솔선수범의 자세를 보여줬다. 이는 다름 아닌 메르스로부터 환자들을 지키기 위한 필사적인 몸부림이다. 오랜 경력의 의료진이 솔선수범을 보임으로써 타 구성원들의 움직임도 보다 빨라졌다.

메르스 발생 후 며칠 동안 의료진과 책임 간호사급 간호관리자는 개인보호구 Level D[04] 의 착 · 탈의 교육 및 실습을 수차례 반복했다. 환자분류소는 응급실 의사 및 간호사, 응급구조사가 담당했고, 선별진료소는 메르스 의심환자를 진료할 수 있도록 진료교수, 간호사, 임상병리사 및 방사선사가 순환 배정되었다. 의사는 오전과 오후에는 가정의학과, 호흡기내과 등 외래진료교수가 매일 바뀌면서 배정되었고, 오후 6시 이후 부터는 응급실 진료의사가 임시진료소에 배정되어 진료를 하였다. 특히 변수가 다양한 선별진료소 현장은 적시에 최적의 의사결정을 할 수 있는 연륜 있는 책임간호사급 이상의 간호 관리자가 담당하였다.

04
Level A : 최고 레벨의 호흡기, 피부 등에 대한 보호가 필요 시
Level B : 최고 레벨의 호흡기에 대한 보호가 필요 시
Level C : 피부, 호흡기 모두 낮은 수준의 보호가 필요 시(70p. 그림 참조)
Level D : 최소한의 피부, 호흡기 보호를 필요로 하는 수준(70p. 그림 참조)

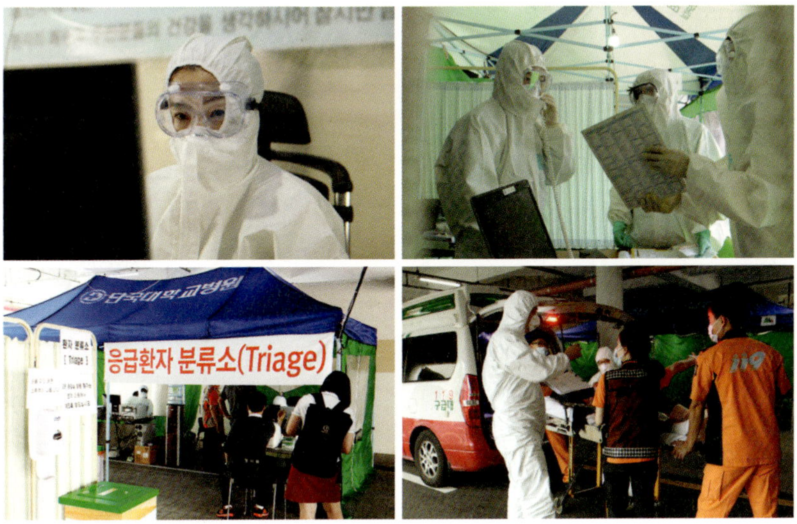

응급환자 분류소 및 선별진료소

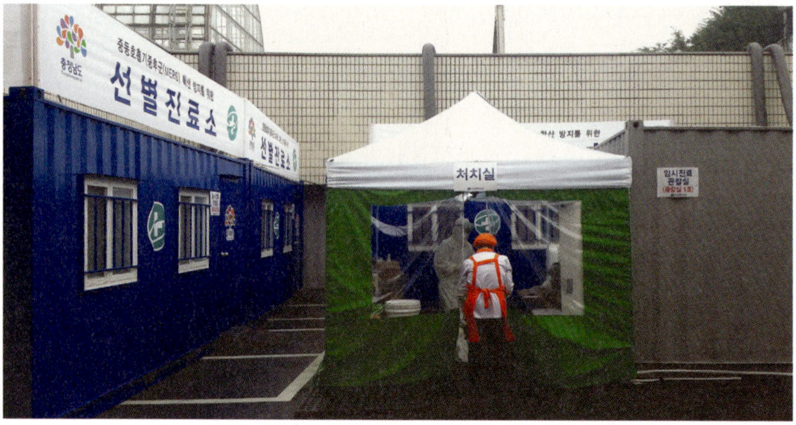

메르스 확산 방지를 위한 선별진료소

첫 진료가 시작된 6월 3일부터 메르스 의심환자가 선별진료소로 안내되었다. 의료진이 착용한 방호복과 N95 마스크, 아이쉴드 등으로 인해 환자와 의료진 모두 큰 소리로 반복하며 소통의 어려움을 겪었다. 내원환자들은 대부분 고열환자로 불안한 모습이 역력했다. 진료가 조금이라도 지연되면 대기한 환자들의 진료독촉이 이어졌고, 초조한 고열환자의 선 진료 요구와 이를 중재하는 의료진들이 뒤섞인 현장은 복잡함 그 자체였다. 그 와중에서도 약제팀에서는 환자의 처방약 공급이 원활할 수 있도록 조치를 취했으며, 환자에게 직접 복약지도를 담당하는 등 모두 제 역할을 위해 중심을 잡아갔다.

선별진료소 첫날 스무 명의 의심환자가 내원했으며, 이날 이후 위험구역을 방문하거나 메르스 관련자와 접촉한 경험이 없어도 무조건 객담검사를 요구하는 환자들이 많아졌다. 선별진료소의 객담검사실과 영상촬영실은 음압시설로 변경해 만에 하나를 대비해나갔다. 특히 메르스 발병지역이었던 평택지역 환자에 대한 모니터를 철저히 했으며, 이밖에 보령, 동탄, 안성 및 수원지역 등 위험지역에서 방문한 환자 중 열이 있을 경우 직접 응급실로 입실되지 않도록, 반드시 선별진료소를 경유하도록 안내되었다.

주말에도 선별진료소는 정상적으로 운영되었다. 시간이 갈수록 메르스 검사를 요하는 내원 환자들이 늘어갔다. 또한 중증도가 높은 환자들이 진료실을 방문하기 시작했다. 5월 26일 이후 메르스 의심환자가 내원하면서 13병동 국가지정입원치료병상은 빈 병실 없이 가득 찼다. 6월 9일에는 한 메르스 의심환자가 타 병원에서 모두 입원 거부를 당해 다시 방문하는 일이 일어났다. 곧바로 메르스 비상대책위원회 회의가 열렸고, 환자치료를 우선으로 단국대학교병원에서 입원할 수 있도록 결정을 내렸다. 하지만 이를 위해서는 3개의 음압병실 중 한 곳을 사용하고 있던 유일한 여자 환자에게 남자 환자와의 혼실동의가 필요했다. 당시 음압병실에 입원하려던 환자는 유력한 의심환자였지만, 아직 메르스 확진을 받기 전이었기 때문에 단독 병실이 필요했던 것이다. 여자 환자는 흔쾌히 전실을 수락했고, 의심환자의 응급처치 장소였던 선별진료소의 환자대기실은 폐쇄되었으며, 의료진은 식사를 거르면서까지 모든 입원절차를 마쳤다. 직원들이 환자를 살리겠다는 사명감과 저력이 여실히 드러나는 순간이었다. 환자대기실은 환자분류소 앞으로 성인대기실과 소아대기실로 구분하여 새롭게 만들어졌다.

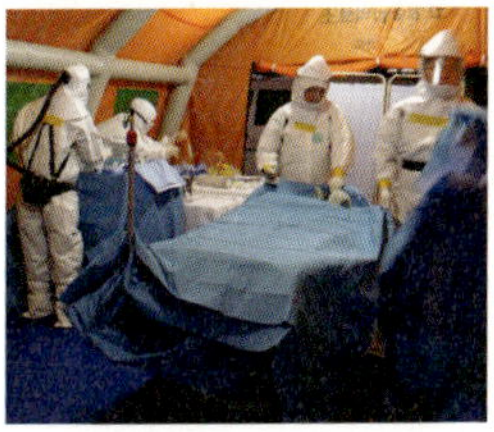

선별진료소 내 임시음압병상

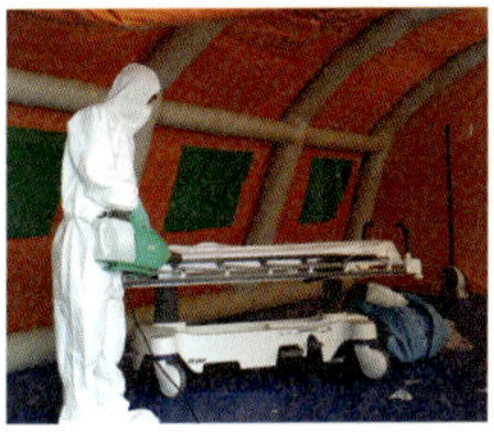

초미립자살포기를 이용해
자체 방역활동 강화

메르스 발병 22일째인 2015년 6월 10일, 환자들은 한 번의 기침소리에도 모두가 예민한 상황이었다. 선별진료소의 일상은 말 그대로 악전고투였다. 발열과 기침에 '두려움'을 더한 환자들은 이성을 잃기도 했다. 대기 환자들의 예민함을 이루 말할 수 없었다. 예견할 수 없는 메르스의 추이에 막막했으며 진료환자수와 중증환자 증가로 업무가 과중되어 지쳐가는 순간이었다. 그럼에도 불구하고 의료진은 냉철함을 잃지 않았다. 흉부촬영 환자는 가능한 즉시 판독하여 폐렴 여부를 확인하고 귀가시켰고, 약제팀은 직접 약제를 선별진료소로 공급했으며, 총무팀은 의료폐기물통을 수시로 체크해 비웠다. 또 실시간 방역으로 날아들기 시작하는 모기와 하루살이를 퇴치했다. 모든 메르스 의심 폐렴환자의 입원은 원무팀 직원이 병원 외부를 통해 12병동으로 이송하는 등 직원 모두가 소리 없이 적극적으로 참여하면서 단국대학교병원이 메르스 치료의 중심에 있음을 구성원 모두 실감하였다. 다행인 것은 선별진료소에서 실시한 객담 검사결과 모두 음성으로 나온 것이다.

음압진료실 입실 환자는 검사결과 음성 확인 전까지는 원내이동이 불가하여 화장실 사용은 원무팀 직원의 도움을 받으며 주차장 화장실을 이용하도록 하였고, 사용한 린넨물은 청색비닐에 봉하고 음압실 내에서 이동되지 않도록 철저한 감염관리가 되도록 만전을 기하였다. 퇴실 후의 음압관찰실은 최소한의 직원노출을 유지하기 위해 방호복을 착의한 담당간호사가 1:100 락스 청소, 총무팀에서 방역 2시간 경과 후에 다음 환자를 입실하도록 하였다.

메르스 발생 5주차인 6월 16일, 평택굿모닝병원의 경유환자가 3주간 진료대상으로 포함되면서 오전(08:30~12:30) 12명, 오후(13:00~18:00) 32명, 야간(18:00~08:00) 13명 등 6월 16일 하루에만 총 57명의 환자를 진료하였다. 선별진료소의 환자 증가는 선 절차인 환자분류소 방문환자가 증가한다는 의미이기도 했다. 다행히 이날부터 환자분류소에 국립중앙의료원 파견 간호사 3인이 투입되어 모두의 손을 거들었다. 메르스 의심 환자들이 증가하면서 의료인들로 자주 비슷한 증상을 느낀다며 불안해하는 모습을 보이기도 했다. 하지만 서로가 개인보호구를 철저하게 착용하도록 독려하면서 의연한 관리자의 모습을 유지하기 위해 모두 노력했다. 입실환자 중 보호자가 없어서 의사소통이 어려운 외국인 환자, 검사결과가 음성인 경우에도 1인실 병실이 없어서 지연되는 상황도 발생했다. 이에 간호부에서 '1인실, 2인실, 12병동 빈 병상 조회프로그램' 전산 구현으로 신속하게 입원될 수 있도록 지원하기 시작하였다. 다음날 단국대학교병원은 '메르스 국민안심병원'으로 지정받았다.

국민안심병원이란 일반 국민들과 호흡기 질환환자들이 메르스 감염으로부터 보다 안전하게 진료를 받을 수 있는 병원을 뜻한다. 방역당국이 메르스로 인한 국민들의 불안감을 해소하기 위해 총 287곳을 지정했지만, 그 사이 12곳은 취소되는 등 우여곡절을 겪기도 했다. 하지만 단국대학교병원은 메르스 초반부터 국민안심병원을 유지하며 환자들의 안전을 책임졌다.

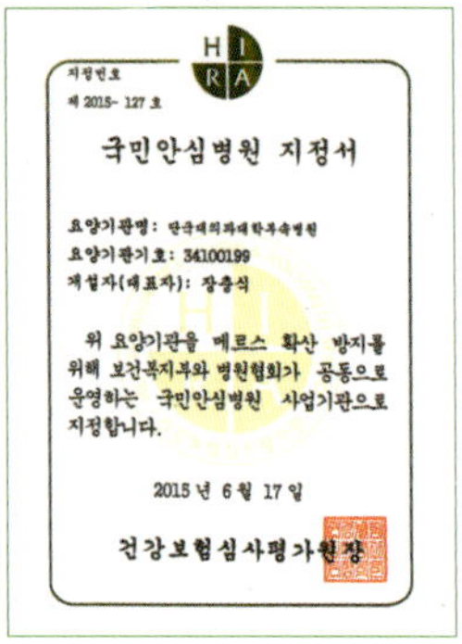
지정번호
제 2015- 127 호

국민안심병원 지정서

요양기관명: 단국대의과대학부속병원
요양기관기호: 34100199
개설자(대표자): 장충식

위 요양기관을 메르스 확산 방지를 위해 보건복지부와 병원협회가 공동으로 운영하는 국민안심병원 사업기관으로 지정합니다.

2015 년 6 월 17 일

건강보험심사평가원장

국민안심병원 지정서

메르스 발생 한 달이 되는 6월 19일, 입원치료가 필요한 환자가 증가하면서 충청남도 지원으로 컨테이너 음압관찰실 3실이 추가 증설되었다. 이후

각 음압실마다 개별 의료기기 비치 등 언제든 환자를 받을 수 있도록 준비했고, 3교대 간호사가 1인에서 2인으로 증원되었다. 음압관찰실에는 병동에서 메르스 확진환자를 간호하였던 간호사가 능동감시 기간 중 40도 이상의 고열로 내원하여 객담검사와 흉부촬영을 실시한 후 치료를 시작하고 있었다. 동료간호사들은 자신의 모습을 보는 듯 간절한 마음으로 검사결과를 기다리면서 철저한 방호복 착의를 알기에 지지와 격려를 보내곤 하였다. 검사결과가 음성으로 확인되면서 모두 감사의 마음으로 안도했다. 음압관찰실 입실환자 중 2012년, 2015년 두 차례 암 진단을 받고 내원하였던 환자는 취학 전 아들을 돌볼 사람이 없어서 같이 입실하기도 하였는데 다행히 결과는 음성으로 나왔다. 암환자 등의 전문적인 연속치료를 위해 음압관찰실 입실대상 메르스의심 환자 중 '단기항암화학요법' 환자는 혈액종양내과에서 진료 및 처방을 하였다.

6월 25일 선별진료소 방문환자가 총 23명으로 감소추세를 보이기 시작했다. 그러나 지속적으로 의심환자가 입원했으며, 결과를 주의 깊게 관찰해야 했다. 더운 날씨 등 화재의 위험성을 고려하여 간이스테이션에 소화기를 설치하였다. 6월 29일에는 평택과 아산지역의 수술예정 환자들이 선별진료소를 방문하지 않고 별도의 장소에서 객담검사를 할 수 있도록 진료동 1층에 '수술 전 검사실'을 구축하여 운영을 개시하였다. 6월 30일 환자분류소의 환자가 감소하면서 국립중앙의료원 파견 간호사들의 근무가 종료되었다.

끝나지 않을 것 같았던 메르스도 진정국면으로 들어서기 시작했다. 7월에 들어서면서 선별진료소 방문환자가 하루 10명 내외를 유지하며 감소추세를 보였다. 7월 6일부터 메르스 객담검사인 PCR 검사[05]가 단국대학교병원에서 시행되면서 신속한 검사결과 조회환경을 구축했다. 음압격리병상에서 치료받던 메르스 환자는 음성으로 전환되어 12병동으로 전동되면서 단국대학교병원의 확진환자는 종료되었다. 특히 7월 8일 이후 컨테이너 음압관찰실 입원환자가 없었다. 7월 18일 선별진료소 내원환자가 단 한 명도 없었고, 환자수가 급격히 감소하면서 전쟁터를 방불케 했던 메르스 현장은 언제 그랬냐

05
PCR(Polymerase Chain Reaction) 검사 : 환자의 침이나 가래 등 가검물에서 리보핵산(RNA)을 체취해 진짜 환자의 그것과 비교해 일정비율 이상 일치하면 양성으로 판정한다.
[출처 : 매일경제]

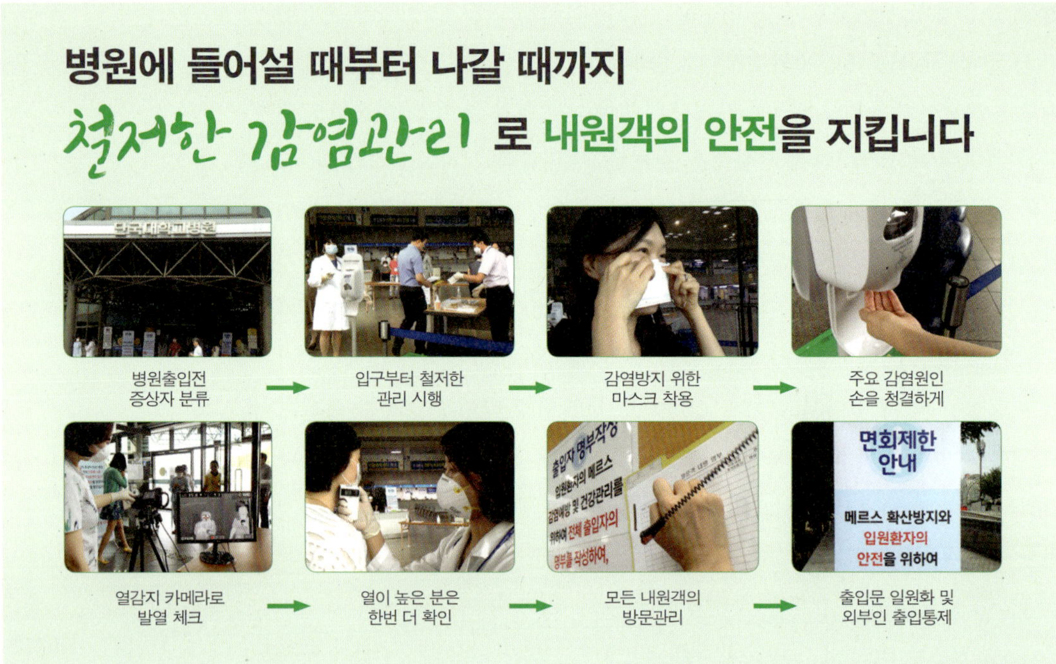

단국대학교병원에서 제작한 국민안심병원 안내문

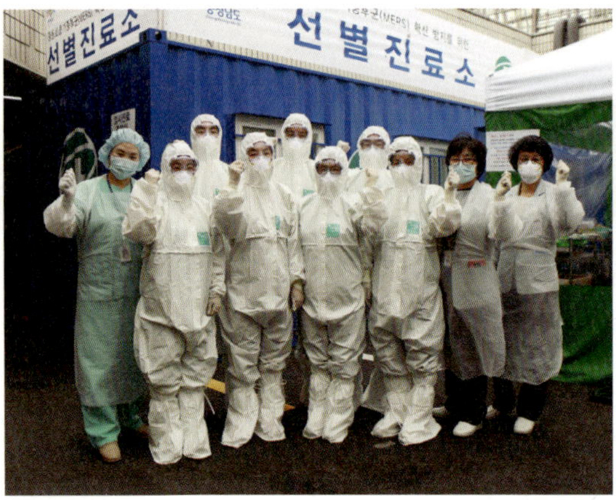

본격적인 업무에 들어가기 전 '파이팅'을 외치고 있는 국립중앙의료원 파견 간호사들

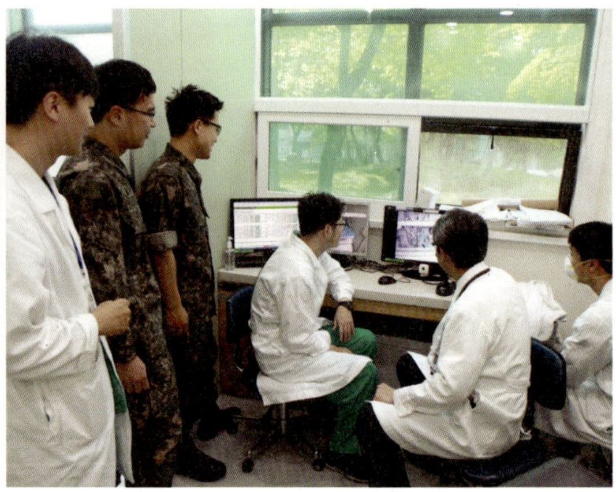

환자의 상태에 대해 논의 중인 파견 군의관들

는 듯 고요하게 변했다.

7월 27일 폐렴소견서를 지참한 2명이 선별진료소의 마지막 환자였고 이날 메르스 관련 진료를 마무리 했다. 그리고 병원 내 감염자가 없음에 모두 안도의 한숨을 쉬면서 뜨겁게 눈시울을 붉혔다. 7월 30일 환자분류소, 선별진료소와 음압관찰실 컨테이너 등 메르스 진료소는 모두 철거되어 원래의 응급의료센터 주차장으로 복귀되었다.

선별진료소에는 6월 3일부터 7월 28일까지 총 1,055명의 환자가 다녀갔다. 자가 격리자가 3천 명에 달했던 6월 10일 전후로 가장 방문자가 많았으며, 6월 말까지 전체방문자 80%의 환자가 두려움과 아픔에 맞서 싸워야 했다. 하지만 단국대학교병원은 질병관리본부에서 검사 결과가 나오는 대로 신속하게 대상자에게 결과를 통보했고, 이후에도 퇴원환자에게 일일이 전화해 추이를 살폈다. 또한 단국대학교병원은 '국민안심병원'이자 메르스 환자들이 거쳐 간 '경유병원'으로 메르스 환자로부터 실제 감염이 이뤄진 '발병 병원'과 달랐다. 1,055명이라는 잠재 의심환자의 내원 속에서도 철저한 관리감독으로 메르스와의 전쟁에서 원내 의료진, 지역시민, 국민 모두를 지켜낼 수 있었다.

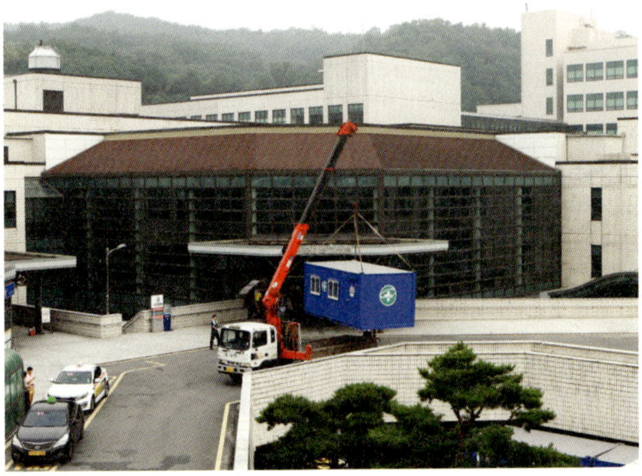

환자분류소, 선별진료소와 음압관찰실 컨테이너 등
메르스 진료소 철거

뜨거운 관심과 격려, 그리고 후원

국가적 위기론까지 대두됐던 메르스와의 전쟁 중 의료진과 병원관계자의 눈시울을 붉힌 것은 관심어린 격려의 한 마디였다. 24시간 동안 한숨도 자지 못하고 병상을 지켰던 간호사도, 집에 아픈 자식을 두고도 출근을 마다않던 의료진도 사람이기에 지쳐갔다. 주어진 소명과 무장한 직업의식에도 무너질 수 있는 순간들이 찾아오곤 했다. 누구보다 최선을 다하고 있음에도 현장상황을 모르는 사람들로부터 받는 오해와 질책은 무거운 어깨를 더욱 짓누르곤 했다.

하지만 6월 7일 안희정 충청남도지사의 응원의 메시지를 통해 단국대학교병원 구성원 모두는 한 번 더 결의를 다지는 계기를 마련할 수 있었다. 안희정 도지사는 자신의 SNS를 통해 단국대학교병원에 대한 감사의 뜻을 전하며 시민들에게 응원을 부탁했다.

천안 단국대학교병원에 감사드린다. 현재까지 단 한 차례의 2차 감염발생도 없었다. 묵묵히 메르스 격리병동과 음압치료실을 운영해주고 계신다.
현재 3개의 음압병실에서 메르스 환자가 안전하게 치료받고 있고,
감염 의심 환자가 격리병동에서 치료받고 있다.
그러나 단국대병원이 의료기관으로서의 의무를 다한 대가는 너무 혹독하다.
내원객이 50% 이상 급감되었기 때문이다.
이렇게 얼마나 더 운영할 수 있을지 모르겠다는 병원장님의 말씀에 어떻게 위로와 응원을 드려야할지 가슴이 아팠다. 이 외에도 지역 일선 의료기관에서 수많은 선생님들이 의료인으로서의 의무를 묵묵히 수행하고 계신다.
감사 인사 올린다. 모두가 환자를 회피할 때 엄격한 격리시설과 절차에 따라 운영하여 자체 감염 전파를 일으키지 않은, 단국대학교병원 등 지역사회의 격리 치료병원들을 믿고, 응원해주시길 시민 여러분들께 부탁드린다.

〈안희정 충청남도지사 응원메시지 전문〉

또한 황교안 국무총리도 취임 후 첫 주말에 단국대학교병원을 찾아 의료진을 격려했다. 황교안 총리는 안희정 도지사와 구본영 천안시 메르스대책본부장(천안시장) 등과 함께 응급의료센터 입구에 마련되어 있는 환자분류소와 응급진료소를 둘러본 데 이어 국가지정입원치료병상으로 이동해 음압병실에서 치료 중인 환자에 대한 건강상태를 듣고 감염내과 의료진과 병동 간호사들을 격려하며 감사의 뜻을 전했다. 황교안 총리는 "천안은 단 한 명의 추가 감염자도 없었으며, 이는 최선을 다해 메르스 환자를 치료하고 있는 병원과 의료진의 노력의 결과로 감사의 마음을 전한다."고 말해 다시 한 번 의료진이 힘낼 수 있도록 한 것이다.

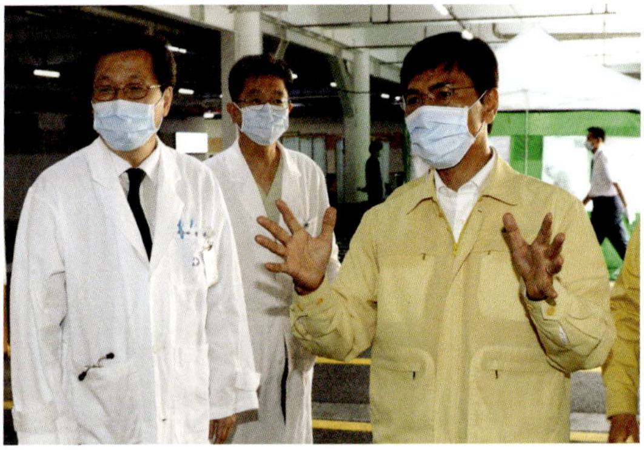

6월 8일, 충청남도 메르스 관리대책본부장인
안희정 충청남도지사(왼쪽에서 세번째)가 단국대학교병원을 방문해
구본영 천안시장(맨 오른쪽)과 박우성 병원장을 만나
메르스 검사 및 진료 현장을 살폈다.

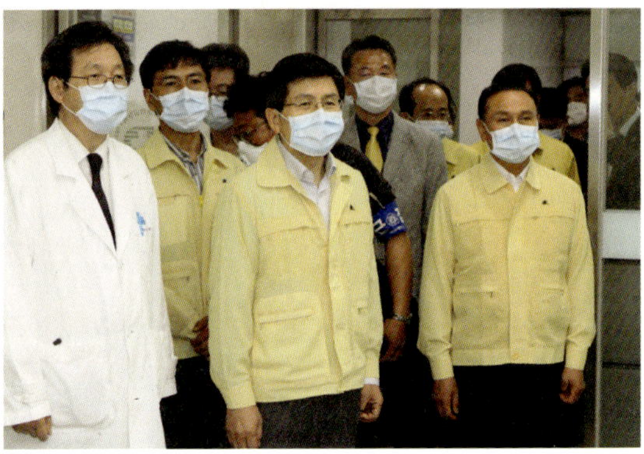

황교안 국무총리(앞 줄 가운데)가 취임 첫 주말(6월 20일),
국가지정입원치료병상에 방문하여 의료진을 격려했다.

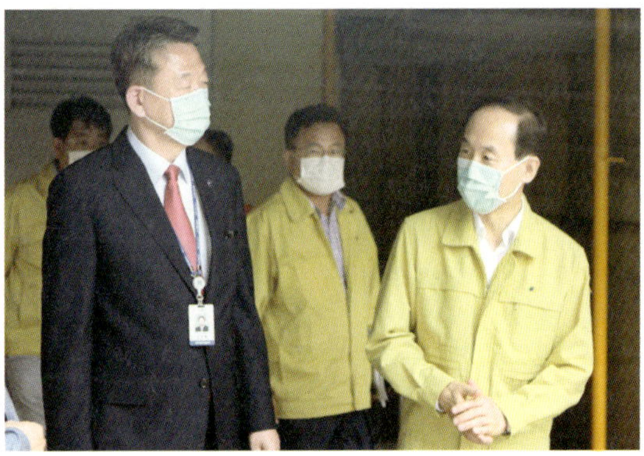

6월 22일, 윤성규 환경부 장관(맨 오른쪽)이 메르스 격리폐기물
보관, 배출 안전관리 실태를 점검하기 위해 방문했다.

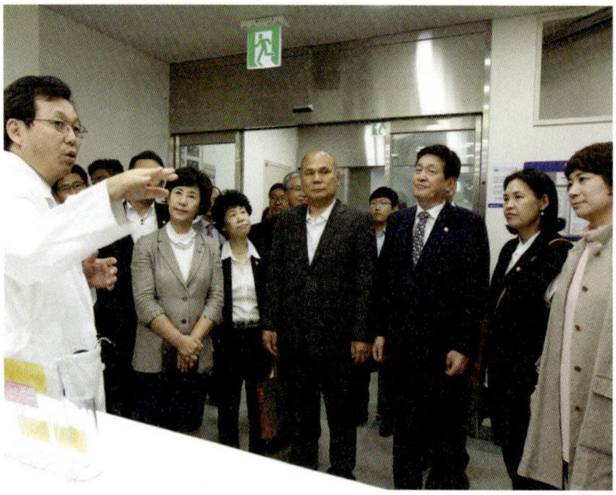

박우성 병원장이 천안시의회 의원들에게
국가지정입원치료병원에 대해 설명하고 있다.

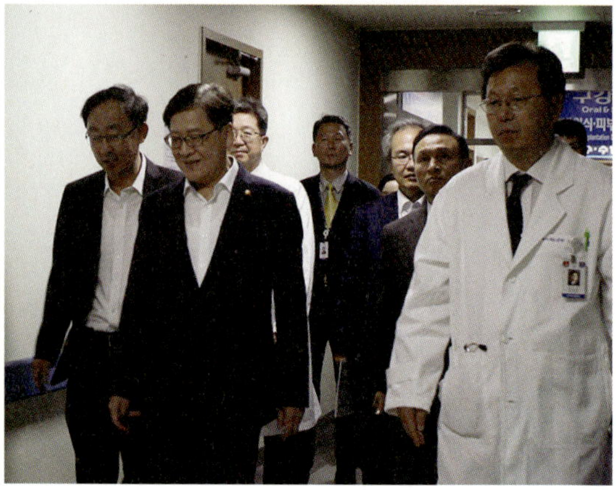

9월 25일, 정진엽 보건복지부 장관(왼쪽 두번째)이 추석연휴기간에
응급환자 발생에 대비한 비상진료체계 점검차 방문했다.

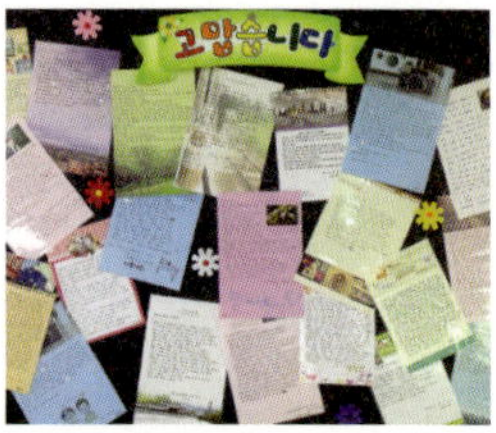

서울 영신간호비즈니스고등학교
학생들의 응원편지

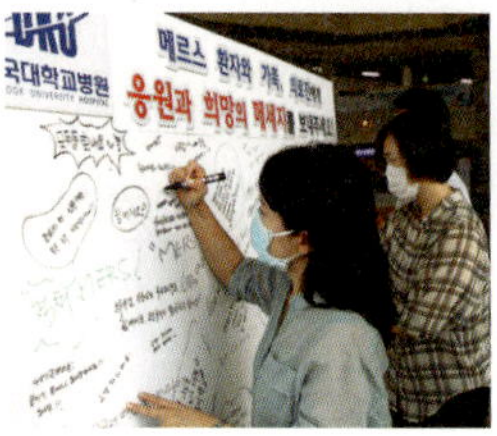

병원 로비에 설치된
응원게시판

이뿐 아니다. 단국대학교병원 의료진에 쏟아진 각계각층의 응원 메시지와 후원물품으로 최일선에서 희생을 감내한 모든 구성원에게 따듯한 마음이 전해졌다. 병원 주변 및 지역에 게시된 응원현수막이 그중 하나였다. '여러분이 흘리는 땀방울을 잊지 않겠습니다. 의료진 여러분 고맙습니다', '메르스! 확실히 퇴치할 수 있습니다! 병원 의료진 선생님들의 열정적인 진료에 감사드립니다', '메르스 국가 지정병원 지정을 받아들인 천안 단국대학교병원의 용기에 깊은 찬사를 보냅니다. 파이팅!' 등 출퇴근 하며 바라보는 글귀 하나하나에 구성원 모두 감동을 받았다.

인근 초등학교 및 타 지역 고등학교 학생들이 보낸 응원편지도 잇따랐다. 꾹꾹 연필로 눌러쓴 초등학교 학생들의 손 편지는 감동을 배가 시켰다. '메르스가 걸릴 줄도 모르는데 그것을 무릅쓰고 치료를 하시는 게 참 대단해요. 그리고 저도 항상 우리나라 사람들을 위하여 잘 손 씻으라고도 하고 기도도 열심히 할게요. 항상 조심하시고 건강하세요?'라는 내용이었다. 병원 로비에 마련된 메르스 환자와 가족, 의료진에게 보내는 응원과 희망의 메시지와 각계각

층에서 보내준 후원물품(생수 · 떡 등 식음료, 비타민제 등), 후원금(응급의학과 동문, 지역 개원의 등)도 모두에게 뜨거운 감동을 안겼다.

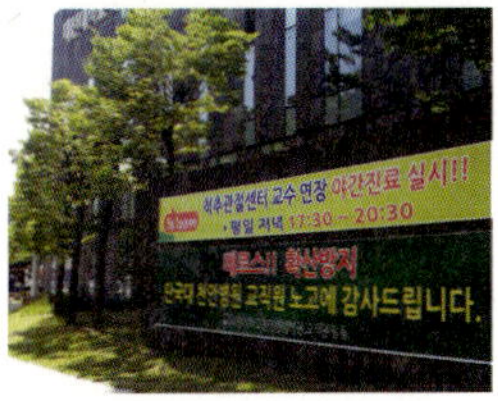
척추관절센터 교수 연장 야간진료 실시!!
20:30
감사드립니다.
대전대학교 한방병원 앞에 설치된 응원현수막

대추 한 알이 영글어지는 과정에서도 몇 번의 태풍과 벼락을 온 몸으로 받아내듯 지금 이 순간 최전선에서 메르스와의 고된 사투중인 수많은 의료진 분들께 감사드립니다. 의료진 한 분, 한 분, 한 가정의 부모이자 자식으로써 소중한 생명임을 잊지 않겠습니다. 언제든지 감염위험에 노출될 수 있는 전쟁터에서 누구나 뒷걸음질 하는 힘겨운 그 곳에서 더 이상 나아가기도 힘든 그 발걸음으로 늘 그렇듯, 오늘도 그 자리를 지켜 내주신 것을 기억하겠습니다.

한 단어가 모든 기도의 시작이 되듯 국민의 한 사람으로서 간절한 마음을 담아 전합니다.

전국 곳곳의 간절한 마음들이 여러분들이 있는 그곳까지 닿아 반드시 이겨 낼 수 있기를 기도합니다. - 전주 전통 빵 어라하 임직원 일동

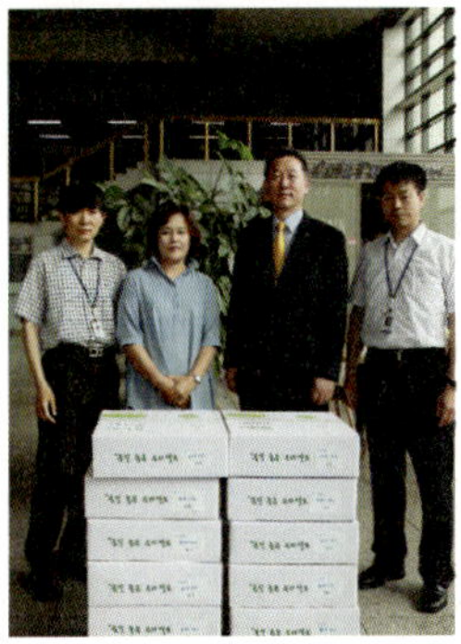
각계 각층의 격려와 후원

〈후원물품 내 편지 전문〉

단국대학교 천안캠퍼스의 대처

병원과 지리적으로 인접한 단국대학교 천안캠퍼스 또한 메르스에서 자유로울 수는 없었다. 메르스가 전국적으로 확산될 6월 2일 당시 간호학과 3, 4학년 학생 중 67명이 단국대학교병원, 보건소 등 여러 실습기관에서 실습을 진행하고 있었다. 그런데 병원에서 실습하던 간호학과 학생 한 명이 메르스 의심 환자와 약 30초 정도의 접촉 사실이 밝혀진 것이다. 대학은 접촉사실이 알려진 즉시 간호학과 실습 전체를 철수시키는 등 즉각 조치에 나섰다. 교육부에서도 간호학과 학생은 메르스로 인해 병원 실습을 중단해도 학점을 인정하도록 지침이 내려졌고, 이에 대학은 긴급 교수회의를 통해 실습나간 학생 전

부 학교로 돌아오도록 연락을 취한 것이다.

해당 학생은 6월 3일 단국대학교병원 병실에서 하루 간 격리된 후 다음 날부터 2주간 자택 격리됐다. 학교 측은 생활하는 기숙사 단우홀의 입실을 차단하는 등 2차 노출이 발생하지 않도록 만전을 기했다. 이어 6월 3일 단우홀 입구에 열감지 카메라를 설치하고 출입자 전원에 발열체크를 실시했다. 또한 질병관리본부의 메르스 관련 안내문을 각 생활관 게시판 및 승강기 내부에 부착해, 드나드는 모든 학생들이 스스로 주의할 수 있도록 홍보를 해나갔다. 경비실에는 체온계와 마스크, 손소독제 등을 구비하고 고열이 발생할 경우 자가 체온검사를 할 수 있도록 조치를 취했다.

6월 4일 교내가 술렁이기 시작했다. 대학 CS센터에는 메르스 관련 문의 전화가 쇄도했다. 학생들이 자주 이용하는 인터넷 커뮤니티에 '봉사관 여자동 522, 528호에 메르스 환자가 발생해 격리조치 되었다'는 내용의 글이 올라온 것이다. 소문은 삽시간에 학생들 사이에 퍼졌고, 개개인의 휴대전화 메시지로 전달되고 있었다. 특히 학과에 결석자가 생기면 메르스가 감염됐다는 루머가 자연스레 따라왔다. 걱정이 근거 없는 소문을 만들어내고, 공포가 그것을 확대재생산 하고 있었다.

학교 관계자는 이와 같은 소식을 접함과 동시에 해당호실 학생들을 직접 발열 검사했으나, 사실무근으로 나타났다. 이에 학교 홈페이지 공식게시판인 '웅성웅성'을 통해 메르스 관련 소문이 사실이 아님을 공지하고 학생들이 동요하지 않도록 힘썼다. 메르스의 주요 발병 증상이 고열임에 따라 6월 4일 오후 10시부터 학사재 체육부, 해병대 군사학과, 일반 입사생들을 대상으로 발열검사를 실시했다. 지속적으로 38도 이상의 학생 2명이 있었으나 단국대학교병원에서 메르스 검사를 실시했고 다행히 모두 음성으로 결과가 나왔다.

2 의료진의 헌신, 5명의 메르스 확진환자 치료과정

단국대학교병원 첫 확진환자(8번)의 음압격리병상 입원

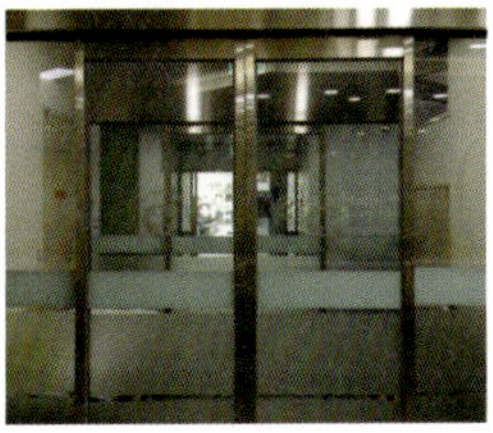

단국대학교병원
첫 메르스 확진환자가
치료받은 음압격리병상

국내 메르스 첫 환자 발병 후 6일째인 5월 26일, 단국대학교병원은 첫 번째 메르스 확진환자를 받게 된다. 시작은 충청남도청의 전화 한 통이었다. 환자는 메르스 1번 확진환자가 처음 다녀간 의료시설인 아산시 ○○의원에서 근무하고 있는 간호사였다. 모든 입원과 치료는 최소한의 의료진 외에 '비공개'로 진행되었다. 이것이 SNS로 퍼져나간 소문의 원인이자 불신의 씨앗이었지만, 질병관리본부를 비롯한 누구도 '정답'을 주지 못하는 상황에서 가장 보수적인 시스템을 만들고 그것이 최선일 것이라는 확신으로 실행에 옮겨야 했다. 당시의 판단은 내원 환자들의 동요와 모두의 혼란을 막기 위해 철저한 보안을 지키는 것이 최선이었다.

환자는 아산시보건소에서 급히 앰뷸런스로 후송됐다. 5월이었지만 방진복을 입은 책임 의료진에겐 무더운 여름보다 더한 땀이 흘러내렸다. 이지영 감염내과 교수와 한시현 감염관리전문간호사로 구성된 감염관리팀과 의료진은 환자를 별도의 출입통로를 통해 13병동 음압격리병상에 입원수속을 밟았다.

음압격리병상으로 향하는 길목의 병원 뒤뜰은 환자들이 산책할 수 있는 작은 공원이 조성되어 있어, 당시 많은 입원환자가 식사를 마치고 나와 있었다. 메르스 보도로 모두가 불안한 상황이었고, 방진복을 입은 의료진과 울리지 않는 앰뷸런스의 사이렌을 의심하며 방금 들어온 환자가 메르스 환자가 아니냐며 목성을 높이는 환자도 있었다. 보안유지를 각별하게 신경 썼던 김영은 간호부장은 진료가운을 벗은 채 통로에서 사람들을 안심시켰다. 흰 가운을 입은 의료진이 분주하게 움직이는 것이 주변 환자로 하여금 불안감을 조성할 수 있다는 판단이었다.

입원한 메르스 의심 환자는 PCR(메르스 유전자 검사) 결과, 1차에서 음성을 받았지만 2차에서 양성검사가 나와 '8번 확진환자'의 이름으로 음압격리병상 입원 후 치료를 시작했다. 검사결과가 번복될 수 있다는 사실에 모두가 긴장을 할 수 밖에 없었다. 메르스 확진 통보를 받은 순간 환자는 혈압이 170mmHg까지 상승했다. 의료진은 확진일인 5월 28일부터 음압격리병상에서 항바이러스 치료를 시작했다. 항바이러스제, 항생제를 비롯한 수액을 투여했고, 같은 날 인터페론 치료로 일주일간 실시했다. 매일 아침 채혈과 X-ray 검사를 통해 상태를 체크했다. 환자는 많은 양의 약과 심리적 압박감 등으로 아무 것도 먹지 못한 채 구토 및 설사 등을 했다. 의료진은 무더운 방호복을 입은 채 진땀을 흘리며 치료를 지속했다.

8번 확진환자는 입원하는 동안 메르스로 강력하게 의심되는 다른 환자를 위해 남자혼실을 흔쾌히 수락하고 전실하기도 했다. 당시 병원에는 음압격리병상이 만실인 상황이었고, 위중한 의심환자를 음압격리병상에 입원시킬 수 있도록 8번 확진환자에게 양해를 구했던 것이다. 8번 확진환자는 6월 14일 항바이러스 치료를 종료하고, 이날 격리가 해제됐다. 3일 후인 6월 17일 건강하게 가족의 품으로 돌아갈 수 있게 됐다.

33번 확진환자 충남 첫 완치사례자, 자신의 혈장 기부

33번 확진환자가 병원에 내원한 6월 1일은 메르스 최초 사망자가 발생한 날이었다. 또한 이 날 6명의 추가 감염사례 중 2차 감염자(16번째 확진환자)가 다른 사람에게 전염시키는 3차 감염자 사례가 확인되면서, 지역사회 감염우려가 확산되던 시기였다.

단국대학교병원 응급실을 통해 입원한 33번 환자는 메르스 경유병원인 평택굿모닝병원에 다녀온 것을 밝히지 않고 입원해 병원 의료진의 자가 격리 등 후속조치가 잇따른 케이스다. 33번 확진환자는 평택굿모닝병원 왜래 후 고열의 증상이 지속되자 단국대학교병원 응급실에 방문했었다. 의료진은 응급환자 내원정보 조사 시 평택 거주 환자에 해당되고 발열 또한 있어 마스크를 착용시킨 후 음압격리병상으로 배치한 상태였다. 당시 메르스 발생 근원지인 평택환자를 일부 병원에서 받아주지 않자, 평택 시민 혹은 평택에 있는 병원을 다녀온 것을 말하지 않는 환자들이 종종 있었다. 33번 환자 역시 치료를 받지 못할 것이란 두려움에 사실을 숨긴 것으로 드러났다.

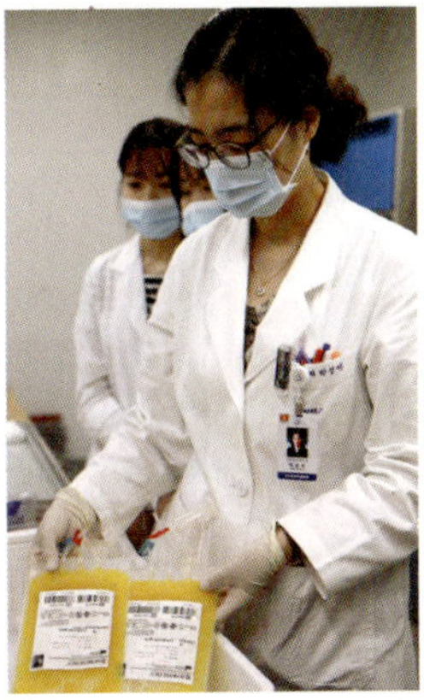

33번 확진환자가
메르스 완치 후 기부한 혈장

환자는 흉부 X-ray 촬영 후 폐렴 소견이 별도로 없어 격리실에서 개방구역으로 침상 이동 후 입원 수속을 밟았다. 그러나 이틀 후인 6월 3일 양성 판정이 나오고 평택굿모닝병원 경유가 밝혀지면서, 33번 확진환자와 접촉한 의료진과 직원을 재빨리 격리 조치했다. 해당 격리대상은 CCTV를 통해 기록된 상황을 바탕으로 자택격리 간호사 2명, 능동감시 의료진 14명 등 총 16명에 해당됐다. 모두가 긴장의 연속이었다. 자가 격리된 의료진 또한 잠복기를 거치는 동안 만에 하나 발생할 수 있는 메르스 발병에 대해 주지하고 대비에 만전을 기했다. 의료진은 자택 및 능동격리 대상자와 매일 유선으로 통화해 체크하며 건강상태를 확인했고, 다행히도 특별한 증상이 나타나지 않아 사고를 넘길 수 있었다.

메르스 확진 후 33번 확진환자 또한 6월 2일 항바이러스 및 인테페론 치료를 시작해 14일 종료와 동시에 메르스 격리가 해제되었고, 당일 퇴원 수속을 밟았다. 이로써 33번 확진환자는 충남지역 첫 완치 사례자가 되었다. 특히 33번 환자는 입원하는 동안 완치된 환자의 혈장이 메르스 치료에 도움이 된다는 뉴스를 보고, 혈장 기증을 희망해 혈장 헌혈 후 퇴원했다. 혈장 치료는 완치 환자의 혈장을 뽑아 다른 환자에게 주입하는 치료 방식으로, 바이러스에 걸렸던 사람의 혈장 속에 생긴 항체를 이용하는 방식이다. 혈장치료는 6월 12일 메르스 완치 판정을 받은 공군 원사가 단국대학교병원을 방문하여 혈장 헌혈 후 119번 환자에게 투여된 바 있다.

45번 확진환자

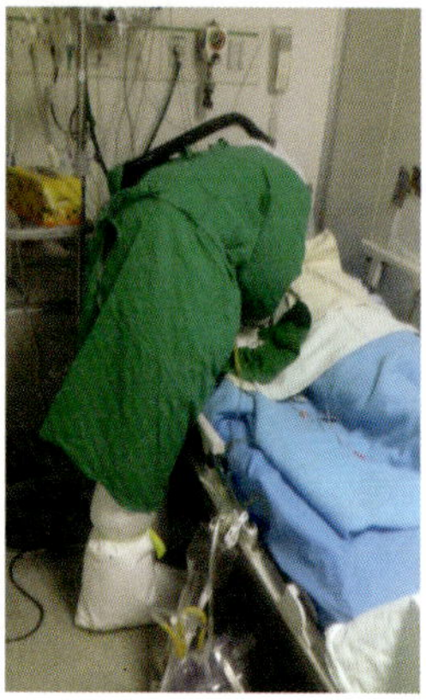
45번 확진환자 치료모습

6월 6일, 하루 전 대전의 한 대학병원에서 메르스 확진 판정을 받고 단국대학교병원으로 오게 된 45번 확진환자는 폐암 환자였던 부인을 간호하던 할아버지였다. 그는 입원 초기부터 아무것도 먹지 못했다. 의료진의 안타까운 마음이 더해졌고, 보다 못한 의료진이 바나나 우유와 초코 우유를 사드려 이것만 한 두 모금 마셨다. 치료하는 내내 아내인 할머니를 보러가야 한다며 수많은 약을 마다않으며 견뎌냈다. 자가 격리자였던 큰 아들에게 의료진은 매일 전화로 45번 확진환자의 상태를 알렸고, 환자의 상태가 최고조로 악화되어 희망의 불씨가 꺼져갈 때, 결국 큰 아들은 '아버지 상태를 모니터라도 보고 싶다'며 병원으로 달려왔다. 당시 치료를 담당했던 간호사와 의료진은 할머니와 자식을 위해 마지막 순간까지 약을 입에 털어 넣으며 생명의 끈을 놓지 않았다고 입을 모았다. 하지만 고령과 기저질환 등으로 인해 결국은 병실에서 숨을 거뒀다.

메르스 환자의 경우, 감염의 위험으로 죽음을 맞이하는 즉시 바디백(body bag)에 넣어져 화장하는 것이 원칙이다. 45번 확진환자의 경우, 사망 전날 이러한 지침이 개정되면서 환자 보호자였던 큰 아들이 의료진의 감독과 참관 하에 방호복을 입고 아버지를 만날 수 있었다. 메르스 사태를 겪는 동안 대부분 자가 격리자이기 때문에 사망한 환자의 임종도 곁에서 지키지 못하고, 장례식도 제대로 치르지 못하게 된다. 가족들의 가슴 찢어지는 상황을 보며 의료진 모두 방호복을 입은 채 눈물바다가 되었다.

92번 확진환자, 긍정의 힘

6월 9일 단국대학교병원에 입원한 92번 확진환자는 서울의 한 대학병원에서 근무하던 20대 후반의 보안업체 직원이었다. 근무 중 병원 응급실은 찾은 6

번 확진환자와 접촉했고, 메르스에 감염으로 의심돼 고향인 충청남도 공주에서 자가격리 되었다. 이 환자는 전날인 6월 8일 오전 발열을 느끼고 혼자 택시를 타고 동네 병원에서 치료를 받은 사실이 뒤늦게 밝혀져 공주 일대의 혼란을 야기시키기도 했다. 공주시보건소는 매일 오전과 오후 두 차례 상황 체크를 하던 중 자가 격리자의 무단이탈을 확인했고, 공주의료원으로 이송시킨 것이다. 이후 대책본부가 역학조사반을 가동, 이 환자가 타고 간 택시와 병원 진료를 기다리며 대기했던 로비 및 의료진 등 접촉자들을 상대로 역학조사를 벌였고, 병원 측에서도 일반 환자들을 서둘러 돌려보내는 등 한 차례 홍역을 치러야 했다. 그리고 9일 새벽 1시 '92번 확진환자' 판정이 나옴에 따라 단국대학교병원으로 후송된 것이다.

입원 당시 환자는 가쁜 호흡과 발열, 높은 혈압 등 컨디션이 좋지 않았다. 그러나 입원 당일 항바이러스 및 인테페론 치료를 시작하면서부터 치료에 대한 의지를 굳건히 했다. 격리된 14일 간 꾸준히 약을 복용하며 식사를 거르지 않고 제때 잘 챙겨먹었다. 이후 6월 16일 인터페론 치료를 종료하고, 6월 19일 항바이러스 치료를 마친 후 6월 26일 퇴원수속을 밟았다.

92번 확진환자는 100kg의 거구로, 입원하며 하루 종일 TV를 시청하면서 맛있는 음식에 대한 열의가 높았다. 이에 의료진은 조달이 가능한 과일과 햄버거 등을 사서 제공했고, 메르스 비상대책위원회가 끝나고 위원들이 먹지 않은 간식 등을 환자에게 정성껏 챙겨주기도 했다. 92번 환자의 먹성이 병원 전체에 소문이 나서 나중에는 회의에 나온 간식을 일부러 먹지 않고 따로 챙겨주는 의료진도 있었다.

의료진은 92번 확진환자의 치료과정 중 환자의 긍정적인 마음과 정신력이 한 몫 했다고 밝혔다. 또 젊은 나이에 오랜 기간 입원해야 하는 갑갑함 속에서도 병원에 근무했던 경험을 살려, 함께 입원한 환자들이 급한 상황에 처하면 알람을 대신 울려주거나 전화를 하는 등의 기지를 발휘하기도 했다.

에크모 성공 119번 확진환자, 완쾌한 공군 원사의 혈액으로 치료

6월 9일 단국대학교병원에 입원한 119번 확진환자는 젊고 건장한 35세의 경찰관이었다. 메르스의 공포를 다시 한 번 확인시켜주는 순간이었다. 5월 31일 그에게 발열증상이 나타나 1차 메르스 양성 판정을 받고 서울의 한 의료기관에 격리됐었다. 하지만 2차 검사에서 음성이 나와 6월 4일 퇴원했다. 그런데 퇴원 후에도 폐렴이 낫지 않아 5일 충남 아산의 한 병원에 이어 9일 단국대학교병원으로 옮겨졌고, 11일 다시 양성 판정을 받을 정도로 우여곡절이 많았다. 두 차례의 음성 판정에도 불구하고 최후 양성으로 결과가 나오면서, 동시에 접촉자에 대한 역학조사가 실시됐다.

질병관리본부 조사 결과 14:30부터 24:00까지 응급실이 폐쇄가 결정됐다. 총무팀은 즉시 응급실 전 구역의 환기구 방역, 출입문, 침대, 벽 등 대청소를 시행했고, 응급 진료 중인 7명 환자는 입원, 귀가 등 신속하게 조치가 취해졌다. 다행히 119번 환자가 마스크를 착용하였고, 모든 직원이 N95 마스크와 장갑을 착용 후 환자를 접촉해 자택격리 대상자는 없었다. 다만 의료진 총 14명은 능동감시대상자로 분류되어 일상생활을 하면서 매일 체온 측정 및 자가 관리를 했다.

119번 확진환자가 병원을 전전하는 사이 메르스는 그의 오른쪽 폐를 완전히 잠식했다. 인공호흡기 치료에 대해 설명했지만 환자는 완강히 거부했다. 고유량산소 치료를 최고치로 적용했지만 저산소혈증이 심했고 산소포화도는 90%, 호흡횟수는 40회로 올라갔다. 기도내삽관을 하기 전 보호장구(Wing)까지 착용하면 시야 확보의 어려움이 있고, 의료진의 장시간 노출을 줄이면서 환자의 안전까지 생각해 모든 가능성을 염두에 둔 사전 준비를 시작하였다. 환자의 상태가 점점 악화되어 호흡기내과에서는 보호자에게 유선으로 상태 설명 후 기도내삽관을 실시했다. 진정제를 투여하고 시행했지만 환자의 저항감은 강했고 온몸에 땀도 많이 흘렀다. 인공호흡기 적용 후에 산소 포화도는 70%로 전보다 떨어졌고, 객담 양은 많아 계속 흡인간호를 하면서 진정치료를 병행했다. 하지만 의료진은 인공호흡기로도 산소 공급이 충분치 않았고, 간 손상으로 항바이러스 치료도 불가능해지자 의료진은 6월 12일 혈장 치료를 결정했다. 에볼라 때는 혈장 치료로 호전된 환자들이 있었지만 메르스는 효과가 검증되지 않은 시술이었다. 사실상 타 병원에서 메르스 확진 판정을 받고 에크모[06] 치료를 받은 환자의 절반이 사망한 것으로 나타났다. 중앙메르스관리대책본부에 따르면 전체 메르스 확진환자 186명 가운데 12명이 에크모 치료를 받았고, 이 가운데 6명이 숨졌다. 폐와 심장 외에 다른 장기손상이 심각한 경우에는 에크모 치료조차 어려웠다. 그러나 다른 방법이 없었다. 때마침 국군수도병원에 입원했던 공군 원사가 퇴원했고, 혈장 기증 의사를 밝혀왔다. 모든 일이 기적처럼 일어났다.

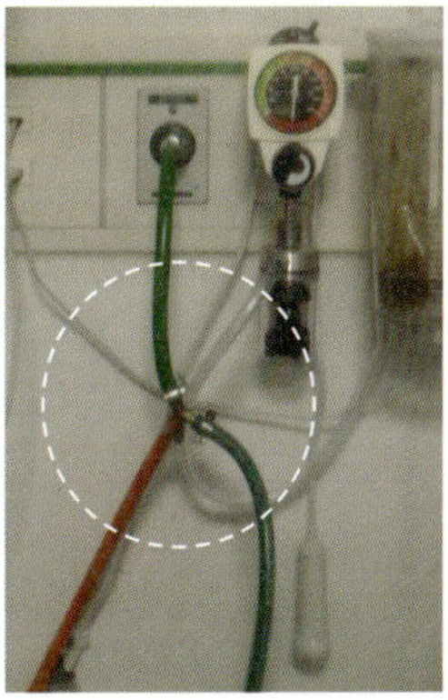

원활한 산소 공급을 위해
Y-자 형태로 변형된 산소잭

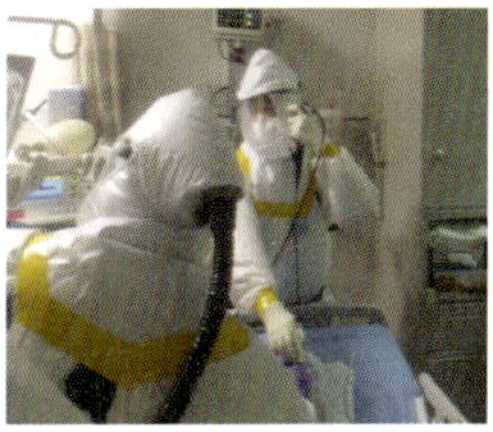

119번 환자에게
기관지 내시경 검사를 시행

그런데 문제가 발생했다. 환자가 격리된 음압병실이 의료가스(산소) 1개, 흡인 시스템 1개뿐이었다. 에크모 사용을 위해선 추가로 의료가스가 필요했다. 모든 팀들이 해결방안을 위해 의견을 나누었다. 중환자실로 옮기면 그곳에 입원한 다른 환자들이 문제가 됐다. 다급한 상황이 전개될 즈음, 외상중환자실에서 MRI용 이동형 인공호흡기에 사용되는 산소잭을 활용하자는 의견이 나왔다. 일반 산소통에 연결하여 산소를 공급할 수 있은 시스템이다. 방재실에서 20L 산소통 3개와 잭을 연결하여 준비하였다. 20L 산소통 1개를 소비하는데 1시간 이내로 짧아 다른 방안이 필요했다. 의공학과에서 기존 벽에 있는 산소잭을 Y-자 형태로 변형 후 두 개를 꽂을 수 있도록 하여 산소 공급이 원활하게 되었다. 산소문제가 해결되면서 또 다른 문제점이 생겼다. 에크모에 의료가스 '에어' 없이 산소만 투여되면서 저탄산혈증, 고산소혈증이 유발되었고 지속시 뇌 손상 가능성이 대두 되었다. 이를 또한 보완하기 위해 이동형 에어 콤프레셔를 구매하여 적용하였다. 모두가 잠든 새벽, 의료진은 시간을 가리지 않고 생명을 살리는데 사투를 벌이고 있었다. 간절히 희망하였다.

호흡기내과에서 두 차례 기관지 내시경을 시행하여 객담을 효과적으로 제거하였고, 흉부외과와 심폐기사는 에크모 치료를 하였다. 간호사는 흡인과 안마기, 타진(percussion)요법으로 폐간호를 하고, 욕창을 예방하기 위해 체

06
체외막 산소화 장치 (Extracorporeal Membrane Oxygenator:ECMO) 이하 '에크모'로 칭한다.(편집자 주) 심장과 폐의 기능이 심각하게 저하되어 생명유지에 위협을 받는 질병이나 외상이 발생했을 때, 환자의 정맥에서 혈액을 체외로 빼내어 동맥혈로 바꿔서 다시 환자의 정맥이나 동맥으로 주입하여 환자의 심장과 폐의 기능을 대신하는 장비이다.

위변경을, 혈압조절을 위해 저혈압시에는 승압제를, 고혈압일 때는 혈압하강제를 투여하였다, 활력징후와 소변량도 측정하여 필요시 이뇨제를 투여하였고 비위관 영양도 시행하였다.

흉부외과 류경민 교수는 "에크모 치료는 이 환자같이 중증의 심장, 폐 손상 환자에게 여러 치료에 호전을 보이지 않아 마지막 단계에서 시도되는 치료이다. 특히 메르스 환자에서의 에크모 치료는 세계적으로 많이 시행하지 않아 예측이 힘들었지만 관련 의료진들의 협진과 환자의 굳은 의지가 치료에 반영돼 좋은 결과를 얻은 것으로 보인다."고 설명했다.

단국대학교병원은 전국에서 메르스로 치료받은 환자 가운데 에크모를 적용한 환자 중 성공적으로 치료한 첫 사례를 기록했다. 이와 같은 성공적인 치료에는 환자의 회복 의지도 한 몫 했다. 6월 23일 인공호흡기를 제거했지만 호흡이 1분당 40~50회에 달할 정도로 거칠었다. 의료진이 핸드폰으로 아내를 연결해 목소리를 들려주자 호흡은 정상 수치인 10~20회로 돌아왔다. 환자가 24시간 불이 켜진 격리 병실에서 기도내삽관과 에크모, 각종 약물 주입 호스를 달고 몇 주를 버티긴 쉽지 않은 일이었다. 그러나 살아서 가족을 보고 싶다는 의지가 강했고, 의료진은 이 의지에 두 손을 맞잡았다. 깨어난 환자의 첫 마디도 "가족이 보고 싶다"는 말이었다. 환자는 급성 호흡부전과 심한 폐렴으로 인해 후유증이 남았다. 의료진은 격리치료 때문에 하지 못했던 흉부 컴퓨터단층촬영검사(CT) 등의 정밀검사를 하며 구체적인 치료계획을 세워 환자가 완치할 수 있도록 만전을 기했다.

119번 확진환자는 중증 메르스 환자들의 '희망'이었다. 무려 29일 동안 바이러스와 사투를 벌였고, 메르스 완치자의 혈액에서 항체를 뽑아 주입하는 '혈장 치료'까지 받을 정도로 회복이 불투명했기 때문이다. 그러나 모두가 합심해 119번 환자를 기적처럼 살려냈다. 병원의 철저한 준비와 우연적 요소, 환자의 삶에 대한 의지가 없었다면 불가능한 일이었다. 단국대학교병원은 5월 20일 국내 첫 환자 발병 이후 26일, 8번 환자 입원을 시작으로 그동안 5명의 메르스 환자를 치료해왔으며, 치료 중이던 119번 환자가 완치 판정을 받음으로써 병원에는 더 이상 메르스 환자가 없게 됐다.

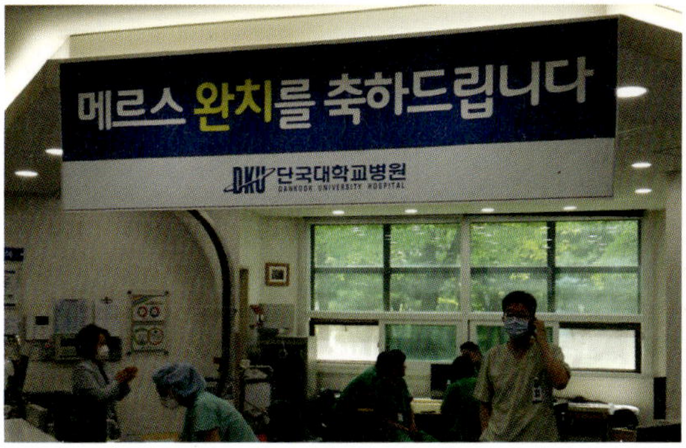

119번 환자 완치 판정 후 격리 해제를 축하하는 현수막이 걸렸다.

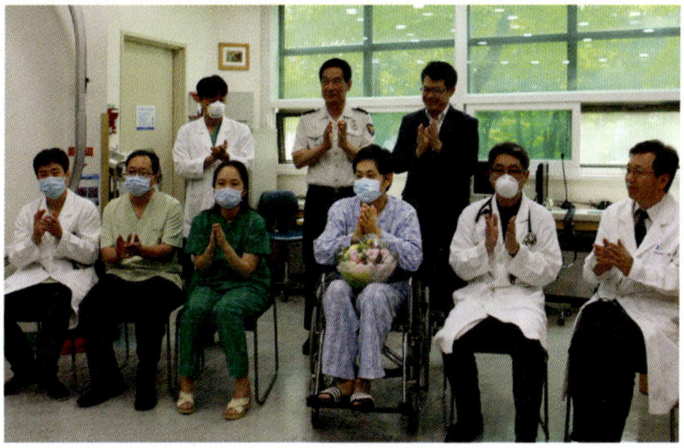

7월 6일, 단국대학교병원의 마지막 메르스 환자인 119번 환자가 격리 해제되어 박우성 병원장(맨 오른쪽)을 비롯한 의료진으로부터 축하를 받고 있다.

메르스 환자 치료에 임한 의료진들(가나다 순)

환자분류소 [6.02~7.28]

간호사	김기애, 김한다한, 명덕순, 박유리, 박초아, 박효진, 신순애, 이병은, 임애란, 조성일, 조아해, 최윤숙, 최은오, 허은정

선별진료소 [6.03~7.28]

의 사	강동희, 강미일, 강봉희, 강윤단, 강태수, 경성은, 고정호, 구자혜, 김기철, 김도형, 김도희, 김동민, 김명화, 김석배, 김윤섭, 김종수, 김종필, 김지현, 김태욱, 김홍자, 김희진, 남궁환, 모지훈, 문자영, 문정환, 민준원, 박건우, 박병은, 박병철, 박윤준, 박일환, 박재석, 박현우, 박희곤, 방기배, 서영승, 서원용, 서유미, 서중배, 송상현, 송영목, 송일한, 신정은, 오상아, 유원상, 윤경욱, 윤성현, 이근호, 이명원, 이상준, 이석범, 이순일, 이은경, 이정재, 이지영, 이창민, 임도형, 임성훈, 장명철, 장호성, 전승민, 정영준, 정유석, 정재윤, 정필상, 조경진, 조성호, 조준성, 지영구, 지예섭, 최범성, 최은영, 최준호, 현정근, 홍성우, 홍승필, 홍정희
간호사	가소영, 강성은, 강은선, 김경숙, 김경숙, 김성열, 맹미선, 문수미, 민현경, 박세미, 박인숙, 백연순, 서애란, 손영의, 신은주, 오화영, 유삼숙, 윤미애, 이복용, 이영미, 이은주, 이정애, 이창숙, 이현숙, 인명순, 전봉하, 전혜옥, 주연숙, 차현숙, 천현진, 최숙영, 한아람

선별진료 음압관찰실/병동 [6.12~7.28]

간호사	가소영, 강민지, 강성은, 권은별, 김금오, 김명의, 김명주, 김명화, 김보미, 김선희, 김은경, 김은지, 김치방, 김혜수, 노종옥, 류영희, 맹미선, 문경미, 박서진, 박세미, 박순정, 박인숙, 박정미, 박평화, 박한영, 서애란, 소휘경, 신미정, 신우영, 신지현, 신효정, 안보람, 안정선, 유현미, 이복용, 이선자, 이재은, 이지영, 이현선, 이현진, 이희정, 임남용, 임영미, 장혜숙, 전봉하, 전주희, 조보성, 한지애

국가지정입원치료병상/메르스 확진환자 치료병동 [5.26~7.06]

의 사	김도형, 류경민, 이지영, 최한주, 한선, 홍구현
간호사	강성희, 고명란, 권경순, 김남숙, 김영은, 박미영, 백승숙, 백형숙, 오혜순, 이명숙, 이진숙, 이호경, 정예진, 한시현

3 메르스 종식

우리를 잠식했던 메르스는 마침내 종식됐다. 2015년 12월 23일 자정 보건복지부는 세계보건기구(WHO)기준에 따라 메르스 종식을 공식적으로 선언했다. 5월 20일 국내 첫 환자 발병 후 218일 만이었다. 지난 10월 29일 메르스 종식을 예고했었으나 80번 환자가 메르스 재양성 판정을 받으면서 메르스는 쉽사리 우리 곁을 떠나지 않았다. 80번 환자가 숨지고 최장잠복기 14일의 2배가 되는 날(28일)인 12월 23일 결국 상황은 종료됐다. 대한민국을 집어삼켰던 메르스도 그렇게 뒤돌아갔다. 하지만 안타깝게도 우리나라는 사우디아라비아에 이어 메르스 발병국 세계 2위로 기록되었다. 종식선언 이후 공포는 사라졌지만, 메르스를 치료한 의사와 환자들의 외상 후 스트레스 증상에서 쉽사리 벗어나지 못하는 것으로 나타났다. 여전히 모든 감염병에서 완전한 안심은 없는 상황이다.

단 한명의 감염자로 시작한 메르스. 첫 확진환자에 대해 방역당국이 적시에 조치를 했다면 이토록 확산되지 않았을 것이라는 반성의 목소리가 높다. 지난 메르스 통계를 살펴보면 하루 최다 23명의 메르스 확진환자가 나기도 했으며, 확진환자 총 186명, 사망자 38명으로 치사율 20.4%를 기록했다. 메르스 격리자는 모두 1만 6,000여 명, 심지어 국내 메르스 확진환자 가운데 병원 종사자 수가 39명에 달했다. '사실상 종식 선언'이 발표된 7월 28일까지 사투는 전쟁터보다 더 무서운 공포가 서려있었다. 메르스 환자가 발생하거나 경유한 의료기관 중 병원급 85곳의 직접 손실액 규모는 5,496억 원에 이르는 것으로 대한병원협회는 추산하고 있다. 실제 개개인의 피해와 국가적 손실을 더하면 추산할 수 없을지도 모른다. 이에 대한 자구책으로 정부는 2016년 1월 1일부터 질병관리본부를 차관급으로 격상하고 우리나라 방역체계 개편에 나섰다. 질병관리본부는 감염병에 대한 24시간 정보 수집과 감시, 신고 · 접수, 즉시 지휘통제 기능 등을 수행하기 위한 '긴급상황실(EOC)'도 운영한다. 긴급상황실은 24시간 365일 동안 감염병에 대한 정보를 수집 · 감시하는 업무를 수행한다. 하지만 언제 나타날지 모르는 제2의 메르스, 또 다른 감염병의 위험은 항상 우리 곁을 도사리고 있다.

이러한 상황에서도 단국대학교병원은 눈부신 성과를 드러냈다. 병원 내부만의 평가가 아닌 보건당국의 공식적인 평가가 그러하다. 그 원동력은 메

메르스 치료 및 피해병원 손실 보전액 추계(진료수입 손실에 한정)

유형별 구간 설정

유 형	제1구간(S1)	제2구간(S2)	제3구간(S3)
감염병 관리기관	4/27 ~ 5/20▲	5/21 ~ 사유 발생일▲▲	사유 발생일 다음날 ~ 7/4
메르스 피해병원	4/27 ~ 5/20▲	5/21 ~ 사유 발생일▲▲	사유 발생일 다음날 ~ 7/4
비 고	메르스 감염 발생 전	진료기피 현상이 시작된 구간	의료기관명 공개 등으로 해당 의료기관 진료환자가 급감한 구간

▲ 5/20 : 메르스 감염 첫 확인일(복지부 발표)
▲▲ 사유발생일 : 감염병관리기관 – 지정 공개일
발생(경유)병원 – 병원별 확진 발생(경유) 공개일

손실보전액 추계 결과

유 형	총 손실액	
	(제1안) 제1구간과 제3구간의 차이	(제2안) 제2구간과 제3구간의 차이
계	**5,075억 원**	**4,122억 원**
감염병관리기관	1,952억 원	1,424억 원
메르스 피해병원	3,123억 원	2,698억 원

의원은 추계 불가하므로 '의료기관 병 · 의원 피해 지원액' 증액 필요

[출처:대한병원협회]

르스 발생 직후 재빠른 메르스 비상대책위원회의 설립에 있다. 또한 구성원 모두에게 비상대책위원회에서 설정한 목표를 공유하고, 공통된 가치를 이해하고 실천한 데 있다. 무엇보다 의료진 개개인의 희생과 헌신, 직업의식 없이는 불가능한 것이었다.

단국대학교병원이 이번 메르스에서 진한 감동의 웃음을 끝내 지을 수 있었던 건 첫째로 '환자 중심의 치료'를 누구보다 제대로 실천했기 때문이다. 일상의 병원이라면 당연한 그 일이 국가적 위기 상황에서도 흔들림 없이 이어진 것이다. 단국대학교병원의 저력이었다. 병원경영과 수익은 생명 앞에서 재고될 일이 아니었다. 그 예로 한번 쓰고 폐기될 가능성이 높은 고가 의료장비가 과감히 메르스 치료에 투입됐다. 병원장의 과감한 결단력이 돋보이는 순간이었다. 사실상 운영진으로서 즉각적인 고가의 장비를 투입하기란 쉽지 않다. 환자의 폐를 대신해 체외에서 산소를 발생시켜 생명선이 되어주는 1억2천만원 상당의 에크모와 전자혈압계 등 비교적 '저렴한' 기기를 포함해 모두 31개 품목에 2억7천9백46만원 상당이다.

박우성 병원장은 메르스 비상대책위원회에서 "아무리 고가의 장비라도 환자를 살릴 수만 있다면 즉각 투입하라."는 의사결정을 내렸다. 그의 결정은 한 사람의 소중한 생명을 살린 것 뿐 아니라 구성원 전체에게 '의료인'으로서 지내온 삶 전체에 가치를 부여했다. 메르스가 평생 몸담은 조직의 진면목을 알게 해 준 것이다. 이는 단국대학교병원의 구성원이라는 자긍심을 한 층 높여, 결속력을 다지는 또 다른 원동력이 되었다.

둘째로 감염내과 의료진을 주축으로 관련 진료과의 협진으로 다제학적 진료를 시행해 국내 최초로 메르스 환자의 에크모 치료 성공사례를 만들었다. 이로써 단국대학교병원의 에크모 치료에 대한 실력을 인정받았으며, 전국에서 병원의 의료기술에 대한 재평가의 기회를 가지게 됐다. 또한 메르스 PCR 검사실을 설치해 메르스 감염에서 환자들이 자유로워지도록 최선의 노력을 다했다.

메르스가 종식되고 내부에서 오래도록 회자되는 한 가지는 환자와 의료진 어느 누구도 메르스에 2차 감염되지 않았다는 것이다. 즉 발생초기 비상대책위원회의 목표였던 원내 발생 0%를 달성한 것이다. 메르스도 결국은 질병이며, 이를 치료해낼 수 있다는 믿음이 현실이 되는 순간이었다. 2차 메르스 확진환자 경유 병원 중 유일하게 원내 감염자가 발생하지 않은 병원이기도 하다. 이와 같은 성과는 매년 감염병 환자 발생 대응 훈련을 적극적으로 실시한 결과이며, 발생 후에도 개인보호구의 철저한 관리 감독이 바탕으로 자리했다.

마지막으로 단국대학교병원은 지역사회 전파를 막아내고 메르스 발생 예방을 했다. 지리적으로 메르스 발생 병원과 매우 근접했지만 지역사회에 발생하지 않은 것이다. 이는 발열 및 폐렴환자 진료 및 치료, 발열환자 감시(24시간), 충청남도청 및 관할 보건소와의 긴밀한 업무 협조 등을 통해서 얻어낸 성과이며, 특히 단국대학교병원의 소명과 존재가치를 입증한 것이기도 하다.

단국대학교병원은 비상(非常)에서 일상(日常)으로 돌아왔다. 모두를 얼어붙게 만든 메르스는 두렵고 무서운 존재였지만, 철저한 직업의식으로 희생한 의료진들의 마음을 녹인 것은 사랑이었다. 환자에 대한 사랑, 동료에 대한 사랑, 직업에 대한 사랑, 나아가 지역과 사회, 국가에 대한 사랑이 없었다면 메르스의 공포는 사그라지지 않았을 것이다. 우리는 이렇게 한걸음 더 내딛었다. 삶과 죽음의 경계에서, 일상과 비상의 사이에서 다시금 앞으로 나아간다. 그리고 건강한 내일을 위해 달린다.

종식 후 평가

1

글. 이지영

감염내과 교수/분과장 · 감염관리팀장

신종 감염병 출혈, 지구의 온난화, 해외 교류 증가 및 해외여행 증가로 대한민국은 새로운 감염병 발생 가능성이 높아졌다. 2015년 메르스 유행은 새로운 감염병 발생에 대비한 예습일 수 있다. 메르스 환자가 두 번 경유한 병원으로 메르스확진환자가 발생하지 않은 병원은 유일하게 단국대학교병원 밖에 없다. 2명의 메르스 환자 모두 폐렴으로 슈퍼전파자의 특징을 가지고 있었음에도 불구하고 말이다. 운이 좋았다고 평가하기에는 모든 교직원에게는 전쟁과도 같은 5월과 6월, 7월이었다.

신속하고 전문가다운 의사결정 : 리더십

병원의 본질은 '환자치료' 기본적 본질적 가치를 목표로 원칙을 고수하며 적시 적소에 결정하고, 그 결정을 이행하는 직원들의 노고를 격려하는 것, 이것이 전문가다운 의사결정이다. 그 결정이 항상 정답은 아니어도 최선 결정을 했고, 그 결정이 실수여도 자책으로 시간을 소비하는 것이 아니라 우리가 할 일에 집중한 것이 주효했다. 고가의 의료장비 투입, 혈장수혈, 고위험 시술 등을 다른 병원이 망설이고 있을 때 과감하게 결정했다. 절묘한 타이밍의 의사결정이 환자의 합병증을 최소화하고, 성공적인 메르스 치료의 사례로 남았다. 충청지역, 평택 및 안성지역 환자의 내원으로 부족한 1인실과 음압병실 결정 후 다음 날 설치, 35번 환자 경유 시 환기공조 체계 강화(결정 후 5분 후 시행) 등이 과감하게 투자하고 빠른 시간에 이루어져 환자진료에 집중하고, 메르스 전파를 예방하였다.

재난대응팀 운영

화재, 정전 등과 같이 의료기관에 발생할 수 있는 재난은 많다. 신종감염병 발생도 의료기관의 재난으로 해석하고 2012년부터 '재난대응팀'으로 유기적으로 관리되었다. 따라서 감염내과, 응급의학과, 감염관리팀 등의 몇 개의 파트가 운영하는 것이 아니라, 진료 · 간호 · 검사 · 행정 등으로 모든 부서의 역할이 주어지고 재난의 종류에 따라 실무지침이 마련되어 있고, 매년 수정 · 보완하여 전 직원에게 교육하고 있다. 전국에서 신종 감염병을 의료기관의 재난으로 분류하고 운영하는 병원은 손에 꼽을 정도이다.

외부기관의 유기적 관계 유지

메르스 확진환자 발생이 더 이상 없어 메르스 종식 선언으로 보도하고 있다. 메르스 종식 아니라 상황이 종료되었을 뿐이다. 머릿속에서 잊혀가고 있을 때 단국대학교병원에서는 충청남도청 주최로 충청남도 감염병 담당직원에게 신종 감염병 위기관리 교육훈련을 실시하였다.

의사소통 다양화

메르스 정의, 단국대학교병원 지침 및 부서별 지침, 환자진료지침, 개인보호구 착용 등 실시간 관련 정보나 결정사항을 병원 내 인트라넷에 탑재하였다. 뿐만 아니라 각 부서별 밴드에도 올려 모든 직원이 공유하여 직원들의 불안을 해소하였다. 유선이 아닌 인트라넷, 밴드, 카카오그룹, 카카오톡 등의 다양한 방법으로 발전하였으며, 직원들이 자발적으로 방법을 선택하여 운영하여 의사소통의 주체도 넓어졌다는 것이다. 선별진료소를 방문하여 메르스 PCR 검사를 실시한 환자와 보호자에게 실시간 결과통보 부서를 결정 시 간호부 교육행정실에서 자발적으로 담당함으로써 메르스 PCR 검사뿐만 아니라 메르스 관련 정보를 알려줌으로써 내원한 환자와 보호자의 불만과 불안을 감소시켰다.

환자안전문화 정착

환자안전문화는 의료기관의 지나온 역사의 시간 흔적이다. 직원들이 인식과 행동양식, 직원 생활공간, 그리고 리더십 등이 만들어낸 진화적 과정의 산물이다. 단국대학교병원은 2015년 8월부터 신설된 의료질향상분담금 평가지표에서 의료의 질과 환자안전 영역에서 1등급을 받았다. '환자안전' 영역은 소위 수입은 없고 지출만 있어 병원투자영역에서 벗어난 영역이다. 직원들의 작은 실천에서부터 시설투자로 이어지는 것이 선순환과정을 파생되는 것이 문화이다. 국고보조금과 병원의 시설투자로 5병상 음압격리병상을 8병상(다인실 1인실로 변경)으로 확대할 계획이다.

성숙한 시민문화로 발전

5월 중순부터 말까지 메르스 관련 내용이 비공개로 진행되어 지역사회 주민들의 불안과 두려움은 커져, 단국대학교병원으로 음식배달 거부, 출근 직원의 택시 승차거부 등으로 지역사회에서 점점 소외되어갔다. 메르스 노출병원과 발생병원의 차이, 메르스치료거점병원과 안심병원의 차이에 대한 해석도 필요 없이 그냥 'M'만 들어가도 병원이라는 장소와 직원들과 가족들은 외딴 섬 속에서 고립되어 가고 있을 때, 지역사회의 많은 응원과 격려가 쏟아지기 시작했다. 어느 기사에서 우리나라는 두 달여 동안 알지 못하는 불안과 공포와 싸웠다고 한다. 그러나 다른 지역과 달리 가장 먼저 불안과 공포에서 벗어나 격려와 응원의 시선으로 발전했다는 것이다.

종식 후 평가

2

글. 최한주

응급의학과 교수/과장 · 권역응급의료센터장

2015년 5월 중순, 작은 불씨로 생각되었던 메르스의 불길은 걷잡을 수 없이 번져 세계가 주목하는 재난이 되어 버렸다. 단국대학교병원은 메르스 대응의 최전선에서 악전고투한 경험을 바탕으로 응급진료체계에 대한 제언을 나누고자 한다.

병원 전 정보전달체계

감염병 관련 정보만이 아니라 병원 전 환자정보의 안전하고 효과적인 전달은 최근 우리나라 응급의료체계 체계화를 위한 주요한 이슈의 하나이다. 불행히도 메르스 사태 동안 다시 한 번 의료기관간, 정부와 지방정부, 소방, 보건소 등 유관기관 사이의 정보전달에 문제가 발생하였다. 기본적인 의료정보, 주요 사건 정보 전달 체계의 구축과 함께 상시적으로 감염병 관련 정보가 공유될 수 있는 체계가 구축 되어야 한다. 정부 부처도 지방 정부를 포함하여 상-하위 조직 사이의 정보 전달을 넘어서서 유관기관이 함께 의견을 나누고 행동할 수 있는 장의 마련이 필요하다. 민간의료기관과도 이러한 정보를 공유할 수 있는 핫라인을 구축해야 한다. 단지 장비나 시설에 그치는 것이 아니라 법률적인 보완, 동작할 수 있는 매뉴얼의 마련, 담당자의 지정 등이 필요하다.

환자동선 관리, 중증도 분류소 운영

메르스가 절정에 이른 이후 선별진료소의 설치가 늦기는 하였으나 효과적이었다고 평가한다. 문제는 평상시 이러한 체계를 유지할 수는 없으나 재난은 갑자기 발생한다는 모순이다. 병원으로 내원하는 환자는 외래 또는 응급실을 반드시 경유하게 되는데 평상시에도 환자의 흐름을 관리할 수 있는 권한과 법적인 지원이 필요하다. 중증도 분류구역의 설정과 운영, 인력지원, 지침, 호흡기 환자나 열이 나는 환자가 병원에 내원할 때의 지침과 동선규정, 외래배치 규정 등 개별 병원의 노력에만 맡기지 말고 정부 차원의 표준화된 지침과 지원이 필요하다.

응급의료센터의 운영

우리나라는 앞으로 41개소의 권역응급의료센터를 지정, 운영할 예정이다. 지역응급의료센터까지 포함하면 사실상 이들 센터의 역할이 감염병의 조기 진단과 치료, 확산 방지에 필수적이다. 평상시에도 감염관리를 위한 음압격리실 및 격리구역 운영이 필요하다. 응급의료센터 내원 환자 중 중증질환별 환자 구역 설정 및 운영지침 마련, 소아를 위한 진료 구역과 운영 지침 마련, 검사실 운영 지침 등이 필요하다. 이러한 시설은 운영하기 위한 의사, 간호 인력 운영 지침과 지원 정책의 수립, 수가 마련 등 포괄적인 대책이 필요하다.

단국대학교병원은 권역응급의료센터 및 권역외상센터, 국가지정입원치료병상으로 지정되어 운영하는 격리병실을 소유한 상급종합병원이다. 이번 재난 기간 동안 메르스 발생지역인 평택을 접경하여 두고 코호트 격리가 발생한 아산충무병원을 진료권역에 둔 상황에서 단 한 건의 2차 감염자도 발생하지 않았다. 언론에 '평택 경찰관'으로 알려진 중환자를 포함하여 국가지정입원치료병상으로 의뢰된 대부분의 환자가 완치 퇴원하였다. 2012년 7월에 받은 JCI인증, 2014년 말 중부권 최초의 상급종합병원 인증 등으로 안전한 병원임을 인정받은 것이 큰 역할을 하였다고 자평한다. 다행히 단국대학교병원 응급의료센터는 필수 기준이 아니었음에도 1실의 음압병실을 갖고 있다. 소생실, 중환구역, 관찰구역, 소아구역, 외상센터가 분리되어 있으므로 환자를 질병군 별로 나누어 관리할 수 있었다. 미국 수준의 1인 1실 개념의 응급실은 아니라고 하더라도 감염의 위험을 최소화 할 수 있는 환경이었기에 긴박한 순간을 넘길 수 있지 않았나 싶다.

여러 가지 대책을 생각하여 보면 재원에 대한 이야기를 하지 않을 수 없다. 인력, 시설에 대한 지원, 수가 보전을 통한 진료, 정부의 치밀한 정책 등이 없다면 예고 없이 발생하는 재난을 막을 수 없다. 단국대학교병원이 안전한 병원을 추구하듯 우리나라가 더 안전한 나라가 되기를 기원한다.

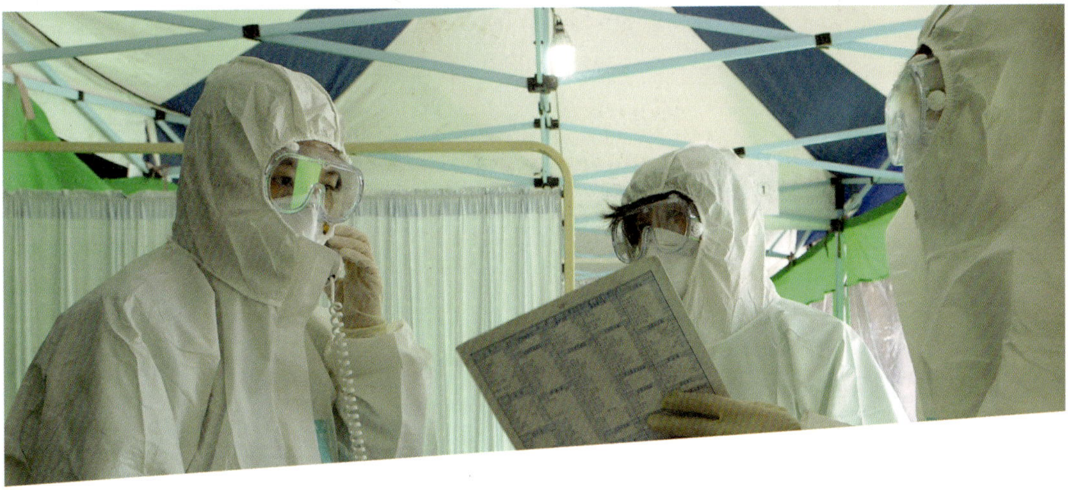

2부.

감염관리팀의 메르스 진료 기록

1 메르스 유행

배경 및 목적

전파기전이 명확하게 밝혀지지 않았지만, 메르스와 같이 사망률(30~40%)이 높고 의료기관 내 발생이 사회적 문제로 대두되는 해외유입 감염병은 원내뿐만 아니라 지역사회에서도 포괄적이고 신속한 감염 전파차단 활동(감염환자 격리, 노출 관리, 환경소독, 지역사회 발생 환자 관리 등)이 요구된다. 이와 같은 생물학적 재난에 직면하였을 경우 감염관리팀 단독 부서가 해결할 사안이 아니라 전 부서가 협력하는 유기적인 활동체계가 필요하다. 2015년 메르스 발생 당시 본원에서 운영한 다부서간의 활동을 정리해봄으로써 문제점을 발견하고 앞으로 발생 가능한 신종 감염병의 재난상황 시 위기에 신속하게 대응하기 위함이다.

국외 발생현황

2012년 4월 최초 환자 발생 이후 25개 국에서 발생하였으며, 사우디아라비아 등의 중동지역을 중심으로 지속적으로 발생하던 중 중동지역 이외의 유럽, 아프리카, 아시아, 미국에서도 유입사례가 있다.

* 2013년 5월, 국제바이러스 분류 위원회(ICTV, International Committee on Taxonomy of Viruses)에서는 이 신종 코로나바이러스를 메르스 코로나바이러스(MERS-CoV)라 명명함

국내 발생현황

• 2015.5.20 : 최초 환자 확인(중동지역 방문)
• 2015.5.20 : 감염병 위기단계 '관심'에서 '주의'로 위기경보 격상
• 2015.10.29 : 메르스 전파가능성 해소(the end of transmission) 선언
• 2015.12.01 : '주의'에서 '관심'으로 위기경보 하향
• 2015.12.23 24:00 : WHO 기준에 따른 상황 종료 선언
• 확진 추이

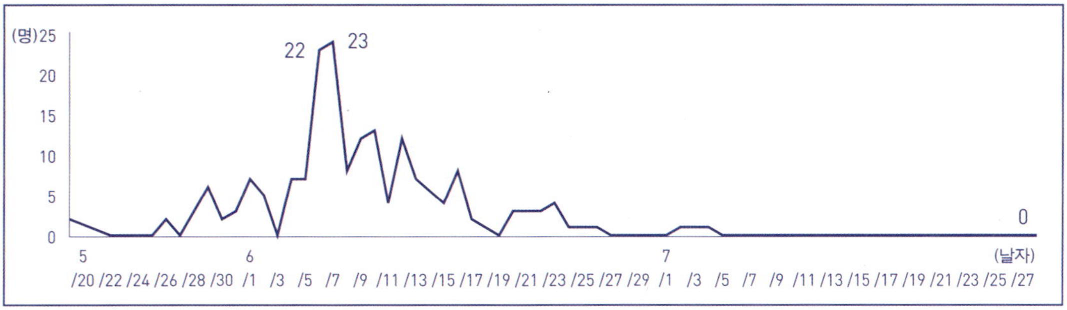

[출처 : 질병관리본부 메르스 포털 www.mers.go.kr]

본원의 주요 내원환자 현황

내원일	환자구분	장 소	비 고
2015.5.25	의심환자 (1번 환자 밀접 접촉자)	응급실 선별진료실	진료 후 귀가
2015.5.26	8번 확진환자	13병동 음압격리실	5월 29일 확진
2015.5.28	의심환자 (1번 환자 밀접 접촉자)	13병동 음압격리실	음성으로 퇴원
2015.6.01	33번 확진환자	2202호 입원 후 13병동 음압격리실 전실	6월 3일 확진
2015.6.06	45번 확진환자	13병동 음압격리실	6월 4일 확진(건양대학교병원)
2015.6.09	92번 확진환자	13병동 음압격리실	6월 9일 확진(공주시보건소)
	119번 확진환자	5201호 입원 후 13병동 음압격리실 전실	6월 10일 확진

* 2015년 6월 3일 선별진료소 설치, 치료지역거점병원으로 선정됨에 따라 내원 환자 증가

성과

- 환자 중심의 치료 : 고가 의료장비 투입, 다제학적 진료(진료과 협진), 메르스 PCR 검사실 구축 등
  ➡ 119번 환자에게 에크모 치료와 회복기 혈청 치료 성공적으로 시행
- 원내발생(의료진, 환자) 0% : 선제 1인실 격리(발열 및 호흡기증상 환자), 개인보호구(착 · 탈의) 교육 및 감독(2014년 대응훈련 2회, 2015년 2월 개인보호구 착용 2회, 메르스 발생 후 재교육), 음압격리병실 및 음압시설(수술실, 분만장, 신생아중환자실) 추가 설치, 손위생 강화(Auto dispense 구입), 환자(의심/확진) 입원 경로 분리, 매년 감염병 환자 발생 대응훈련 실시 등
  ➡ 메르스 확진환자 2회 경유병원 중 유일하게 원내 감염(메르스) 발생하지 않음
- 지역사회 발생 예방 : 발열 및 폐렴환자 진료 및 치료, 발열환자 감시(24시간), 충청남도청 및 관할 보건소와의 긴밀한 업무 협조 등
  ➡ 지리적으로 메르스 발생 병원(아산, 평택, 대전)과 근접했지만 지역사회내에서 발생하지 않음

2 대비·대응체계 조직

비상대책위원회(감염관리위원회)

메르스 확진환자 발생 추이 등에 따른 신속한 의사결정 기구

위원장 박우성 병원장

위원

김재일 진료부원장, 신삼철 행정부원장, 김영은 간호부장,
김형지 대외협력실장, 이지영 감염내과분과장,
한시현 감염관리전문간호사, 필요 시 관련부서 담당자

의료자문위원(의료진)

· 감염내과
· 호흡기-알레르기내과
· 흉부외과
· 응급의학과

운영관리팀

· 격리병동, 선별진료소, 메르스 안심병원 등의 운영

· 간호부 교육행정팀장
· 외래간호팀장
· 특수간호팀장
· 내과간호팀장
· 영상의학과 팀장
· 진단검사의학과 팀장
· 원무팀장
· 진료직원파트장
· 인사팀장
· 총무팀장
· 시설팀장
· 응급실 UM
· 감염관리전문간호사

물류관리팀

· 개인보호구, 컨테이너 및 장비, 약제 관리

· 총무팀장
· 구매관리팀장
· 의공학과 팀장
· 약제팀장
· 감염관리사전문간호사

정보관리팀

· 언론창구, 환자정보유지, 민원 등 처리

· 의료정보팀장
· 원무팀장
· 홍보팀 실무자
· 전산팀장
· 간호부 교육행정팀장
· 감염관리전문간호사

직원관리팀

· 직원, 협력업체 직원 관리

· 간호부 교육행정팀장
· 인사팀장
· 총무팀장
· 감염관리전문간호사

* 2013년 단국대학교병원 재난·안전 업무지침서 "유행성 질환 발생 시 대응"

3 위원회 및 부서의 역할

비상대책위원회

- 운영 : 2015.5.26~7.15(07:30~ , 16:30~)

  2회/일 회의 개최(정규회의 개최 수 : 65회)

  ＊ 2015.5.29.~6.19 : 필요 또는 응급상황 시 수시 회의, 유선으로 결정 및 전달

- 역할

구분	세부사항
메르스 관련 현황 보고	· 지역사회 내 메르스 발생 병원 및 환자 현황 보고 · 격리병실(음압격리실, 1인실 등) 재원 현황 보고 · 문제 환자 발생 시 보고
메르스에 관한 전반적 정책 결정	· 초기 메르스 감염관리 지침 점검 : 폐렴선제격리, 발열 및 폐렴환자 내원 시 절차, 병실 환기, 직원감염관리 등 · 메르스 치료거점병원 지정에 따른 감염관리 총괄 결정 : 이동식 음압기 설치 확대, 메르스 환자 치료를 위한 병상 확보 등 · 역학조사에 따른 조치 사항 보고 및 시행
환자에 관한 사항	· 메르스 환자 상태 및 진료 진행 사항 보고 · 환자의 전반적인 치료 및 타 의료진과의 협업 총괄
인력에 관한 사항	· 메르스 전담팀(선별진료소 포함) 인력선정 및 배치 · 보건복지부 의료진 파견 요청 : 의사, 간호사
직원에 관한 사항	· 메르스 전담팀 의료진 관리지침 결정 : 타 환자 진료 참여 시기 등 · 메르스 노출직원 관리지침 결정 : 증상 유무, 격리 기간 등
의료기구 및 물품에 관한 사항	· 메르스 환자 의료기구 투입 결정 · 초기 개인보호구 부족 시 배부 우선순위 결정
언론에 관한 사항	· 보도자료 범위 결정
지역사회에 관한 사항	· 지역사회 감염 여부 규명 및 감염 차단 대응에 관한 사항 보고

- 결정사항은 관련 부서에 즉각 통보 후 시행 ➔ 결과 보고

의료자문위원

- 역할 : 전반적 메르스 진료 지침 협업
- 주요 진료사항

구 분	주요 진료 사항
감염내과 이지영 교수	· 메르스 환자 담당 주치의 · 항바이러스제제 투여, 회복기 혈청 투여, 인터페론 치료, 메르스 PCR 검사기준 검토 등 · 의심환자 분류 및 입원기준 마련 : 역학관계 및 증상 고려
호흡기-알레르기내과 김도형 · 홍구현 교수	· 메르스 환자 담당 주치의 · 동맥혈가스분석 결과에 따른 산소치료 방법 결정 · 인공호흡기 치료가 필요한 환자에게 인공호흡기 부착 및 관리 · 기관지 내시경 술기 시행
흉부외과 류경민 교수	· 중증의 심폐기계 장애가 발생한 환자에게 체외막 산소장치(ECMO) 거치 및 치료(관리) · 흉관 삽관 및 관리
응급의학과 최한주 교수	· 인공호흡기 치료가 필요한 환자에게 기도삽관 등의 술기 시행
영상의학과 이계호 교수	· 메르스 환자 및 의심환자 흉부 X-선 검사 등 신속한 판독(촬영 즉시 판독)

감염관리팀

구 분	세부사항
전반적인 메르스 감염관리지침 제정 · 개정	· 메르스 대응지침(3-1판, 3-2판, 3-3판, 3-4판) 검토 후 수정 · 보완 : 환자이동 동선(입원 · 퇴원 경로), 개인보호구 착용 범위, 소독제(방역범위), 환경관리 등 · 메르스 사례 정의 : 확진 · 의심환자
메르스 발생병원 공유	· 메르스 발생 병원 또는 인근 지역병원 현황 정보 조사 · 타병원 현황 응급실, 선별진료소 일일 통보 · 환자 및 보호자 문진 범위 결정
병원 내 감시체계 운영	· 발열, 폐렴환자 문진 최종 단계 확인 : 24시간 진료과 및 관련 부서 자문 · 발열환자 감시 : 환자 차트 검토 등
환자관리(분류)	· 메르스 확진(의심) 환자 입원(진료) 의뢰 : 질병관리본부, 지역 보건소 등 · 의심환자의 역학적 관계 고려 격리 및 해제 검토 기준 확인
역학조사 협조	· 메르스 노출범위(개인보호구 없이 메르스 환자와 밀접 접촉한 직원, 환자, 보호자 등) 확인 · 2015.6.03~04 : 노출환자, 보호자, 직원 면담 및 관련 서류 작성 · 2015.6.10 : 노출환자, 보호자, 직원 면담 및 관련 서류 작성 · 역학조사 관련 서류 송부 및 조치사항 실행

구 분	세부사항
메르스 확진환자 진료	· 메르스 확진환자 입원 및 이송, 교육 등 · 약물투여, 환자 심리적지지 상담 등 · 시술 시 의료기구 확인 및 소독 세부적 지침 마련
개인보호구 착용 교육 및 감독	· 음압격리병실 입실 전 의료진 개별 개인보호구 착 · 탈의 교육 및 감시 · 간호부 관리자 개인보호구 착용 실습 교육 · 선별진료소 투입 직원, 응급실 직원 개인보호구 착용 감독
교육자료 개발	· 직원 및 환자 · 보호자 응대용 메르스에 관한 Q&A · 메르스 교육자료 인트라넷 탑재 : 감염관리지침, 개인보호구 등 · 시설격리 환자 교육용
노출직원 관리	· 자가격리 및 능동감시 직원 발열, 호흡기증상 확인 · 입원 직원 관리
검체관리	· 메르스 PCR 검체 의뢰(질병관리본부 국립보건연구원, 충청남도환경보건연구원, 서울의과학연구원) · 일일 또는 즉시 메르스 PCR 결과 확인 후 관련 진료과, 간호부 통보
유관기관과의 업무협조 및 의뢰	· 대상기관 : 질병관리본부, 국립중앙의료원 재난상황실, 충청남도청, 지역 보건소 등 · 일일보고 : 메르스 확진/의심환자 입원현황, 환자상태, 격리자 입원/퇴원 현황 등 · 관련 서류 작성 : 국립중앙의료원 재난상황실 제출용 (의료기구 수량, 이동식 음압기 등) · 신고 : 법정전염병(중동호흡기증후군 환자 및 의심환자) 신고(721건) · 중동호흡기증후군 대응 병원 기반형 폐렴 감시체계 보고 : 중증 폐렴 환자 및 메르스 PCR 검사건수, 2015.6.10~10.27 · 관할보건소 : 환자상태 경과 문의 등
물품관리	· 개인보호구 신청의뢰 : 질병관리본부, 충청남도청 등 · 전동식 호흡장치(PAPR, 본체 및 후두) 관리 · 손소독제, 마스크, 환경소독제 재고량 파악
상담 및 자문	· 관할 보건소, 인근 학교직원, 타병원 직원 문의 등 · 환자 및 보호자 유선상담(민원) : 일 평균 50~87건
메르스 발생 관련 자료 생성 및 교육	· 감사원 의뢰 자료 작성 및 제출 : 국가지정입원치료병상 관련 교육결과 (2013~2015.5), 메르스 확진환자 치료경과 및 재원자료 (5병상 5명 재원), 법정감염병 신고 등 · 메르스 백서 제작 참여 : 충청남도, 단국대학교병원 · 메르스 지원 관련 사업 참여(회의, 자료생성, 현지실사) : 손실보상금, 선별진료소, 의료장비 지원, 국가지정격리병상 시설 지원 · 교육 : 2015년 메르스 대응절차 및 본원 성과(간호사), 메르스 극복 신종 감염병 위기관리 교육 및 훈련 실시(충청남도 공동) 등

* 메르스 발생 이전 신종감염병 대응훈련

· 2014.6. 재난훈련(62명, 관리자 참석) : 개인보호구 착용 · 탈의 교육 및 실습

· 2014.8. 을지훈련 : 감염성 질환 발생 시 실제 모의훈련

· 2015.2. : 13병동 간호사, 응급실 의료진 개인보호구 착용 · 탈의 교육 및 실습

간호부

구 분	세부사항
간호인력 선정 및 배치	· 메르스 치료병동 : 간호관리자부터 1주일 순환근무 (2인 1조, 중환자실 경력 1인 포함) 시작 · 선별진료소 및 음압컨테이너 임시 병실 : 선별진료소 : 주/아간으로 근무 · 파견 간호사 인력 배치
국가지정격리 병상 운영	· 환자 및 의료진 식이, 의복관리 · 의료장비(특수간호팀) 관리 : 인공호흡기, Air-vo 등 · 물품관리 : 개인보호구, 소독제 등
선별진료소 운영	· 필요 의료장비 및 물품 관리 : 개인보호구, 소독제 등 · 선별진료소 외래, 입원환자 관리 : 입원 및 퇴원 설명, 진료일정 및 검사여부 확인, 1차 문진 등 · 선별진료소 진료 안내(지침, 진료순서 등) 포스터 제작 · 선별진료소 및 음압컨테이너 청소 및 소독
국민안심병원 운영	· 교육행정팀 : 국민병원자율점검 참여(2015.6.26) · 폐렴환자 1인실 격리 및 해제에 따른 환자 전실 · 음압병실 입실 환자 관리 : 2102호, 중환자실(2병상) 우선순위로 입 · 퇴실
입원 환자/ 보호자(간병인) 관리	· 2015.6.03, 6.10 : 전체 입원환자 및 보호자, 간병인 대상 타 병원 방문력 조사 · 병동관리자 : 발열 또는 호흡기 증상 보호자 발견 시 선별진료소 진료 권고 후 감염관리팀으로 통보(검사결과 확인)
특수부서 방문객 제한	· 중환자실, 신생아중환자실, 41병동 등 면회 시 내원객 체온 측정, 손위생 확인 철저
역학조사 참여 및 시행	· 응급실, 호흡기-알레르기내과 외래, 22병동, 51병동 관리자 환자 이동 동선 분석(CCTV, 의무기록지 검토) · 근무표 수정 : 자가격리 및 능동감시 직원(증상 있을 시) 대상으로 근무표 수정
메르스 PCR 검사 결과 유선 통보	· 간호부 교육행정실 : 선별진료소 내원객 일일 통보 (메르스 관련 주의사항 설명 등)
메르스 발생 관련 자료 생성	· 메르스 백서 제작 참여 : 단국대학교병원 · 메르스 지원 관련 자료 지원 : 손실보상금 자료 생성 및 현지 실사 시 참여

영상의학과

- 선별진료소 흉부 X-선 촬영 직원 지원 : 1인(주/야간 교대근무)
- 이동형 흉부 X-선(portable X-ray) 촬영
  - · 확진환자 : 영상의학과 이종구 팀장(일평균 5~8건)
  - · 의심환자 1인실 격리실(일평균 10~14건)
    - 12,3병동
    - 외래진료소(선별진료소)
- 발열측정 지원

진단검사의학과

- 선별진료소 검사실(혈액, 객담) 인력 지원 : 1인(주/야간 교대근무)
- 검체 외주검사실(서울의과학연구원) 의뢰 결과 관리
- 메르스 PCR 검사실 운영 : 구축(음압검사실) 및 검사 시작(2015.7.06)

진료지원팀

- 진료체계 구축 : 선별진료소 진료진 구성, 관련 진료과 논의
- 파견 군의관 지원 : 숙소, 식사지원 등

총무팀

- 선별진료소 진료소 설치 : 대기실, 검사실 등에
  천막 및 컨테이너 설치 후 가구 비치
- 환자 이송 : 입원 결정 환자 선별진료소에서 격리병실(앰뷸런스 이용)
- 의료폐기물 관리 : 격리폐기물 일일 배출
- 방역(소독)
  - · 선별진료소 음압컨테이너 환자 퇴실
  - · 메르스 환자 노출장소(응급실, 병동, 외래 등의 바닥, 벽, 환풍구 등) 방역
- 협력업체 관리
  - · 협력업체 : 응급실 보안요원, 미화요원 등

· 개인보호구 배부(N95 마스크, 가운 등) 및 착 · 탈의 교육, 방역, 청소 등

- 국민안심병원 방문객 관리
  - 작성된 내원객 방명록 보관
  - 병원출입구 폐쇄 및 확인 출입문 RFID 설치 및 관리
  - 병원 출입구 통제

원무팀

- 원무 지원 : 선별진료소 지원(수납 근무자 2명 교대)
- 입원환자 : 입원 전 체온 측정(발열 환자 선별진료소 방문)
- 외래환자
  - 외래방문 전 메르스 발생 병원 내원, 중동지역 방문력 확인 : 심평원 DUR(의약품 안심 서비스) 확인(일평균 836건) 후 환자 유선상담(발열, 호흡기 증상 유무)
  - 유선통화 후 감염내과 이지영 교수 검토 요청(일평균 2~5건) : 메르스 발생 병원 내원력, 중동지역 방문력 등 역학적 관계 고려 후 외래 내원 가능 여부 결정
- 메르스 확진환자 입원 · 퇴원 수속
- 메르스 관련 민원 담당

시설팀

- 국가지정입원치료병상 시설 관리 : 공기조화(병실, 전실, 복도, 복도전실 등) 관리 및 하수처리
- 선별진료소 설치 : 진료소, 검사실 공기조화 관리 외 관련 시설 설치 (에어컨 등)
- 이동식 음압기계 설치 : 12병동, 선별진료소, 1301호 등에 설치
- 병실 환기 관리
  - 음압시설 관리 : 응급실 격리실, 2102호, 중환자실 음압격리실, 舊기관지내시경실 음압수술실로 용도 변경

· 병실 환기 : 공조(급기/배기)시스템 관리

- 국가지정입원치료병상 확대 설치 사업 :
  12,3병동 음압격리병상 도면(2인실 변경, 7개 병실 설치)

홍보팀

- 대외 홍보 : 언론 창구 단일화
  · 보도자료 배포 : 음압격리병상, 환자치료 경과 상태 등
  · 홈페이지 : 메르스 관련 소식 업데이트
  · SNS 등을 이용한 홍보
- 원내 홍보
  · 인트라넷 관리 : 메르스 관련 Q&A 자료 업데이트, 관련 소식 홍보
- 메르스 관련 각종 홍보물 제작 및 배포
- 메르스 응원게시판 운영
- 메르스 백서 제작

구매관리팀

- 공공기관(질병관리본부, 충청남도)에서 지원받은 개인보호구 및 물품 관리
  · 재고량 관리 : 입고(보관) 및 불출 수량 파악
  · 지원받은 개인보호구 현황

구분	개인보호구 Level D set	N95 마스크	보호복	PAPR	보안경	덧신	장갑
지원량	2,016	12,500	5,320	9	4,800	4,950	6,500
사용량	1,448	11,700	0	9	4,800	4,950	6,500

· 물품 : 손소독제(500개)

- 메르스 관련 의료장비 및 물품 긴급 구매
  · 비상대책위원회 결정사항에 따른 의료장비 긴급 구매 :
  선별진료소 물품 및 장비, 환자 치료 및 검사 장비 등

· 소독제, 알코올 손소독제, 마스크 등 상시 재고량 파악 후 비축

• 메르스 지원 관련 사업 참여 : 선별진료소 구매 의료장비 및 물품 목록, 메르스 관련 장비 목록

의공학과

• 음압격리병실 투입 의료장비 제작 및 관리
  · 의료가스(산소, 인공호흡기 압력) 공급라인 제작
  · 인공호흡기 부품 교환 및 관리
• 선별진료소에 투입된 의료장비 관리

의료정보팀

• 의무기록지 개발 : 선별진료소 OCR 기록지(발열환자), 메르스 유전자 검사 동의서 등
• 질병관리본부 등의 제출 관련 자료 취합 : 일일 폐렴 상병코드 조회
• 특별 관리 대상자(메르스 확진환자) 관리 절차 마련(2015.6.02)
• 메르스 지원 관련 사업 참여 : 메르스 손실 보상금 자료 생성 및 현지 실사 참여

전산팀

• 전산시스템 구성 : 13병동 및 선별진료소 PC, 프린트 등 설치
• 전산 프로그램 개발 : 메르스 PCR 검사 결과 조회 프로그램
• 질병관리본부 등의 제출 관련 자료 취합

약제팀

• 선별진료소 방문객 처방(복용) 관리

인사팀

- 메르스 국민안심병원 지정에 따른 방문객 관리 직원 근무 작성
  · 장소 : 병원 로비 입구(외래), 2층 입원실 입구
- 직원격려 행사 : 메르스 극복에 따른 교직원 위로 및 감사의 '메르스 극복 Cool 중식 이벤트'

기획팀

- 메르스 국민안심병원 신청 및 자율점검 실사 서류 작성
- 메르스 지원 관련 사업 참여

구분	주체	절차
선별진료소 보조금	대한병원협회	· 관련 서식자료 작성 및 증빙 자료 제출 (장비, 시설설치, 물품 구매자료) · 신청 · 심의 후 보조금 지급 결정
메르스 손실 보상금	보건복지부 (질병관리본부)	· 파일럿 조사 참여(5개 병원) · 치료 확보 병상(빈병상), 메르스 확진/의심환자 (중증/경증) 분류, 의료진 격리상태 등 자료 제출 · 현지조사 : 보건복지부, 심평원 방문(제출된 자료 검증) · 손실보상위원회 논의 · 결정 후 지급
국가지정입원 치료병상 확대 설치	보건복지부 (질병관리본부)	· 국가지정입원치료병상 확대 설치 사업 계획서 제출 (총 50여개 병원 제출) · 국가지정입원치료병상 확충 사업지원대상 선정 (18개 병원)
메르스 관련 장비 지원	보건복지부 (질병관리본부)	· 메르스 관련 장비 지원 사업 설명회 참석 · 메르스 관련 장비 목록 제출 · 승인

행정파트 및 진료지원부서

- 메르스 안심병원 지침에 따른 방문객 제한 근무

4 감시체계

환자 내원 시 스크린(문진) 단계

- 의심환자(중동지역 방문, 메르스 발생병원 경유 등) 발견 시 감염관리팀 통보
- 별도의 문진표 및 발열기록지 이용

	1단계	2단계	3단계	4단계	5단계	6단계	7단계	8단계	9단계
방법	심평원 접촉자 전산조회	공통 문진표 작성	노출병원 체크리스트 작성/싸인	Scoring system 적용	심평원 접촉자 전산조회	노출병원 목록해당 면담조사	공통 문진표 작성	기초 역학조사	Scoring system 적용
	응급 원무팀	수진자	수진자	의사	입원 원무팀	입원 원무팀	수진자	병동 간호부	의사
외래	×	○ (전수)	×	×					
응급	○ (구역출입 전 전수)	○ (전수)	○ (수진자 직접)	○ (폐렴, 발열환자, 호흡기 증상)					
병동					○ (입실 전 전수)	○ (입실 전 전수)	○ (입실 전 전수)	○ (24시간 내 전수)	○ (24시간 내 전수)

입원환자 감시

- 폐렴환자 : 각 진료과에서 감염내과 협진 의뢰
- 발열환자 조회
  - · 전산프로그램 이용(중환자실 제외)

발열환자 조회/관리

기간 : 2015년 6월 7일 일요일 ~ 2015년 6월 7일 일요일 병동 : ALL 진료과 : ALL 조회 저장 Excel 출력 의무기록대출신청 종료

[일별 환자별 체온 38도 이상인 환자 목록]

	측정일자	병실	입원일	퇴원일	진료과	등록번호	이름	시간	체온	진단명	의무기록신청	발열요인	검토확인여부
1	2015-06-07	01104	2015-06-02	2015-06-11	PD			02	38.0	J157	☑	후두염	☑
2	2015-06-07	01203	2015-06-06	2015-06-15	IH			06	38.5	J0390	☑		☑
3	2015-06-07	01209	2015-06-06	2015-06-15	IP			06	38.5	J189	☑	폐렴, 메르스 PCR	☑
4	2015-06-07	01304	2015-06-06	2015-06-24	II			18	38.3	B342	☐	확진 환자	☑
5	2015-06-07	02104	2015-05-28	2015-06-10	IC			12	38.3	R0006	☑	Unknown	☑
6	2015-06-07	02106	2015-06-04	2015-06-12	IP			14	38.0	J189	☑	폐렴 메르스 PCR	☑
7	2015-06-07	02113	2015-06-07	2015-06-10	IG			11:30	38.2	A090	☑		☑
8	2015-06-07	02502	2015-04-29	2015-06-22	IP			02	38.5	+I639	☑	폐렴	☑
9	2015-06-07	02505	2015-06-03	2015-06-10	IG			12	38.7	K920	☑	발열(+), 메르스 PCR 음	☑
10	2015-06-07	03101	2015-05-20	2015-06-23	GS			22	38.0	C1592	☑	발열(+), 메르스 PCR 음	☑
11	2015-06-07	03109	2015-05-19	2015-07-18	GS			16:10	38.5	N609	☑	폐렴	☑
12	2015-06-07	03112	2015-06-03	2015-06-12	CS			18	38.0	+Z000	☑	폐렴, 메르스 PCR	☑
13	2015-06-07	03502	2015-06-04	2015-07-22	OS			02	38.0	S980	☑		☑
14	2015-06-07	03504	2015-06-02	2015-07-21	OS			22	38.2	S0181	☑	수술후 발열	☑
15	2015-06-07	04508	2015-05-29	2015-06-13	UR			21	38	S3700	☐		☑
16	2015-06-07	04511	2015-04-28	2015-06-09	MS			16:30	38.1	L814	☑	수술 후 발열	☑
17	2015-06-07	05304	2015-05-28	2015-06-20	IG			22	38.0	L3082	☑	담낭염	☑

직원감시

- 메르스 관련 자가 감시절차

구분	확인 사항		조치
발 열	· 매일 아침 또는 출근 전 발열이 있는가? · 근무 중 발열이 있는가?	→	부서장에서 보고, 감염관리팀 보고
호흡기 증상	· 콧물, 인후통, 기침, 가래 등 감기 증상이나 폐렴 증상이 있는가?	→	부서장에서 보고, 감염관리팀 보고
노출 가능성	· 메르스 의심환자 및 확진환자 입원병동에서 진료, 간호, 검사력 있는가? · 메르스 발생 의료기관 방문력 또는 메르스 환자 접촉 가능성 있는가?	→	선별진료소 진료 및 검사 실시, 감염관리팀 통보

* 발열 및 호흡기 증상이 있는 직원 근무제한(노출 가능성 없는 경우, 증상소멸 후 근무 복귀)

* 노출 가능성(자가격리, 능동감시, 메르스 치료 전담팀) : 48시간 간격으로 2회, 메르스 PCR 검사 실시

메르스 환자 노출(자가격리, 능동감시) 직원

· 자가격리 : 15명(근무제한 14일, 증상 유무 확인 후 근무 시작)

· 능동감시 : 65명(하루 2회 증상 보고, 증상 발생 시 진료 및 검사, 근무 제한)

접촉자 관리 일일상황 보고(능동감시)

NO	이 름 (연락처)	성/연령	구분	발열/호흡기증상 유무			자택격리 준수여부	불편 호소사항	조치사항	비고
1	박OO 010-0000-0000	/	오전	□무	□유	□발열(℃) □호흡기증상( )	□예 □아니오			
			오후	□무	□유	□발열(℃) □호흡기증상( )	□예 □아니오			
2			오전	□무	□유	□발열(℃) □호흡기증상( )	□예 □아니오			
			오후	□무	□유	□발열(℃) □호흡기증상( )	□예 □아니오			
3			오전	□무	□유	□발열(℃) □호흡기증상( )	□예 □아니오			
			오후	□무	□유	□발열(℃) □호흡기증상( )	□예 □아니오			
4			오전	□무	□유	□발열(℃) □호흡기증상( )	□예 □아니오			
			오후	□무	□유	□발열(℃) □호흡기증상( )	□예 □아니오			

· 증상 발생 시 메르스 PCR 검사 실시 : 9명

· 증상 발생 시 입원치료 및 메르스 PCR 검사 : 1명

메르스 치료전담 의료진 :
격리병실 근무 종료 시점에 흉부선 검사 실시

· 발열, 호흡기증상 등(14일) 발생 시 감염관리팀으로 통보

· 증상 발생 시 입원치료 및 메르스 PCR 검사(1명 발생 ➜ 결과 음성)

5 환자(의심 · 확진) 내원 시 대응체계(진료절차)

응급실 환자분류소 강화(2015.5.20~6.02 / 2015.8.01~지속)

질 문

- 1달 이내에 해외여행 또는 출장을 다녀오신 적이 있습니까? (기록 필수)

아니오 → 관련 증상에 따른 진료

예 ↓

질 문

- 경유지가 있었습니까?
- 언제 입국하셨습니까?(기록 필수)

아니오 → 관련 증상에 따른 진료

예 ↓

발생국
사우디아라비아, 아랍에미레이트, 카타르, 요르단, 오만, 쿠웨이트, 예멘

환자증상 확인

- 발병 14일 이전 중동지역 방문 여부
- 발열(38℃ 이상)을 동반한 호흡기 증상 (기침, 호흡곤란 등)을 보이며 설사, 신부전 동반

예 ↓

- 별도의 장소에서 환자 대기
  - 경한 환자 : 경비실 입구 앞 선별진료소
  - 중환자 : 1인실 음압격리실
- 개인보호구 착용
  - 환자 · 보호자 : 마스크
  - 의료진 : 레벨 D (N95 마스크, 장갑, 고글 등)
  - 환자 접촉 전후 손씻기
- 감염관리팀 즉시 전화

아니오 → 응급실 내에서 진료 진행

응급실 선별진료(2015.6.02~7.27) : 문진표 이용

• 내원 절차 : 선별진료소 환자분류 1차 문진 후 격리여부 결정

• 응급실 내 선제격리실

· 1인 격리 우선순위 : 음압격리실 ➡ 외상소생실 ➡ 외상환자진료실

· 응급실 1인 격리공간 부족 시 : 감염관리팀 통보

• 개인보호구 착용

· 환자 및 보호자 : 마스크 착용

· 의료진 : 레벨 D 또는 전동식 호흡장치(PAPR, 기관삽관 등 비말형성 시술 시)

· 이송요원 : 레벨 D

선별진료소(2015.6.02~2015.7.27) 확대 운영

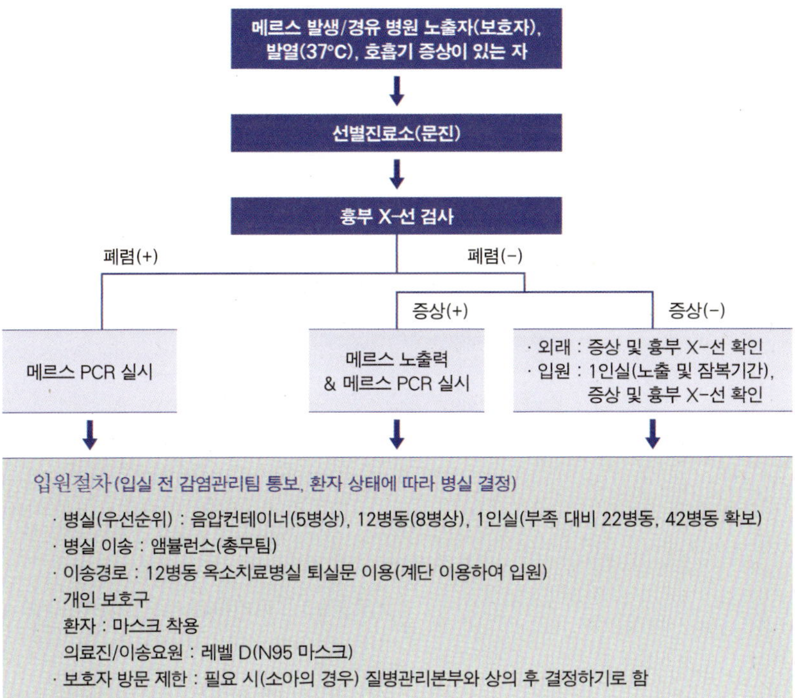

타병원에서 이송된 환자(감염관리팀으로 관할 보건소 사전 통보)

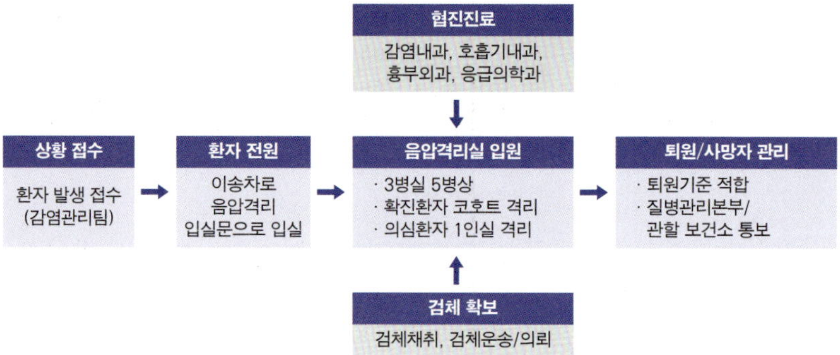

메르스 환자 발생 추이에 따른 대응 방향

구분		업무	관련 부서: 환자 1인	관련 부서: 환자 2인 이상
의심환자 발생		환자이송 유도 주변환경 정리	· 진료지원팀	
		환자병실 유도	· 감염관리팀	· 감염관리전문간호사
		병실준비	· 12, 3병동 관리자	· 근무 중 간호사
환자	검사 전	처치 및 진료	· 진료과 : 감염내과 · 실무자 : 감염관리팀	· 간호부 : 간호사 지원 (중환자실 5인 이상)
	검사결과 음성	처치 및 진료	· 진료과 : 감염내과 · 실무자 : 감염관리팀	· 간호부 : 간호사 지원 (중환자실 5인 이상)
		식사	· 감염관리팀 : 개별	· 영양팀 일회용 식기 사용
		퇴원 : 지침참조	· 감염관리팀	· 감염관리팀
	검사결과 양성	13병동 폐쇄	· 병원장 결정 → 원무팀 환자 전실	
		진료팀 구성	· 감염내과(성인), 소아(이건송 교수) · 인공호흡기 : 김도형 교수 자문 · ECMO : 류경민 교수 자문 · 혈액투석 자문 : 이은경 교수 · 환자검사 결과에 따라 진료협업 결정	
		간호부 구성	· 12시간 교대 유무	
		검사	· 영상의학과 : 흉부 X-선 검사	
		의료장비 가동 준비	· 인공호흡기(최대 4대), 혈액투석기(최대3대), ECMO(1대), 기관지내시경(1대), portable X-ray	
		물품 수송	· 약물 : 약제팀, 구매관리팀 : 물품 구매	
		의료진 감시	· 격리 : 마지막 접촉(최대 14일) · 자가 격리 또는 12병동 숙소(의국)	
		시설	· 완전 음압병실 온도·습도 측정 · 24시간 대기 : 시설 이상 시	
		질병관리본부	· 감염관리팀 유선통화	
		참여 의료진	· 식사 : 영양팀 · 감염관리(발열, 증상) : 감염관리팀	

6 메르스 지역거점 치료병원

치료거점병원 시작일 : 2015.6.10

음압격리병실

• 전담의료진 구성(원칙 : 최소 인력)

· 의사(협진) : 감염내과 1명, 호흡기-알레르기내과 2명, 흉부외과 2명

· 간호사 : 2인 1주일 교대근무(중환자실 경력 1인 포함)

· 영상의학과 : portable 흉부 X-선 촬영(전담 1인)

· 에크모 전담팀 : 흉부외과 교수, 전공의, 심폐기사 2인

· 감염관리팀 : 의료장비 및 병실 관리, 입실 환자 관리 등

* 음압격리실 : 음압(2.5Pa)을 유지하여 병실 내 공기가 복도나 주변지역으로 유입되지 않는다.
음압의 절대치는 화장실 ≥ 병실 ≥ 전실 ≥ 복도 순으로 유지하며,
각 실간 음압차는 -2.5Pa 이상을 유지한다. 각 실마다 차압계를 설치하여
음압을 항상 감시한다.

• 이동경로

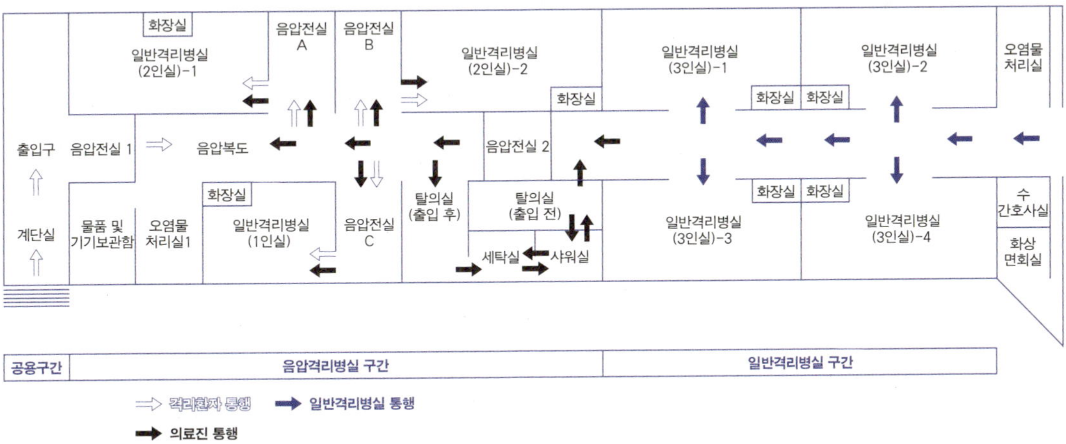

• 구역구분

구 분	장 소	내 용
오염구역	오물처리실, 격리병실, 전실	· 환자 개인물품, 의료물품(체온계, 토니켓 등) 등
준청결구역	격리실 복도	· 소독된 의료장비(격리병실 전실에서 소독 시행), 사용할 물품 보관장소
	탈의실(출입 후)	· 개인보호구 탈의장소
청결구역	격리병실 복도전실	· 개인보호구 착용장소
	샤워실, 탈의실	· 개인보호구 탈의 후 격리병동 퇴실경로 · 샤워 후 의복 교환 등

• 개인보호구

구 분	개인보호구 범위
간단한 문진, 주사 등과 같은 단시간 내 접촉	· 레벨 D : 보호복, 덧신, N95 마스크, 이중장갑, 안면보호구(고글 또는 보안면)
장기간 시술, 심폐소생술, 비말 생성(네블라이져 치료, 기도삽관, 기관지 내시경 등) 시술	· 레벨 D, 전동식 호흡장치
확진 · 의심환자 입실 시	· 진료/간호 순서 : 의심환자 병실 제일 먼저 방문 · 또는 일회용 긴가운을 레벨 D 위에 착용

* 개인보호구 종류

개인보호구 Level C	개인보호구 Level D	Powered air purifying respirator(PAPR)
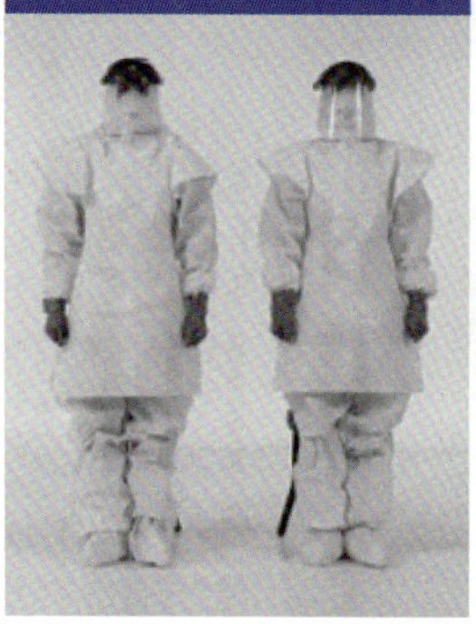	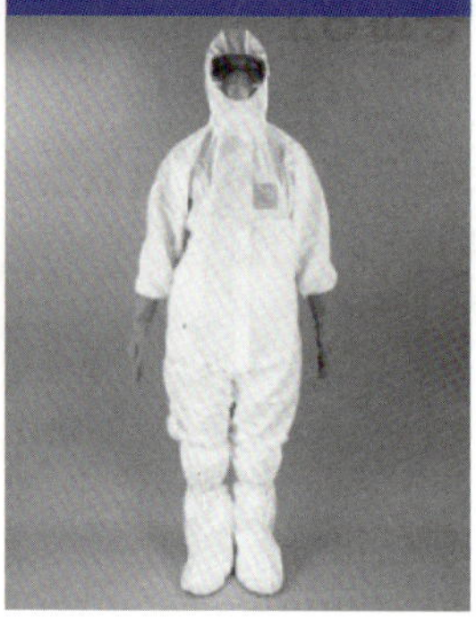	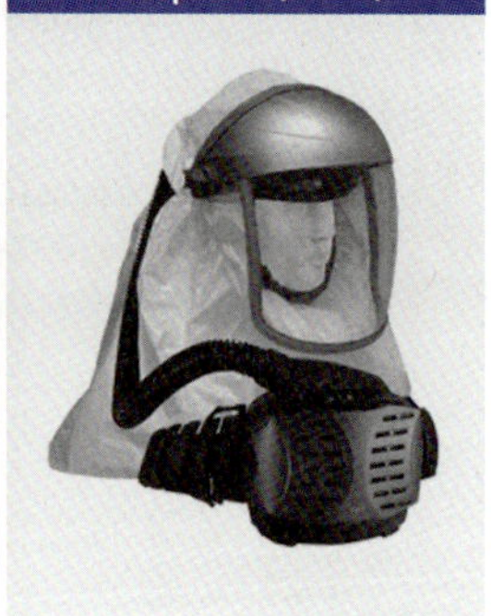
· 구성 : 보호복(방수), 덧신(방수), 고글, 보안면, 앞치마, 이중장갑, N95 마스크 · 착용범위 : 에볼라 환자 진료	· 구성 : 보호복, 덧신, 고글, N95 마스크, 장갑 · 착용범위 : 메르스 환자 진료	· 구성 : 후드, 모터, 연결관 · N95 마스크 등의 고기능 마스크를 쓸 수 없는 경우에 사용 · 착용범위 : 에어졸 형성(기도삽관, 기관지내시경, 기관흡인 등) 시술 시 착용

• 환경관리

· 격리 의료폐기물 : 오후 2시~3시 매일 수거(담당부서 : 총무팀)

· portable X-ray, 의료장비 소독 : 즉시 클리넬, 셀파세이프로 소독

· 환자 주변환경, 개인보호구 탈의실 : 매일 소독

· 환자 퇴실 시 침대 매트리스, 난간, 콜벨, 모니터 등 소독

· 기관지내시경 : 사용 후 OPIDEX 소독 · 건조(비소독물실)

· 린넨 : 침대보, 베개커버(일회용) 분리수거, 환의 및 이불 등은 퇴실 후 소각

· 식이 : 일회용 수저 및 용기 사용, 생수 및 간식(병원 지출 항목)

이동식 음압기 확대 설치

• 일시 : 2015.6.10~6.15

• 병실

· 장소 : 1303호, 1304호, 1305호, 1310호

· 역할 : 의심환자 발생 증가로 인해 추가 설치

• 분만실

· 장소 : 1508호

· 역할 : 모자동실로 운영(104p. 참조)

• 신생아중환자실

· 장소 : 격리실

· 역할 : 의심산모의 신생아 발생 시 입실

음압수술실 운영

- 장소 : 수술실(1층 기관지내시경실)
- 담당 : 수술실UM 김경숙
- 역할 : 메르스 의심환자 또는 접촉자 등의 응급수술 발생 시
- 조치사항
  - · 시설 점검 : 음압, 전실구역, 의료용 가스 등
  - · 수술 장비(무영등, 수술침대 등) 및 개인보호구 비치
  - · 지침 마련 : 환자 및 직원 이동동선, 사용한 수술기구 처리, 개인보호구 착용 범위(PAPR 착용), 환경관리 교육 지침 배부
  - · 교육 : 마취통증의학과, 진료과, 간호사 개인보호구 착 · 탈의 훈련 실시

메르스 유전자 검사실 구축

- 검사실 기준 : 생물안전작업대 class II(검사실 음압설치, 전실설치)
- 담당 부서 : 진단검사의학과
- 실험실 가동일 : 2015.7.06 이후
- 검사자 : 개인보호구 레벨 D 착용

회복기혈청 분리

- 담당부서 : 진단검사의학과
- 장소 : 2층 헌혈실
- 회복기혈청 분리일
  - · 2015.6.11 : 공군원사(119번 환자에게 치료)
  - · 2015.6.14 : 33번 환자 혈청분리

7 선별진료소

선별진료소 구성(위치)

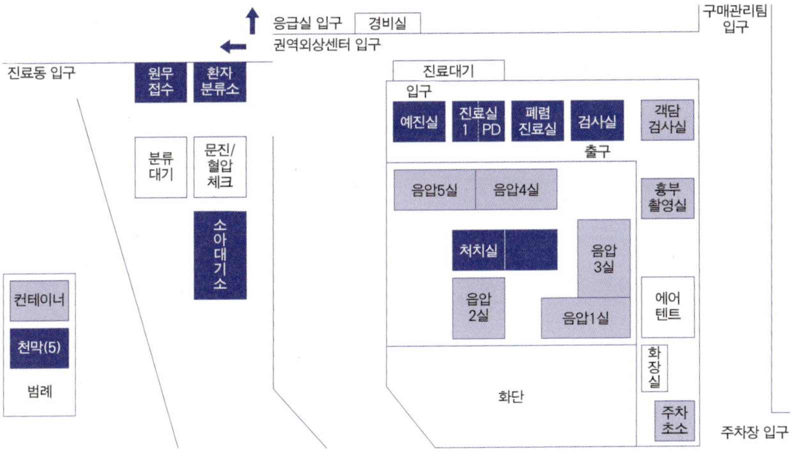

업무별 담당부서(직원)

구 분	업 무	담당부서(직원)
환자진료	· 메르스 환자 의심 시 감염관리 통보	진료과 교수(진료지원팀)
	· 음압컨테이너 입원환자 진료	호흡기-알레르기내과 전공의
	· 환자분류	응급실 간호사
	· 선별진료소 외래 예진, 음압컨테이너 입원 환자의 투약, 활력증후 등의 환자 관리	간호사(간호부)
	· 혈액 및 객담 채취	진단검사의학과
	· 영상검사 : 흉부 X-선 검사 등	영상의학과
	· 약물복약 지도	약사
진료지원	· 선별진료소 보호장구 및 물품(손소독제, 소독제 등) 관리	간호부 교육행정팀
	· 메르스 업무지침, 안내포스터 등 제작	
	· 입원 시 환자 이송	총무팀
	· 음압컨테이너 환자 퇴실 시 소독, 의료폐기물 관리(격리의료폐기물)	
	· 선별진료소 공기 조화 관리	시설팀
행정지원	· 내원 환자 DUR 확인, 접수처 관리	원무팀 응급 수납
	· 내원 환자 예진실 관리	간호부 제외한 부서 직원

8 국민안심병원

국민안심병원 : 2015.6.16 ~ 12.23

내원객 제한

- 병원 출입구 제한 : 로비, 입원실 및 응급실 입구를 제외한 모든 출입구 통제
- 병원 내원객 관리
  - · 시작일 : 2015.6.03
  - · 열감지기(총 3대), 체온 측정, 마스크 배부 및 알코올 손소독제 비치
- 발열환자 발견 시
  - · 열감지기(37.5℃ 이상)에서 발견된 환자는 적외선 비접촉식 체온계로 재측정 후 방문 가능(외래환자의 경우 발열환자는 선별진료소에서 외래 진료 및 문진)
  - · 방명록 작성 후 일반 마스크 배부 후 방문 가능

면회객 방명록 작성

- 장소 : 로비 입구, 입원실 및 응급실 입구
- 일시
  - · 로비 입구, 2층 입원실 : 2015.6.16~12.23
  - · 응급실 : 2015.6.03~ 지속(국가방역체계 개편, 방문객 제한 권고)
- 입원환자 면회시간 통제
  - · 면회시간 : 오전 06:00 ~ 오후 10:00(이전 24시간 개방)
  - · 면회객 1인으로 제한('보호자 출입증' 배부)

· 면회객 발열 시 선별진료소 방문 권유

• 외래로비 및 입원실 입구 본원 직원 2인 상주 감시

· 인력 지원 : 인사팀 근무표 마련(2인 1조)

• 방명록 보관 : 총무팀

입원환자 및 방문객 관리

• 중환자실(보호자 면회시간)

· 보호자 체온 측정, 마스크 배부 및 알코올 손소독제 비치

· 발열 및 호흡기 증상 있는 보호자 출입 제한

• 정신과 폐쇄병동

· 환자 치료목적(정기적인)의 외출 및 면회객 제한 :
환자의 특성 상 문진에 어려움이 있어 증상 및 증후과 상관없이 제한

• 입원 수속 전 환자 관리

· 담당부서 : 원무팀

· 운영 : 입원 수속 전 체온 측정하여 발열환자(37.5℃ 이상) 발생 시
선별진료소 방문 후 입원 수속함

외래환자 관리

• 담당부서 : 원무팀

• 운영

· 예약된 환자 정보를 심평원 DUR(Drug Utilization Review)을 통해
메르스 발생 병원 경유, 중동 방문력 등을 확인 후 발열, 호흡기 증상
유무를 유선으로 확인(이때 마스크 착용, 손위생 철저 등의 주의사항 교육함)

· 결과를 감염관리팀으로 통보 : 감염관리팀 환자 정보 재검토 후
원무팀으로 결과 통보

국민안심병원 자율점검 실사

- 자율점검팀
  - · 팀장 : 감염내과 이지영 교수
  - · 팀원 : 김성열 간호부 교육행정팀장, 구부영 시설파트장(현재 시설팀장), 김재성 기획파트장, 한시현 감염관리팀 전문간호사
- 일시 : 2015.6.27
- 방법 : [자율점검보고서] 작성 후 대한병원협회 제출

9 메르스 확진 및 의심환자 진료 실적

확진환자(입원)

확진환자	입원환자	치료 완료	사망자	재원환자
인원(명)	5	4	1	108

확진환자 치료 경과

구분		8번 환자	33번 환자	45번 환자	92번 환자	119번 환자
입원일		2015.5.26	2015.6.01	2015.6.06	2015.6.09	2015.6.09
확진일		2015.5.29	2015.6.03	2015.6.04	2015.6.09	2015.6.10
본원 격리일		2015.5.26	2015.6.02	2015.6.06	2015.6.09	2015.6.10
격리해제일		2015.6.14	2015.6.14	-	2015.6.26	2015.7.06
퇴원일		2015.6.17	2015.6.14	2015.6.24	2015.6.26	2015.7.18
동반된 질병		폐렴	폐렴	폐렴	폐렴	폐렴
항바이러스 치료	시작일	2015.5.29	2015.6.02	2015.6.06	2015.6.09	2015.6.10
	종료일	2015.6.14	2015.6.14	2015.6.16	2015.6.19	2015.6.12
인터페론 치료	시작일	2015.5.29	2015.6.02	2015.6.06	2015.6.09	2015.6.10
	종료일	2015.6.06	2015.6.09	2015.6.13	2015.6.16	2015.6.10
회복기 혈청 치료일		-	-	-	-	2015.6.13
항생제 치료		유	유	유	유	유
에크모	삽입일	-	-	-	-	2015.6.12
	제거일	-	-	-	-	2015.6.18
인공호흡기	삽입일	-	-	2015.6.15	-	2015.6.11
	제거일	-	-	2015.6.24	-	2015.6.24
기관지내시경 시술일		-	-	2015.6.17 2015.6.20	-	2015.6.16 2015.6.20

* 45번 확진환자 : 건양대학교병원에서 메르스 확진 및 치료 중 본원으로 이송

의심환자

	12병동	1인실	중환자실	외상중환자실	총 합
입원환자수	80	112	32	21	245
재원환자수	276	349	87	63	775

선별진료소 방문 환자(총 1,055명)

	6.03 ~07	6.08 ~14	6.15 ~21	6.22 ~28	6.29 ~07.05	7.06 ~12	7.13 ~19	7.20 ~26	7.26 ~28
인원	136	264	247	184	110	87	20	6	1

메르스 PCR 검사

의뢰기관	기 간	건 수
질병관리본부	5.20 ~ 7.06	103
외주검사실(서울의과학연구원)	6.04 ~ 7.06	811
본원 진단검사의학과	7.06 ~ 7.31	33
총 합		947

* 검사결과 통보 : 간호부 교육행정실

(환자 및 보호자에게 유선으로 메르스 관련 주의사항 및 결과 설명)

10 역학조사(메르스 확진환자 2회 경유)

33번 환자 경유

- 접촉력 : 2015년 5월 15일경, 평택성모병원 친구 어머니(11번 확진환자) 병문안
- 본원 내원 경과 : 5월 21일 근육통, 발열 증상 있어 타병원에서 진료받았으나, 증상 호전없고 폐렴증상이 발생하여 6월 1일 본원 응급실 통해 22병동(2203호, 4인실)로 입원함
- 선조치사항 : 2015.6.02
  - · 병원 전체 환기 시스템 변환 : 전외기 공조
  - · 선제 음압격리실 : 6월 2일 오전 9시, 확진 전 접촉력 확인되어 감염관리팀으로 통보해 즉시 전실
  - · 환자 이동경로 및 접촉자 조사(감염관리팀, 응급실, 22병동)
  - · 개인보호구 착용 조사 : 환자 및 보호자(응급실 : 음압격리실, 마스크 착용), 직원(마스크 착용 및 손위생 확인)
  - · 응급실, 22병동 방역 : 총무팀, 22병동, 응급실 등의 직원이 소독제(락스, 셀파세이프, 클리넬)를 이용하여 환기구, 벽, 천장, 침대 등을 소독
- 확진일 : 2015.6.03
- 확진 이후 조치사항
  - · 환자 항바이러스 등의 치료 시작
  - · 자가 격리 의료진 및 시설격리 환자 교육, 14일간 증상 여부 감시
  - · 실습 중단 : 관련 부서와 논의 후 결정

• 중앙역학조사 결과
  · 조사일 : 2015.6.03~6.04
  · 병원폐쇄(응급실, 22병동) 명령 없음(환기, 개인보호구 착용 및 손위생 철저, 환자 조기발견으로 인한 환자 이동 경로가 짧아 접촉자 많지 않음)
  · 접촉자 : 총 107명(자가격리 35명, 능동감시 72명)
  · 자가격리(35명) : 의료진(15명), 환자(7명), 보호자(12명), 단국대학교 의과대학 실습생(1명)
  · 능동감시(72명) : 의료진(31명), 환자(36명), 급식 배식원(1명), 실습학생(4명)
• 메르스 노출기간 종료일 : 2015.6.16

119번 환자 경유

• 접촉력 : 2015.5.26~5.28 사우디아라비아를 방문한 친구 (메르스 유전자검사 음성)와 만난 후 5월 31일부터 발열과 경한 복통이 지속되어, 아산시보건소로 연락하여 메르스 PCR 검사 실시함. 1차 검사에서 양성으로 나와 서울의료원에서 입원치료 중 2차 검사에서 음성(2회)으로 판정되어 격리해제됨(2015.6.02~6.03) 이후 발열, 호흡기 증상이 지속되어 아산충무병원에서 폐렴치료 받음 (2015.6.5~6.09). 메르스 확진환자와의 접촉력 없음
• 본원 내원 경과 : 6월 9일 폐렴증상 악화되어 메르스 유전자 검사결과 (2회 음성) 소견서와 함께 선별진료소, 호흡기내과, 응급실을 통해 5502호(1인실)로 입원함
• 선조치사항 : 2015.6.09
  · 발열, 폐렴(호흡기증상 환자) 환자 선제 1인실 격리
  · 환자 조기 발견 : 내과 전공의(류성혁)가 메르스 유전자 결과(2회 음성) 및 메르스 노출력과 상관없이 적극적인 문진으로 중증 폐렴 진단 후

감염관리팀으로 통보

· 적극적인 메르스 유전자 검사로 검체 획득 및 의뢰 (외주검사실 의뢰 마감 시간 오후 4시) : 오후 6시 30분에 내과 전공의가 구강인두 채취 후 진단검사의학과에서 외주검사실로 검체 직접 이송

· 환자 이동경로 및 접촉자 조사(감염관리팀, 응급실, 호흡기내과, 55병동)

· 개인보호구 착용 조사 : 환자 및 보호자(응급실 : 음압격리실, 마스크 착용), 직원(마스크 착용 및 손위생 확인)

· 응급실, 55병동, 호흡기내과 외래 등 방역 : 총무팀, 55병동, 응급실 등의 직원이 소독제(락스, 셀파세이프, 클리넬)을 이용하여 환기구, 벽, 천장, 침대 등을 소독

- 확진일 : 2015.6.10
- 확진 이후 조치사항

  · 음압격리실로 전실 후 항바이러스 등의 치료 시작 : 환자(5층 계단을 이용하여 1층으로 입원)

  · 능동감시 의료진 교육, 14일간 증상 여부 감시

- 중앙역학조사 결과

  · 조사일 : 2015.6.10

  · 병원 일부(응급실, 호흡기내과, 5502호) 10시간 폐쇄(환자 역학조사 결과 통보)

  · 개인보호구 착용 및 손위생 철저, 환자 조기발견, 폐렴환자 선제1인실 격리 등으로 노출범위 좁음

  · 접촉자 : 총 44명(자가격리 0명, 능동감시 44명)

  · 능동감시(44명) : 의료진(33명), 환자(8명), 보안요원 및 미화요원(3명)

- 메르스 노출기간 종료일 : 2015.6.24

문진표(병동용)

호실 : 이름 : 성별/나이 :	열 또는 호흡기증상 자가문진표 □ 환자 □ 보호자

※ 문진표를 작성하여 간호사실에 제출하여 주십시오.

1. 다음 중 해당되는 호흡기(메르스) 증상에 표시하세요.

1) 증상 발생일 : 2015년 월 일

2) 증상 □ 37.5° 이상 열 (해열제 복용 여부 : □ 예 □ 아니오)

□ 기침 □ 가래 □ 호흡곤란 □ 두통 □ 근육통 □ 오심/구토/설사 □ 기타

2. 현 거주 지역 : 직장 지역 :

3. 가족, 직장동료, 그 밖에 밀접한 접촉을 하는 사람 중 메르스 확진, 의심환자 또는 질병관리본부 접촉 관리대상자 여부

□ 아니오 □ 예 [본인과의 관계 : 접촉 기간 :]

4. 5월 15일부터 현재까지 다른 병원을 방문한 경험 여부

□ 없음 □ 있음

병원방문 경험이 있는 경우

1) 방문장소 : □ 응급실 □ 입원 □ 외래진료 □ 병문안 □ 기타

2) 방문병원 및 일시

방문 병원	메르스 노출 기간	메르스 노출 이외 기간	비고
□ 평택성모병원	5.15 ~ 5.29		
□ 평택굿모닝병원	5.22 ~ 6.01		
□ 삼성서울병원	5.27 ~ 5.29		
□ 대청병원	5.22 ~ 5.31		
□ 건양대병원	5.28 ~ 5.30		
□ 동탄한림대병원	5.25 ~ 6.02		
□ 아산충무병원	6.05 ~ 6.09		
□ 평택박애병원			
□ 기타 병원			

5. 증상 발생 2주 이내 중동 및 해외여행 경험

□ 아니오 □ 예 (여행국 : 일시 :)

본원에서는 환자와 보호자의 안전을 위하여 입원환자의 보호자를 1인으로 제한하고 있습니다. 보호자 1인에게는 출입증을 발급하여 관리하게 되며, 또한 보호자를 바꾸고자 할 경우에는 간호사실로 알려주시기 바랍니다. 환자분의 빠른 쾌유를 위해 최선을 다하겠습니다.

본 병원에서 보호자 1인으로 제한하는 제도에 대해 필요하다고 생각하십니까?

1) 예 ________ 2) 아니오 ________ 3) 기타 ________

※ 상기 문진에 대한 대답은 모두 진실이며, 만약 거짓으로 대답하여 향후 메르스 감염과 관련된 문제 발생시 모든 책임은 본인이 질 것을 약속합니다.

이름 : ______________ (환자와의 관계 :) 서명 : ______________

문진표 (입원환자용)

호실 :	입원일 : 2015. . .	열 또는 호흡기증상 자가문진표
이름 :	작성일 : 2015. . .	입원환자용
성별/나이 :		

※ 문진표를 작성하여 간호사실에 제출하여 주십시오.

1. 다음 중 귀하에게 해당되는 호흡기(메르스) 증상이 있습니까?

□ 없음 □ 있음

1) 증상 □ 37.5° 이상 열 (해열제 복용 여부 : □ 예 □ 아니오)
□ 기침 □ 가래 □ 호흡곤란 □ 두통 □ 근육통 □ 오심/구토/설사
□ 기타(기록)

2) 증상 발생일 : 2015년 월 일

2. 2015년 6월부터 현재까지 다른 병원을 방문한 경험이 있습니까?

□ 없음 □ 있음

병원방문 경험이 있는 경우 기록

방문한 병원	방문일시(또는 입원기간)	방문장소
	2015. 월 일 ~ 월 일	□응급실 □입원 □외래진료 □병문안 □기타
	2015. 월 일 ~ 월 일	□응급실 □입원 □외래진료 □병문안 □기타
	2015. 월 일 ~ 월 일	□응급실 □입원 □외래진료 □병문안 □기타

3. 2015년 6월부터 현재까지 [삼성서울병원]을 방문한 경험이 있습니까?

□ 없음 □ 있음

삼성서울병원 최종 방문일

방문한 병원	방문일시(또는 입원기간)	방문장소
삼성서울병원	2015. 월 일 ~ 월 일	□응급실 □입원 □외래진료 □병문안 □기타

4. 최근 1개월 이내에 해외여행 경험이 있습니까?

□ 없음 □ 있음 (여행국 : 일시 :)

※ 환자의 안전을 위하여 호흡기 증상(열, 기침, 가래 등)이 있는 보호자께서는 병원출입을 자제하여 주시기 바랍니다.

※ 귀하의 빠른 쾌유를 위해 최선을 다하겠습니다.

발열 외래기록지

등록번호		발열 외래기록
성명		
성별/나이		
생년월일		

진료정보 :
V / S :
통증 :
외부자료 :

---

1. 연락처 (전화번호 / H.P.) :

2. 주호소 :

Onset)

3. 내원경위

접촉력 : □ 해외 방문 경력(중동지역)　□ 추정 또는 확진환자와의 접촉
거주지역 : □ 오산　□ 수원　□ 평택　□ 기타 :
□ 5월 이후 방문 의료기관 :
□ 기타 :

4. 고위험군 분류 및 과거력

1) □ 아니오
2) □ 예(단순 고혈압 환자는 고위험군이 아님)
□ 65세 이상　□ 소아
□ 만성질환자 : 만성기관지염, 폐기종, 기관지확장증, 진폐증, 기관지폐이형성증, 천식 등
□ 당뇨 : 인슐린이나 경구혈당강하제를 필요로 하는 당뇨병
□ 신장질환 : 신증후군, 만선신부전증, 신장이식환자 등
□ 심장질환
□ 만성간질환 : 간경변 등
□ 악성종양
□ 면역기능저하자 : 무비장증, 비장기능 이상, HIV 감염자, 화학요법치료로 면역저하, 스테로이드 등 면역억제제 한 달 이상 복용, 기타 면역억제제 치료자
□ 임신부
Op.Hx : -

5. 계통문진

1) 급성 열성 호흡기 증상
□ 발열(37.5° 이상)(방문시 체온　°)
호흡기 증상(□ 기침　□ 호흡곤란　□ 콧물　□ 흉통　□ 인후통　□ 기타 :　)
※12시간 이내 해열 성분 약을 복용한 경우는 현재 체온이 37.5° 미만이라도 '발열'로 인정
2) 그 외 증상　□ 두통　□ 오한　□ 설사　□ 복통　□ 근육통　□ 기타 (　)

6. 신체조사　□ N-S

7. 추정진단(Impression)

8. 계획(Plan)

1) □ PCR 검사
2) 판단
□ 자택격리　□ 격리입원　□ 귀가

단국대학교병원 DANKOOK UNIVERSITY HOSPITAL	단국대학교병원은 인간중심의 진료, 연구, 교육을 통하여 건강한 삶에 공헌한다	깨끗한 손 환자와 함께 감염관리팀

환자 발생 시 물품 CHECK LIST

	물품	확인	비고
개인보호구	전신보호복(방수용, Level C/D)		
	N95 마스크		
	안면보호구(오토스)		
	에이프런(방수용)		
	속장갑, 겉장갑		
	겉덧신		
	방역용 테이프		
전동식 호흡장비	전동식호흡장치(세트) : 충전 여부, 기능 확인		
	전동식마스크 필터 : 기능확인		
환자 린넨	환자 환의 및 홑이불		
	일회용 침상방수 커버, 베개커버		
진료물품	환자 모니터 연결 케이블 등		
	angio-needle, 주사기, 바늘, 토니켓, 반창고 등		
	무선 청진기, 알코올솜, 거즈 등		
	검체 bottle, 일회용 suction, 일회용 산소통		
소독제	락스 원액		
	알코올손소독제(purell) : Automatic dispenser 포함		
	클리넬 또는 셀파세이프		
	70% 알코올(또는 에탄올)		
	일회용 와이퍼(청소용 타월)		
기타	수술복, 머리핀, 고무줄 등		
	비소독 장갑		
	발판		
	수건(샤워용)		
	격리 의료폐기물 상자		
	사무용품(종이, 볼펜 등)		

일시 : 부서장 :

DKU 단국대학교병원 DANKOOK UNIVERSITY HOSPITAL	단국대학교병원은 인간중심의 진료, 연구, 교육을 통하여 건강한 삶에 공헌한다	깨끗한 손 환자와 함께 감염관리팀

음압격리병동 구역별 준비물품 CHECK LIST

물품		확인	비고
13병동 음압병실 복도 전실	전신보호복(방수용, Level C/D), 가위		
	N95 마스크, 보안면		
	필요 시 에이프런(방수용)		
	속장갑, 겉장갑		
	겉덧신		
	방역용 테이프		
	전동식 호흡장치(세트, 후드 포함) : 충전 여부, 기능 확인		
	알코올 손소독제		
	의료폐기물상자		
13병동 복도	사용 후 소독된 보안면, 전동식 호흡장치 본체 등		
	알코올 손소독제(Auto dispensor)		
	클리넬 또는 셀파세이프		
	의료장비 등		
	펜, 사무용품 등		
병실전실	검체용기, 진료물품, 사용 후 소독한 의료장비 등		
	장갑, 긴 가운(VRE 가운)		
	클리넬 또는 셀파세이프		
	격리의료폐기물 박스		
탈의실	의복(수건 등)		
	알코올 손소독제(Auto dispensor)		
	격리의료폐기물 박스		
	클리넬 또는 셀파세이프		
	장갑, 소독 발판		
세면대	종이타월		
	손소독제(또는 물비누)		
	격리의료폐기물 박스		
	샤워실 용품(의복, 수건 등)		

일시 :

부서장 :

DKU 단국대학교병원 DANKOOK UNIVERSITY HOSPITAL	단국대학교병원은 인간중심의 진료, 연구, 교육을 통하여 건강한 삶에 공헌한다	깨끗한 손 환자와 함께 감염관리팀

개인보호구 착용 CHECK LIST

일시 : 년 월 일, 시 분(AM/PM) 착용자 :

착용 전 점검사항

1. PAPR 본체에 필터와 연결 튜브가 단단히 고정되어 있는지 확인
2. 배터리가 완전히 충전되어 충전기에 '연두색' 불이 들어오는지 확인
3. 본체 전원을 눌러 작동이 되는지 확인
4. 장소 : 지정된 장소(13병동 복도 전실 등)

순서	착용단계	시행
1	개인 악세서리, 수분을 보충하고 화장실 다녀온다.	
2	손위생(알코올 손소독제 등) 실시한다.	
3	개인보호구 파손 여부 확인한다.	
4	보호복 착용 : 지퍼는 중간까지 올린다.	
5	덧신 착용 : 보호복 위로 덮이도록 착용하고 끈을 묶는다.	
6	손위생을 실시한다.	
7	N95 마스크 착용 : 코와 턱을 완전히 감싼 다음 윗고무줄은 머리 위로, 아랫고무줄은 목 뒤로 고정하고 마스크 코 부분을 눌러 밀착한다.	
8	N95 마스크 fitting test : 양손을 마스크 주변으로 대고 '훅'하고 불어서 공기가 새는지 확인한다.	
9	고글 착용 : 보안면, PAPR 착용 시 생략한다.	
10	보호복의 모자를 덮어씀 : 머리카락이 나오지 않도록 한다.	
11	보호복 지퍼를 턱밑까지 완전히 올리고, 보호복 테이프를 제거하여 지퍼 위로 밀착한다.	
12	속장갑 착용 : 보호복 손가락 고리에 손가락 하나(엄지나 중지)를 끼운다.	
13	겉장갑 착용 : 보호복의 소매가 덮이도록 착용(필요 시 장갑 위 테이핑, 탈의 시 쉽게 풀리도록 플립 형태로 마무리)한다.	
	2인 1조로 착용	
14	PAPR 본체의 착용 : 어깨끈의 길이를 조정한다.	
15	PAPR 후드 착용 : 헤어밴드의 조절와셔로 잠근다(눌러서 시계방향).	
16	PAPR 연결튜브를 후두에 연결 : 딸깍 소리가 나도록 고정하고 빠지지 않는지 확인한다.	
17	착용자의 안전(개인보호구 착용 상태, 시야 확보, 호흡상태, 움직임 등)을 확인한다.	
18	보호복과 PAPR 후두 사이를 테이핑한다.	

일시 : 부서장 :

DKU 단국대학교병원 DANKOOK UNIVERSITY HOSPITAL	단국대학교병원은 인간중심의 진료, 연구, 교육을 통하여 건강한 삶에 공헌한다	깨끗한 손 환자와 함께 감염관리팀

개인보호구 탈의 CHECK LIST - PAPR 탈의용

일시 :　　　년　　월　　일,　　시　　분(AM/PM)　　탈의자 :

탈의 전 점검사항

1. 체액, 혈액, 호흡기 분비물 등에 오염이나 개인보호구 파손 여부 확인
2. 매 탈의과정마다 손위생 또는 장갑 소독
3. 2인 1조 또는 관찰자는 N95 마스크, 보호복, 덧신, 보안면 착용
4. 장소 : 지정된 장소(13병동 탈의실 등)

순서	탈의단계	시행
1	개인보호구가 오염되었다면 소독제로 제거한다.	
2	덧신의 끈을 풀어놓는다.	
3	겉장갑을 알코올 손소독제로 소독하고 제거 : 테이프 폴립 부분을 잡고 천천히 제거하고, 장갑 안쪽이 겉으로 나오도록 말아서 벗는다(오른손으로 왼손 손바닥 부분을 잡아 겉장갑의 안쪽 부분이 바깥으로 나올 수 있도록 뒤집어서 탈의, 벗은 장갑을 오른손으로 잡고 왼쪽 손가락을 오른 쪽 장갑의 안쪽 부분에 넣어 뒤집어서 탈의)	
4	전신복과 후드 사이의 테이핑을 제거하고 속장갑 소독한다.	
5	PAPR 전원을 끄고 연결튜브와 후두를 분리한다.	
6	PAPR 벨트를 풀고 본체를 수집통에 넣는다.	
7	겉장갑을 소독하고 PAPR 후드 제거 : 헤어밴드 조절와셔를 풀고(눌러서 시계 반대방향), 머리를 숙이고 눈을 감고 머리 위로 뒤쪽 부위를 잡고 앞으로 당기듯 천천히 벗는다. ※후드 : 오염이나 파손 시 격리의료폐기물 폐기, 멸균 시 수집통으로	
8	속장갑을 소독한다.	
9	보호복 모자를 벗고 장갑을 소독한다.	
10	노출된 신체부위(특히 목, 턱)에 닿지 않도록 지퍼를 풀고 안쪽으로 바깥쪽으로 뒤집어서 소매를 벗은 다음 덧신과 함께 말아서 하의를 벗어 폐기 : 덧신 벗을 때 넘어지지 않도록 주의한다. 이때 관찰자가 도와주거나 말로 설명한다.	
11	속장갑을 소독하고 제거 : 겉장갑 탈의 방법과 동일하게 장갑 안쪽이 겉으로 나오도록 한다.	
12	고글과 N95 마스크를 제거 : 이때 고글과 N95 마스크 끈을 잡고 머리를 숙이고 눈을 감고 벗는다.	
13	손위생을 하고 보호복 안 오염 여부를 확인한다.	
14	탈의실에서 나와서 세면대 또는 샤워실로 간다.	

일시 :　　　　　　　　　　　　부서장 :

단국대학교병원 DANKOOK UNIVERSITY HOSPITAL	단국대학교병원은 인간중심의 진료, 연구, 교육을 통하여 건강한 삶에 공헌한다	깨끗한 손 환자와 함께 감염관리팀

개인보호구 탈의 CHECK LIST

일시 : 년 월 일, 시 분(AM/PM) 탈의자 :

탈의 전 점검사항

1. 체액, 혈액, 호흡기 분비물 등에 오염이나 개인보호구 파손여부 확인
2. 매 탈의과정마다 손위생 또는 장갑 소독
3. 장소 : 지정된 장소(13병동 탈의실 등)

순서	탈의단계	시행
1	개인보호구가 오염되었다면 소독제로 제거한다.	
2	덧신의 끈을 풀어놓는다.	
3	겉장갑을 알코올 손소독제로 소독하고 제거 : 테이프 플립 부분을 잡고 천천히 제거하고, 장갑 안쪽이 겉으로 나오도록 말아서 벗는다(오른손으로 왼손 손바닥 부분을 잡아 겉장갑의 안쪽 부분이 바깥으로 나올 수 있도록 뒤집어서 탈의, 벗은 장갑을 오른손으로 잡고 왼쪽 손가락을 오른 쪽 장갑의 안쪽 부분에 넣어 뒤집어서 탈의)	
4	속장갑을 소독한다.	
5	보안면 제거 : 고글 대신 착용한 경우 보안면을 벗고 소독제로 닦고 수집통에 넣는다.	
6	속장갑을 소독한다.	
7	보호복 모자를 벗고 장갑을 소독한다.	
8	노출된 신체부위(특히 목, 턱)에 닿지 않도록 지퍼를 풀고 안쪽으로 바깥쪽으로 뒤집어서 소매를 벗은 다음 덧신과 함께 말아서 하의를 벗어 폐기 : 덧신 벗을 때 넘어지지 않도록 주의한다. 이때 관찰자가 도와주거나 말로 설명한다.	
9	속장갑을 소독하고 제거 : 겉장갑 탈의 방법과 동일하게 장갑 안쪽이 겉으로 나오도록 한다.	
10	고글과 N95 마스크를 제거 : 이때 고글과 N95 마스크 끈을 잡고 머리를 숙이고 눈을 감고 벗는다.	
11	손위생을 하고 보호복 안 오염 여부를 확인한다.	
12	탈의실에서 나와서 세면대 또는 샤워실로 간다.	

일시 : 부서장 :

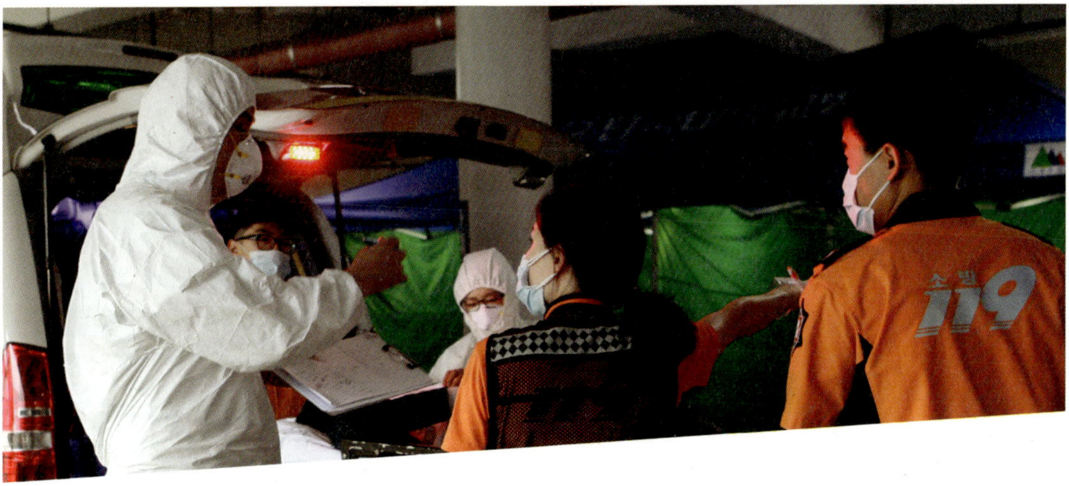

3부.

사진에 남겨진 메르스의 흔적

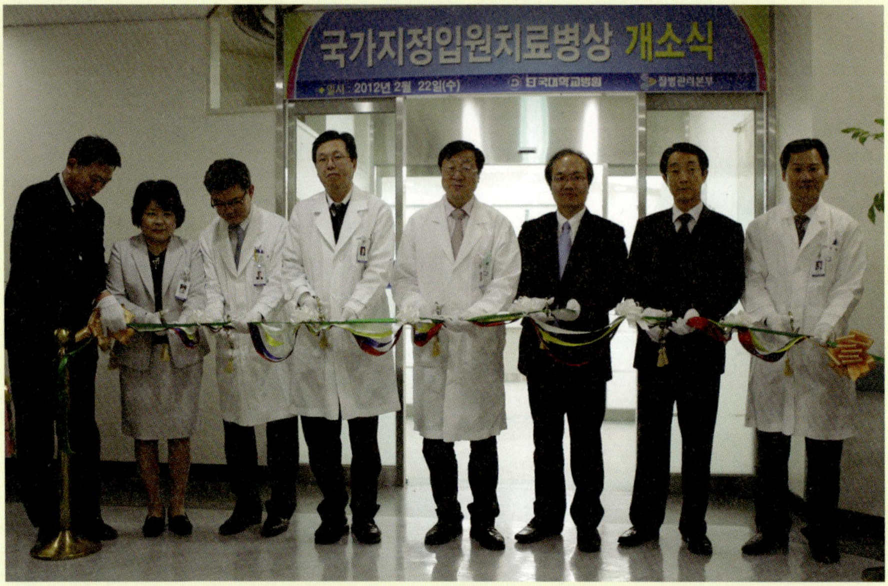

단국대학교병원은 충남지역에서 유일하게 국가지정입원치료병상을 운영하고 있다. 2012년 2월에 개소해 특수병상과 일반격리병상을 관리하며 꾸준히 시설을 보강해오다 2015년 5월 20일 국내 첫 메르스 환자가 발생하면서 음압병실 가동준비와 함께 기존 음압병실 입원 환자는 타 병동으로 이동시켰다.

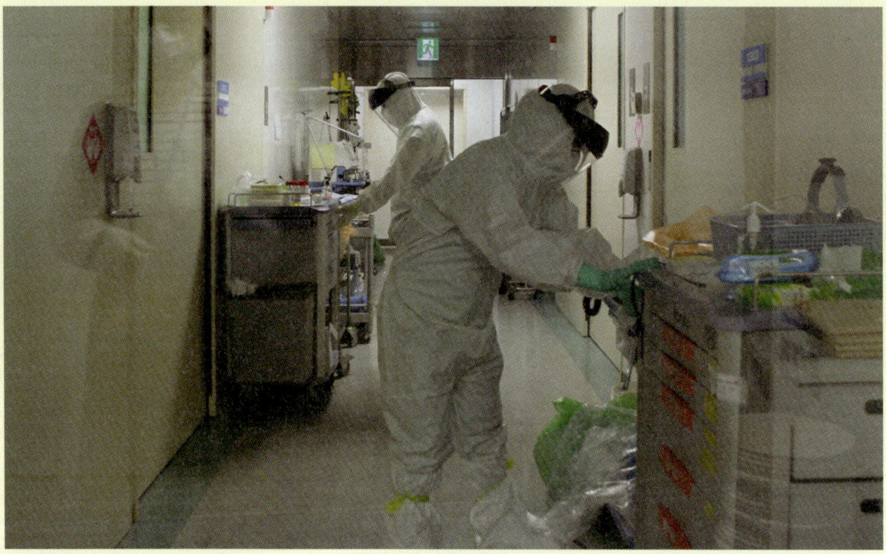

5명의 메르스 환자들이 치료받은 단국대학교병원 국가지정입원치료병상의 내부 모습이다.
국가지정입원치료병상은 공기를 통해 전파되는 질환의 치료를 위해 음압시설이 구비된 특수병상(5병상)과 전염성 질환의 치료를 위한 일반격리병상(30병상) 등 총 35병상의 규모를 갖추고 있다.

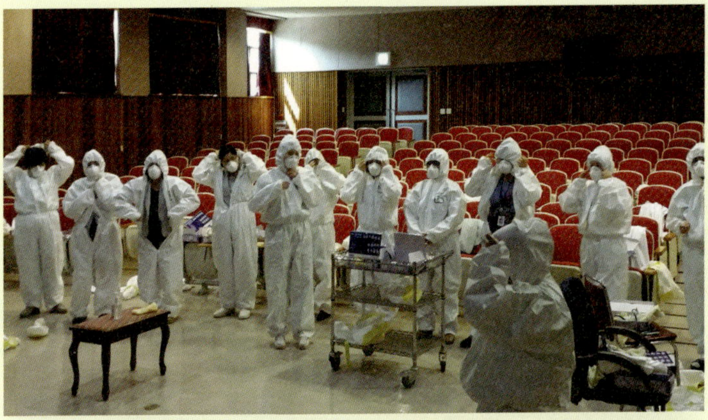

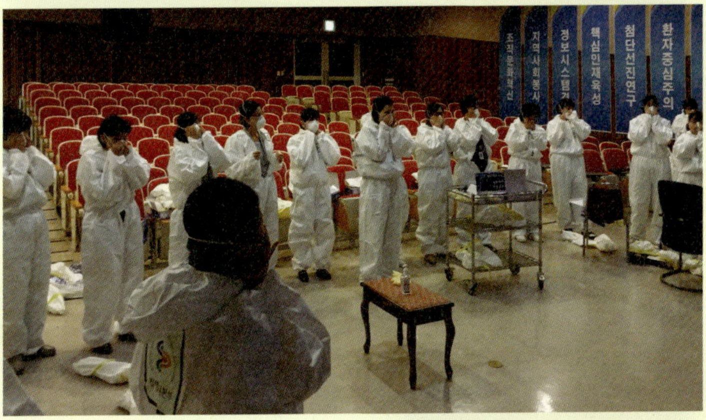

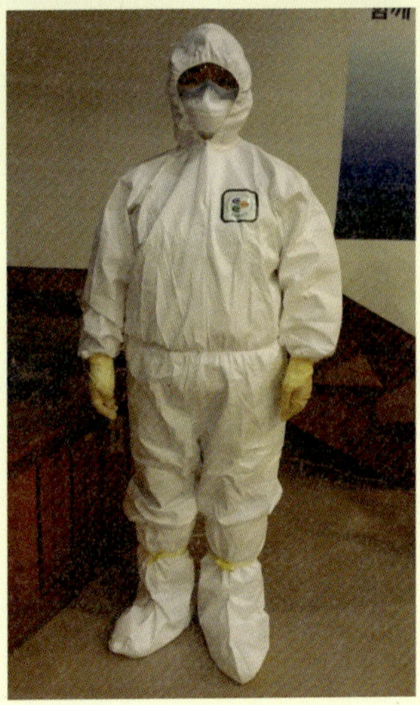

5월 30일, 늦은 시간에 책임간호사급 이상
간호관리자들이 강당에 모여
방호복 착 · 탈의 실습을 하고 있다.

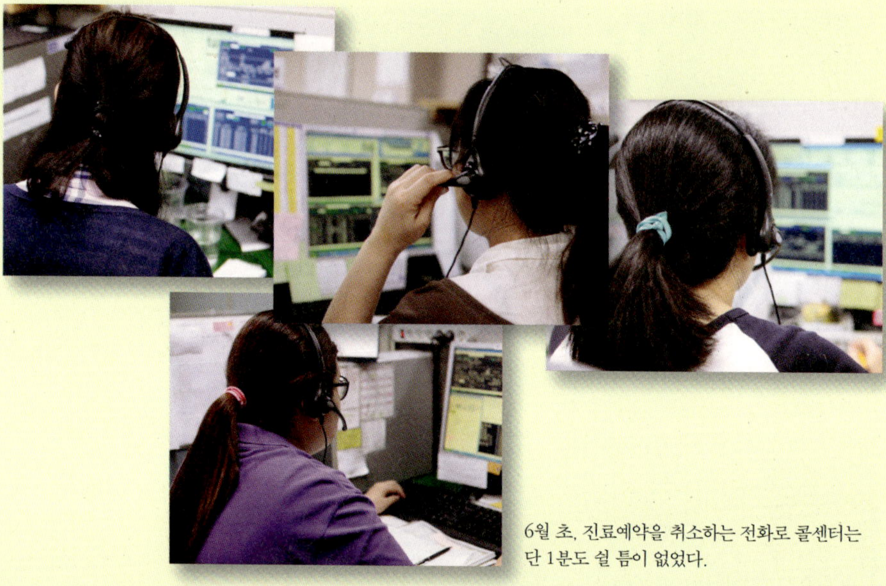

6월 초, 진료예약을 취소하는 전화로 콜센터는
단 1분도 쉴 틈이 없었다.

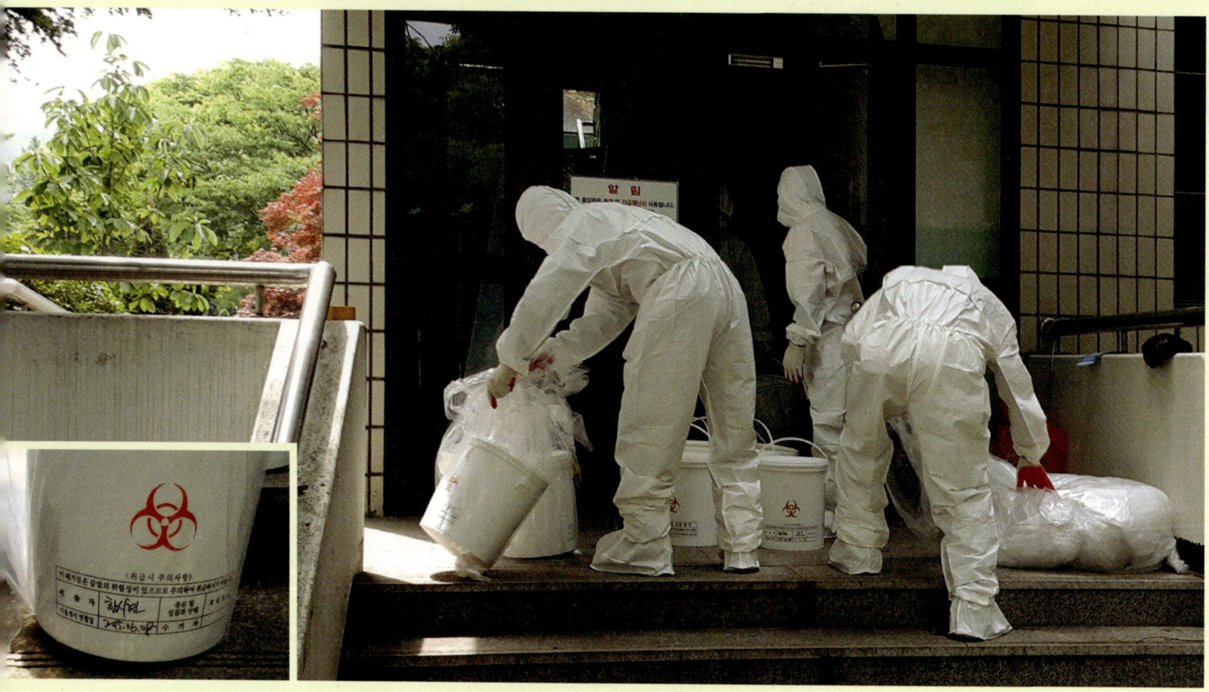

메르스 환자들이 사용한 의료격리폐기물통은 매일 같은 시간에 업체에서 방문해 소독 후 폐기물 처리업체로 보낸다.
메르스 환자들이 사용한 휴지 한 조각도 감염의 우려가 있어 외부로 나갈 수 없다.

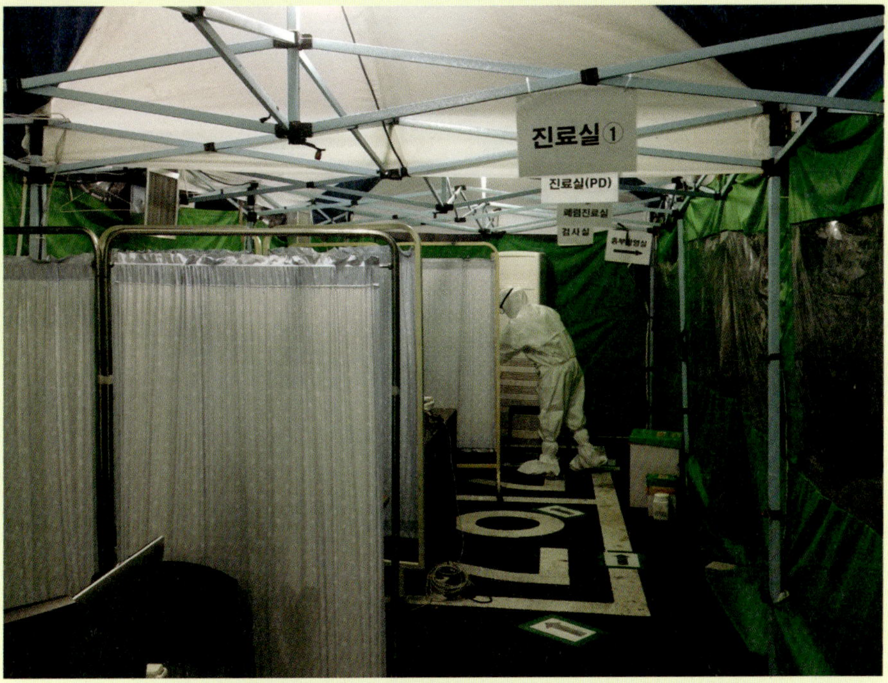

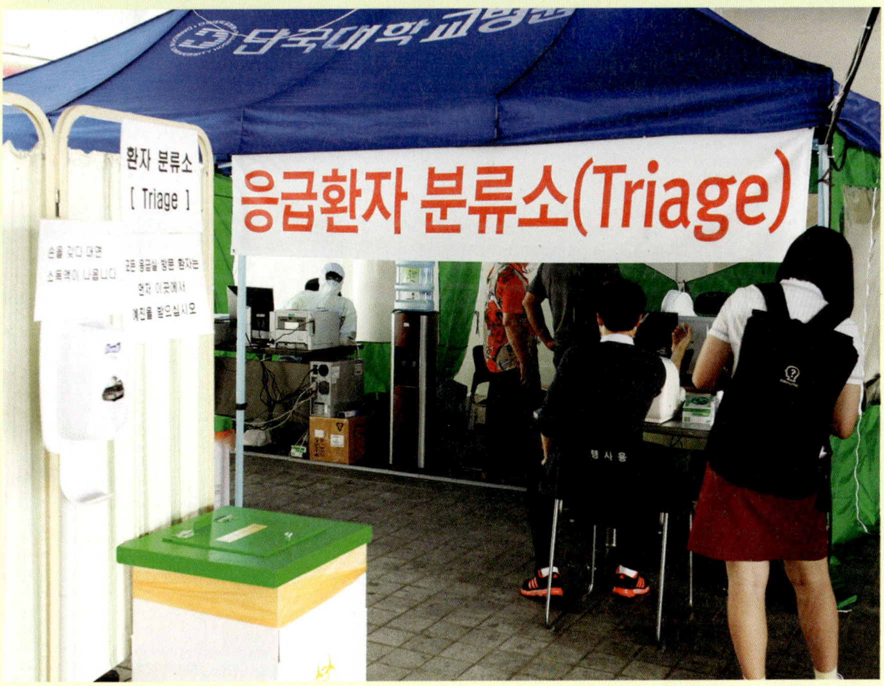

6월 2일, 1층 응급의료센터 앞 주차장에
환자분류소, 선별진료소 및 환자대기장소가 설치되었고 7월 29일까지 운영됐다.

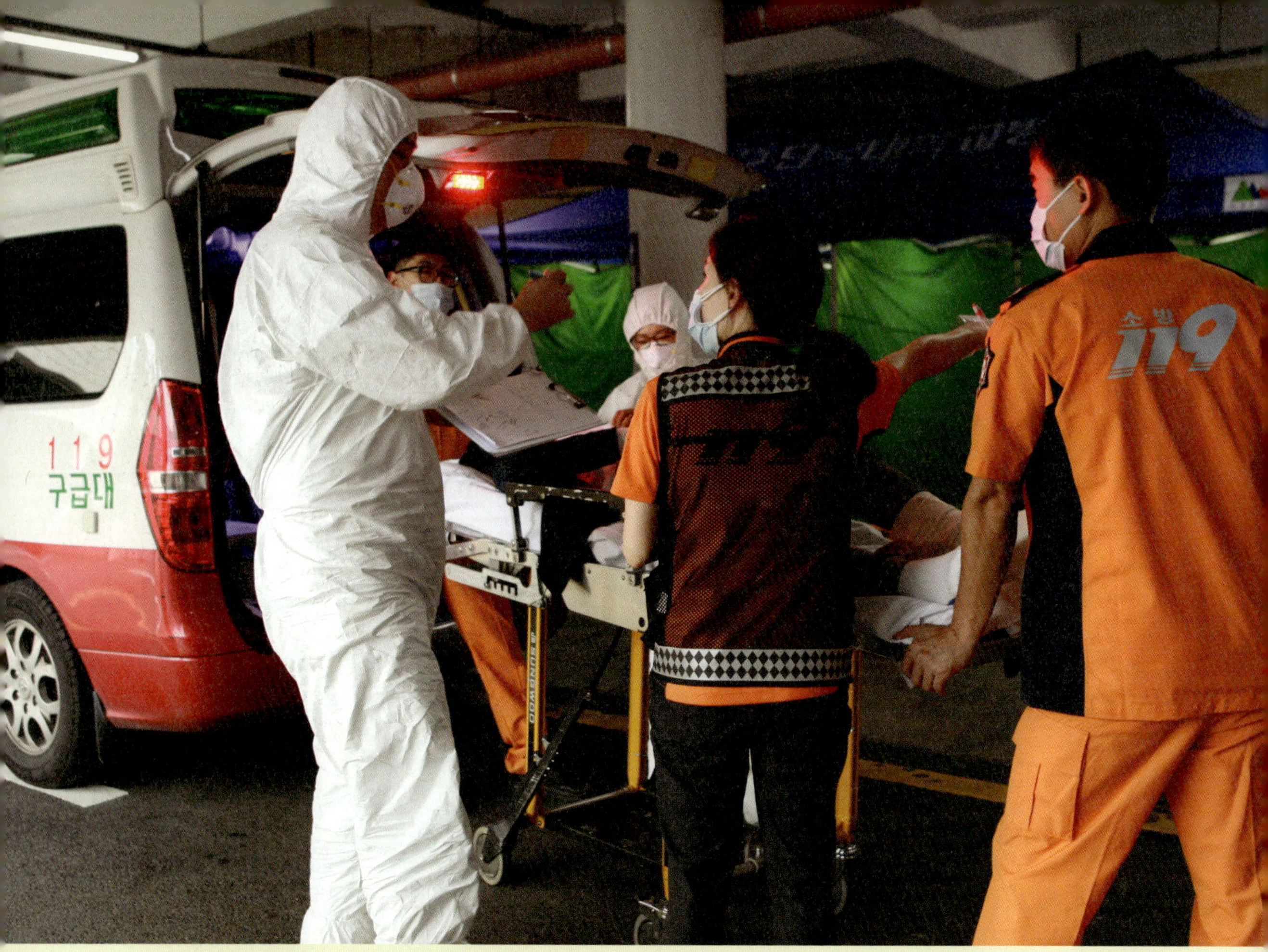

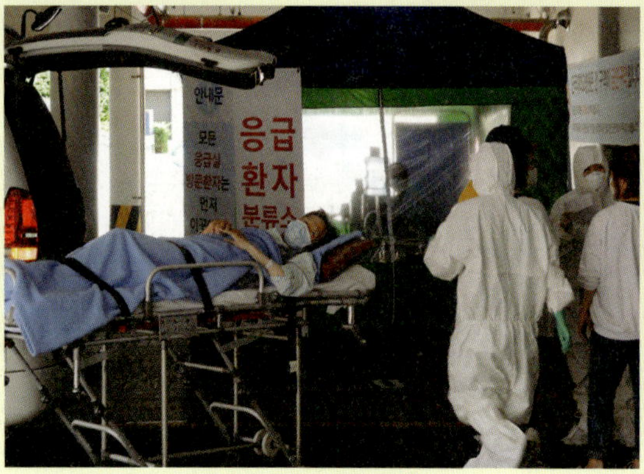

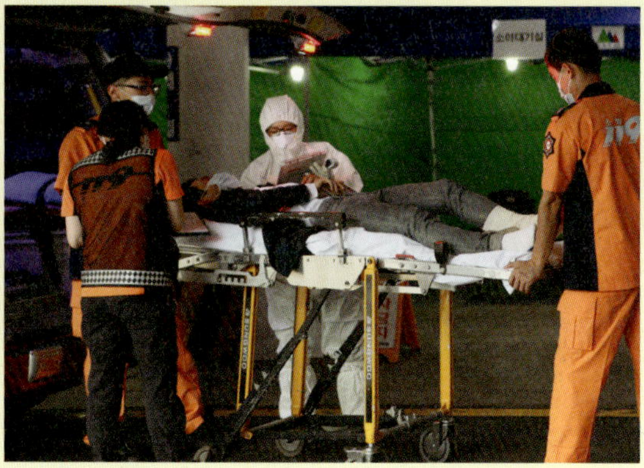

환자 및 내원객의 안전을 위하여 모든 응급실 방문 환자를 포함하여 발열(37.5°C 이상의 고열), 기침 · 가래 · 호흡곤란 등의 호흡기 증상, 오한 및 근육통이 있는 환자는 응급의료센터 입구에 마련된 환자분류소를 거쳐 선별진료소(이동형 음압관찰실)에서 진료를 받도록 했다.

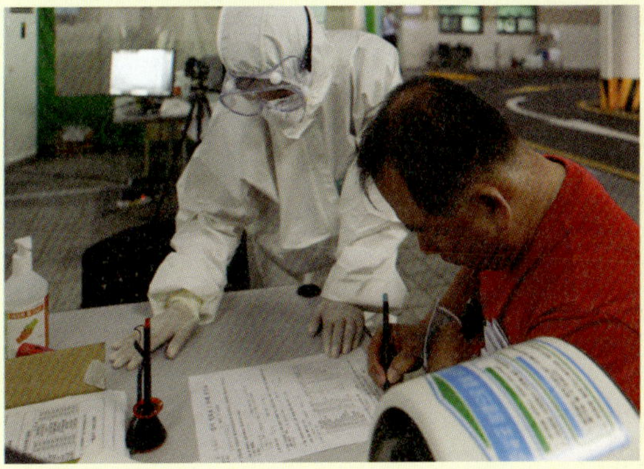

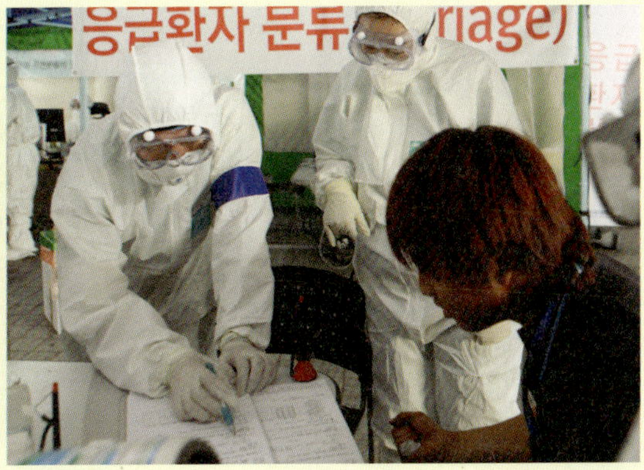

환자들이 선별진료소에서 직원의 안내를 받으며 외래문진표(84p. 참조)를 작성하고 있다.

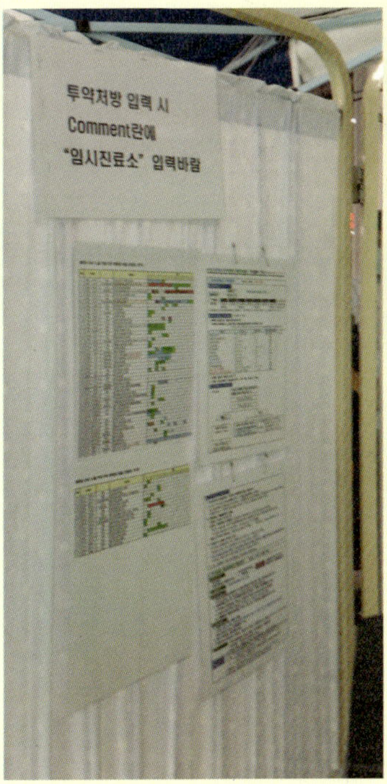

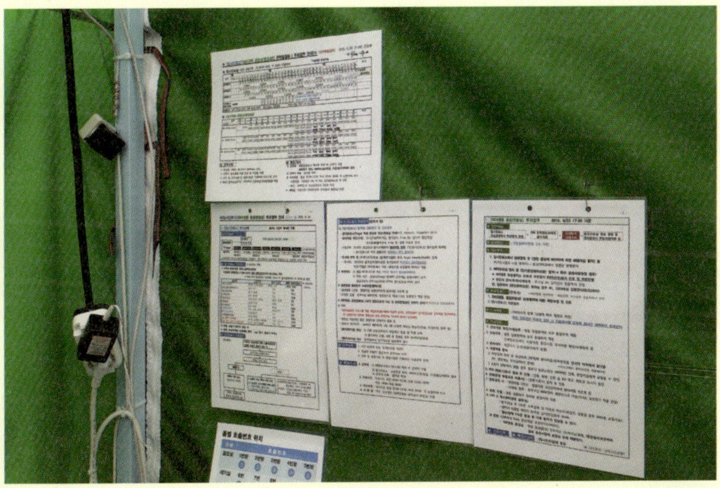

선별진료소에 부착되어 있는 업무지침으로
메르스 노출 · 경유 · 발생병원 명단, 환자 이동 동선, 진료대상 환자 및
진료절차, 근무수칙, 복장 등에 대한 내용이 수록되어 있다.

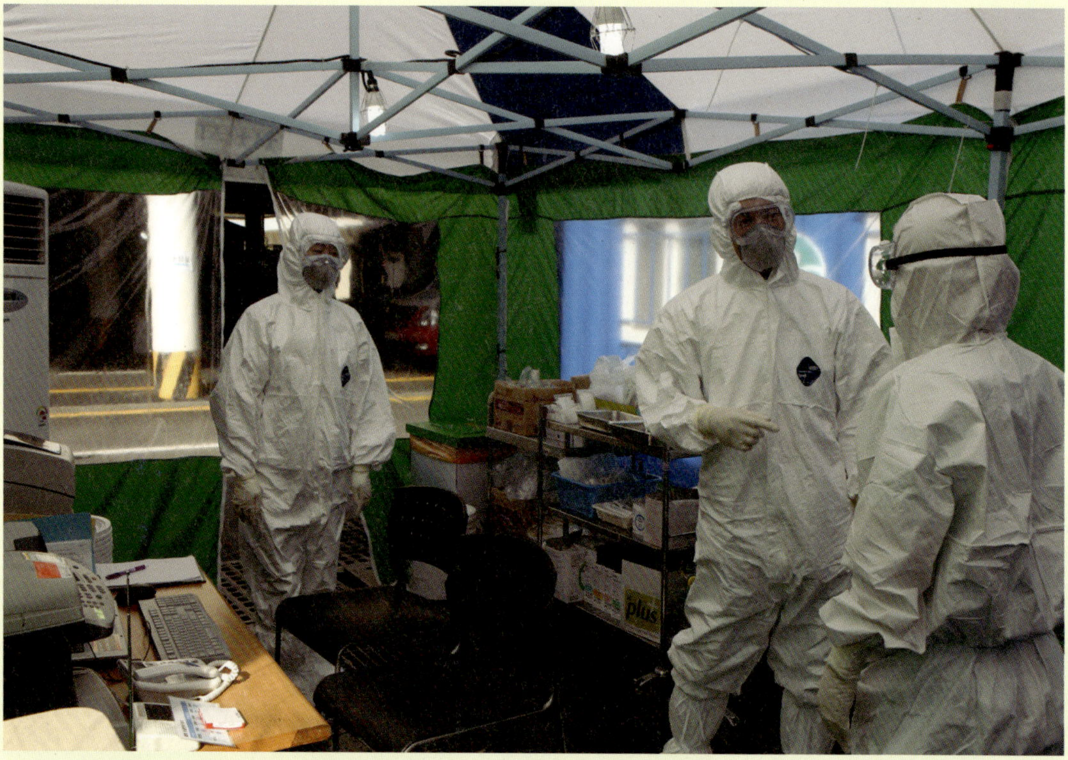

메르스 의심환자가 언제 올 지 모르는 예측 불가능한 상황에서 개인보호구 Level D(70p. 참조)를 착용하고 중무장한 의료진의 모습에서 긴장감이 느껴진다.

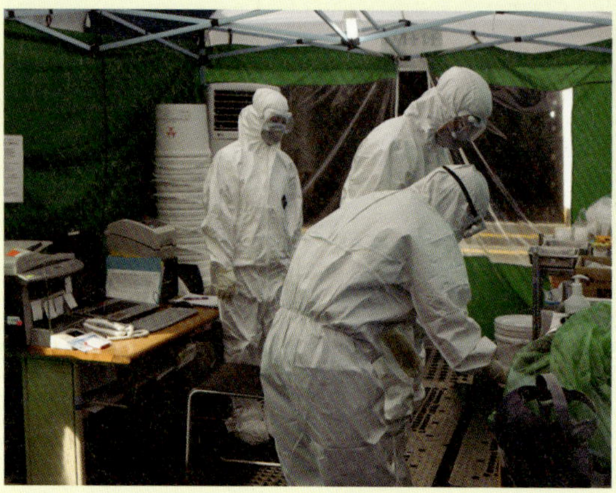

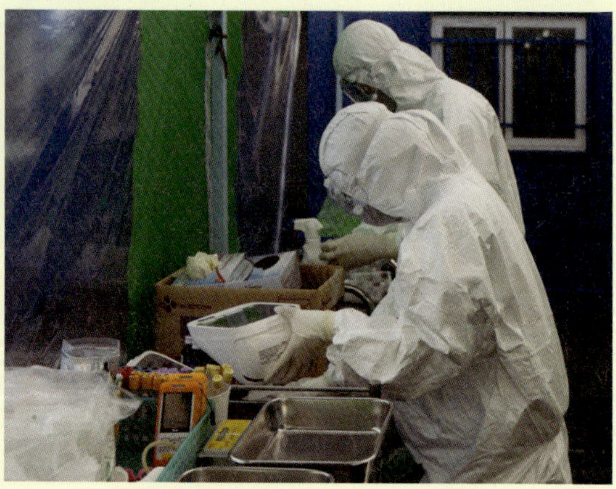

메르스 의심환자들이 사용한 물품들을 폐기처리하고 환경소독 중인 의료진들. 보호복, 덧신, 고글, N95 마스크, 장갑 등 개인보호구 Level D를 착용해 온 몸이 땀으로 얼룩지고 탈수증상까지 나타났으나 눈빛만으로 의견을 교환할 정도로 손발이 척척 맞는다.

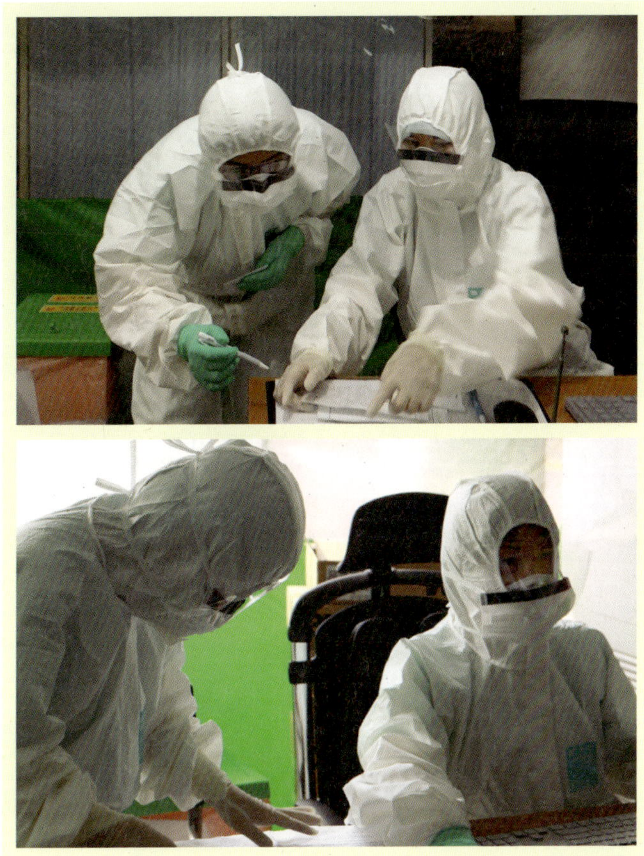

선별진료소(예진실)에서 근무 중인 의료진들

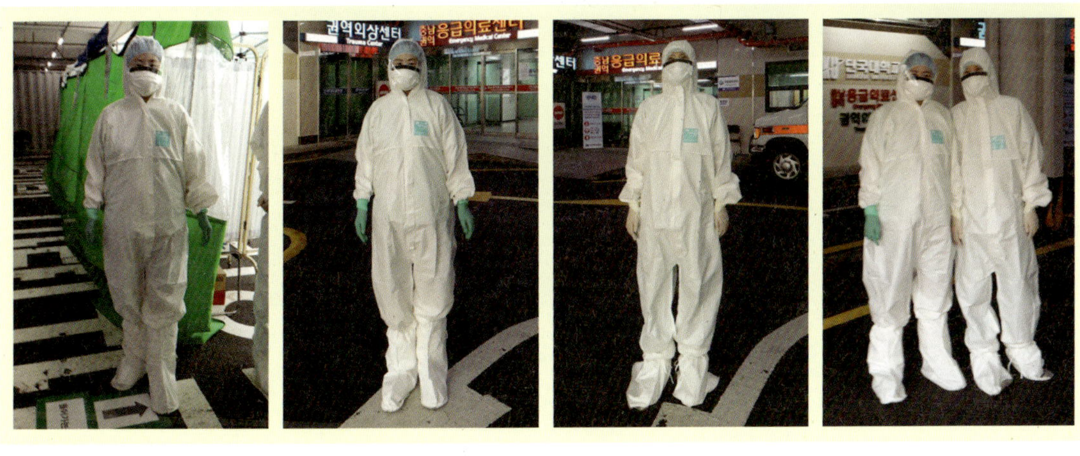

선별진료소에서 개인보호구 Level D를 착용하고 있는 의료진들

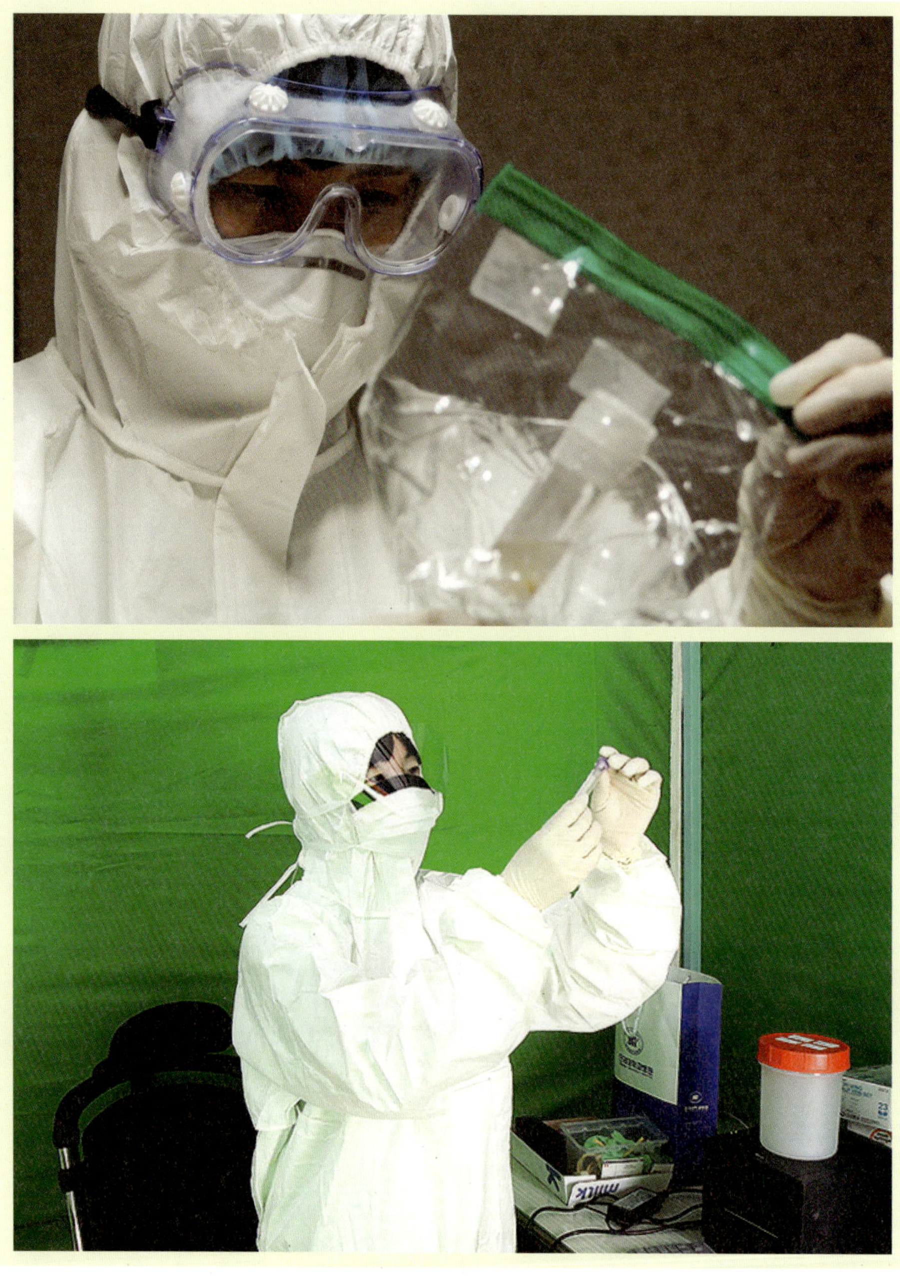

선별진료소에서 메르스 의심환자의 검체를 확인하고 있는 진단검사의학과 직원들

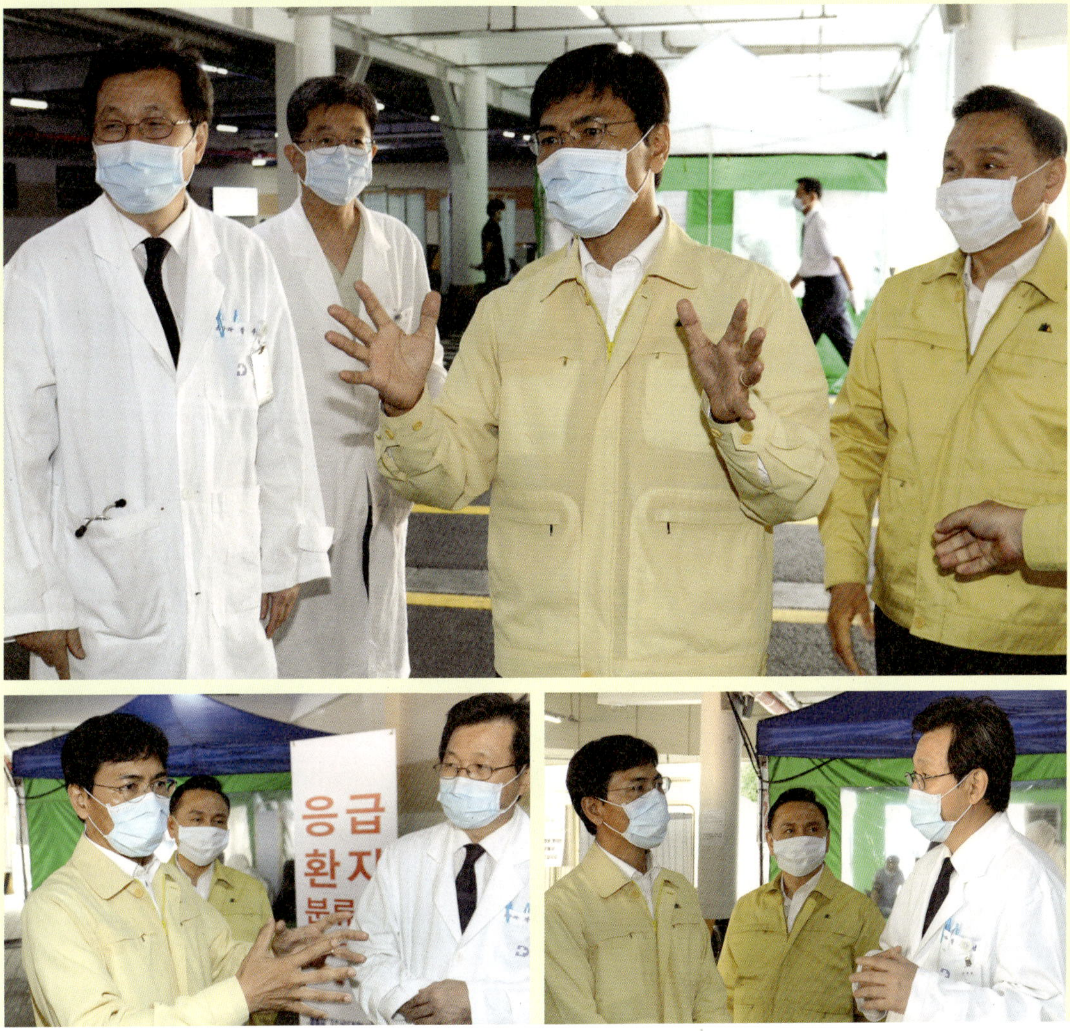

6월 8일, 충청남도 메르스 관리대책본부장인 안희정 충청남도지사(첫번째 사진, 왼쪽에서 세번째)가 단국대학교병원을 방문해 구본영 천안시장(첫번째 사진, 맨 오른쪽)과 박우성 병원장을 만나 메르스 검사 및 진료 현장을 살폈다.

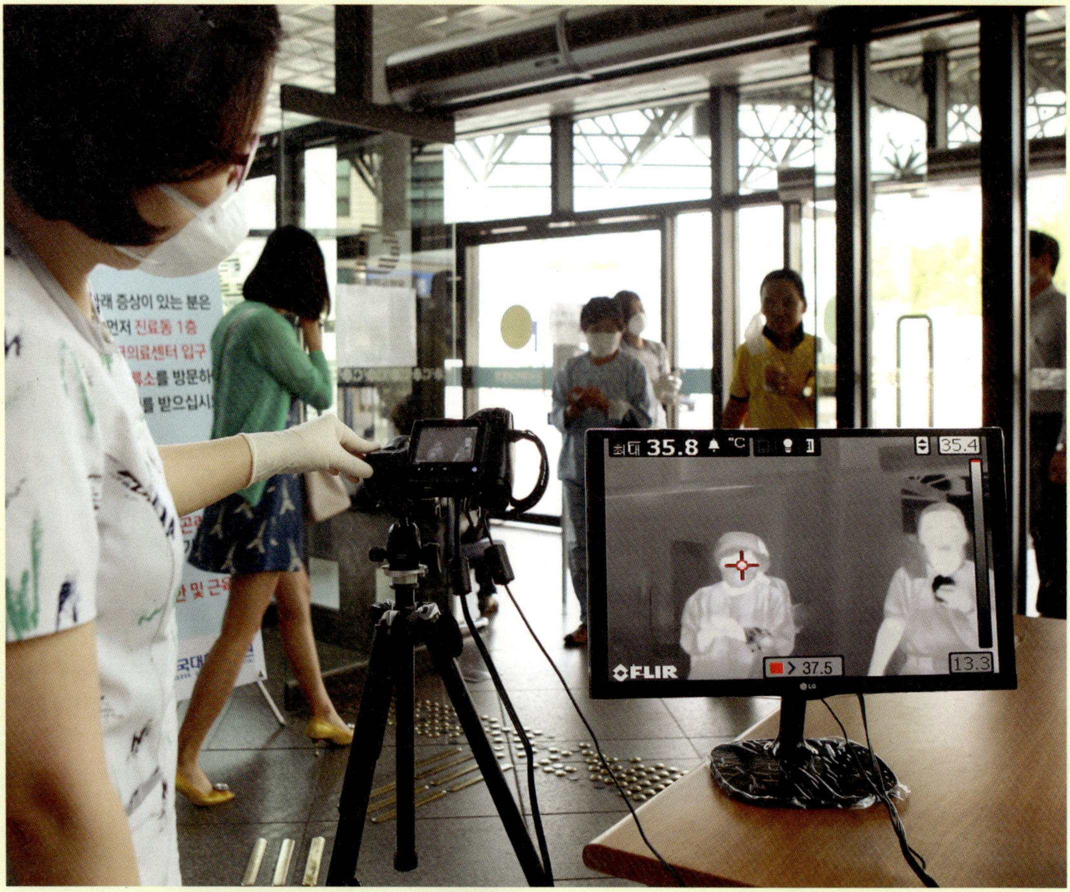

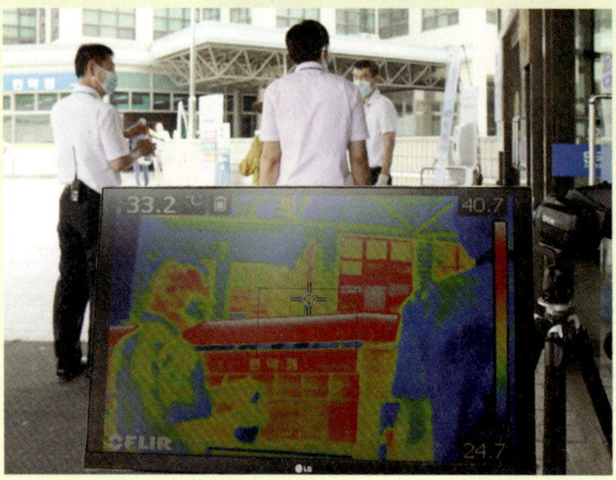

6월 9일, 열감지 카메라가 병원 입구에 설치됐다.
열이 높은 사람을 선별해 응급의료센터 입구에 설치된
환자분류소와 선별진료소에서 상담한 후,
필요 시 진료를 받도록 했다.

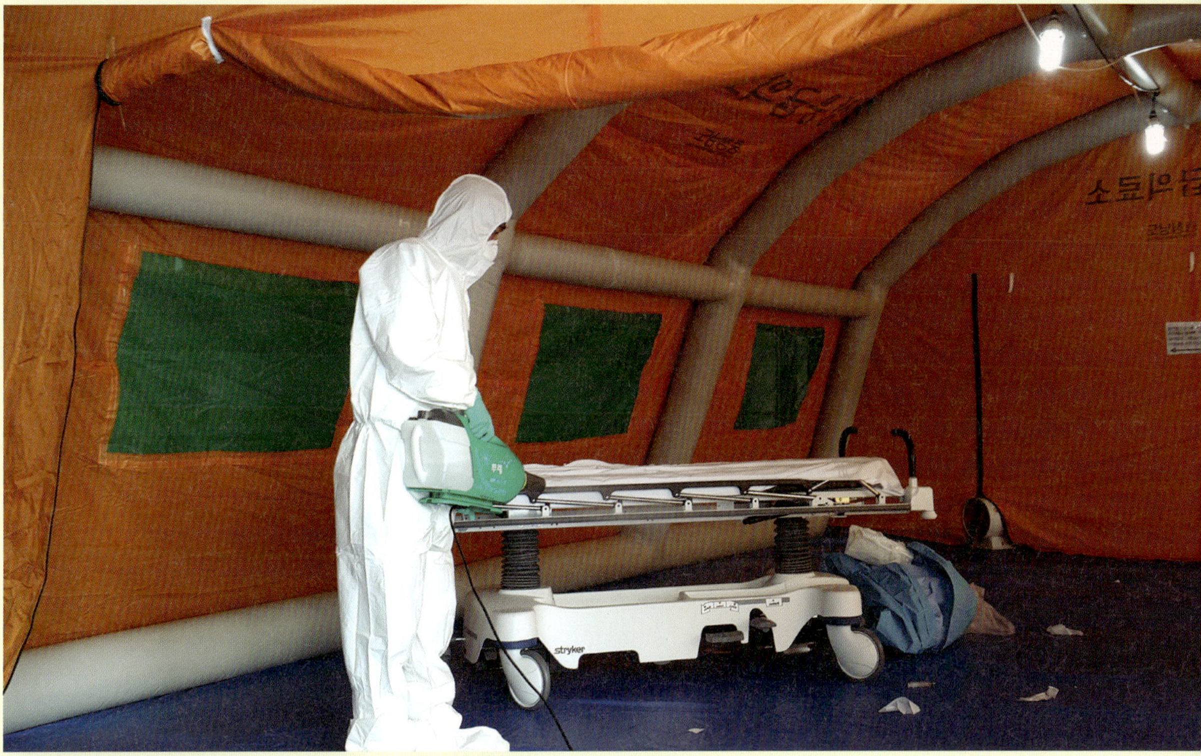

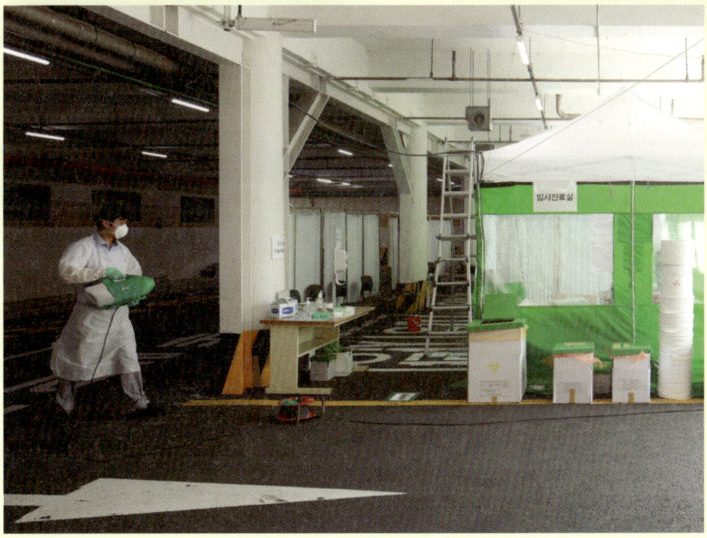

초미립자살포기를 이용하여 인체에 무해하고
살균효과가 뛰어난 친환경 살균제를
병원 곳곳에 살포하는 등
병원 자체적으로 방역활동을 강화했다.

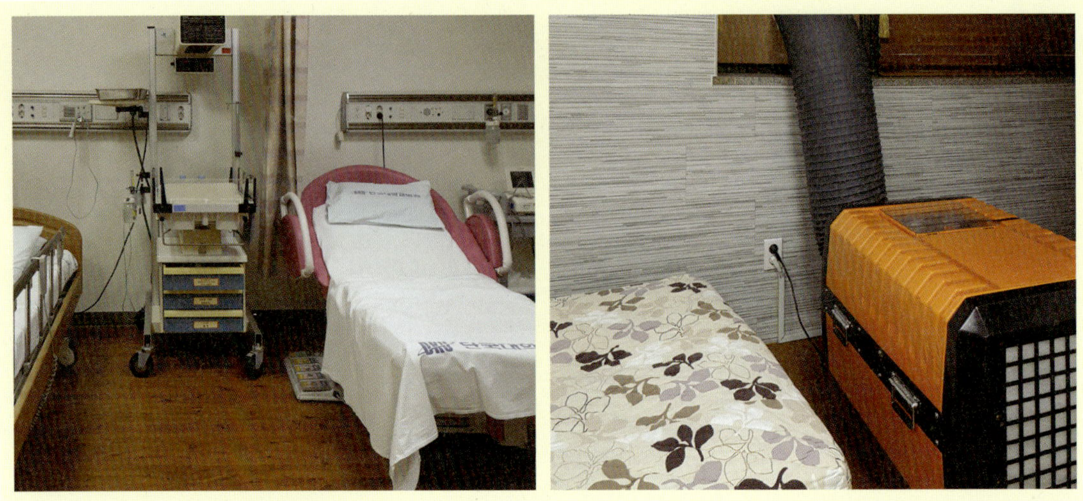

혹시 모를 메르스 산모의 안전한 분만을 위해 분만실 내에 이동형 음압기를 설치해
음압이 유지되는 모자동실을 갖추었다.

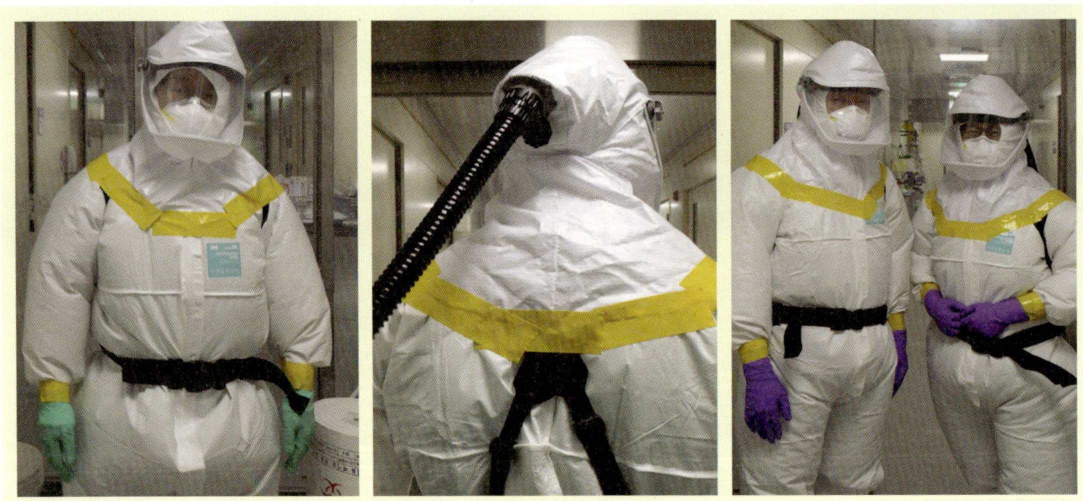

메르스 환자 치료 도중 전동식호흡장치 후드와 연결관이 분리되는 사건이 발생했다.
이후 질병관리본부의 지침보다 강화하여 의료진은 전동식호흡장치 안에 N95 마스크를 추가로 착용하도록 했다.

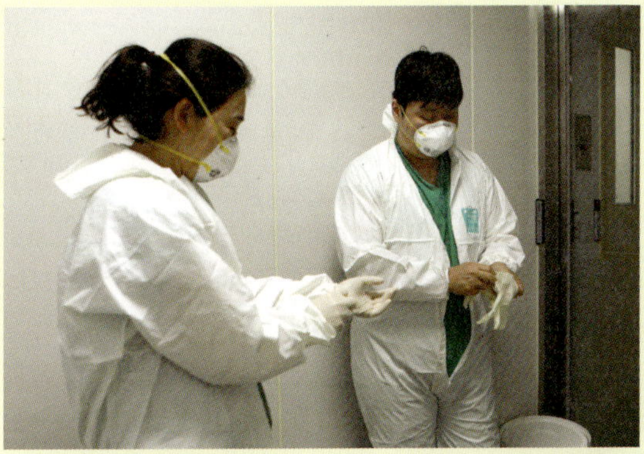

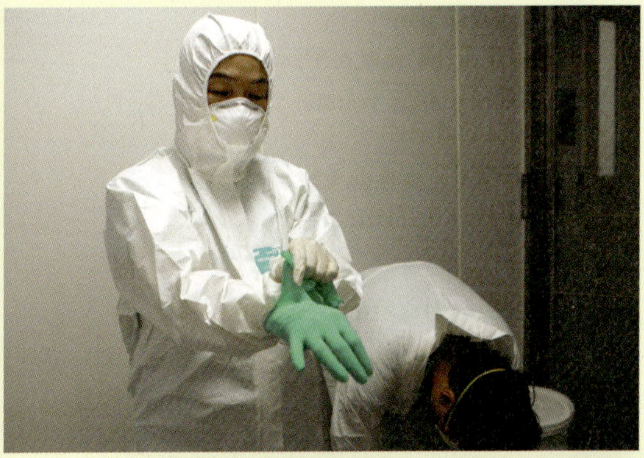

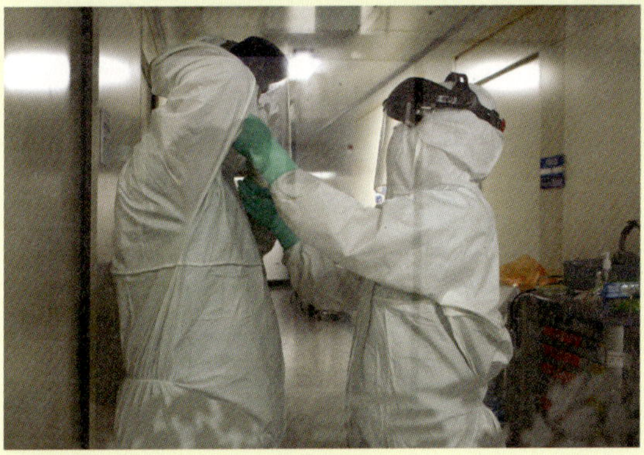

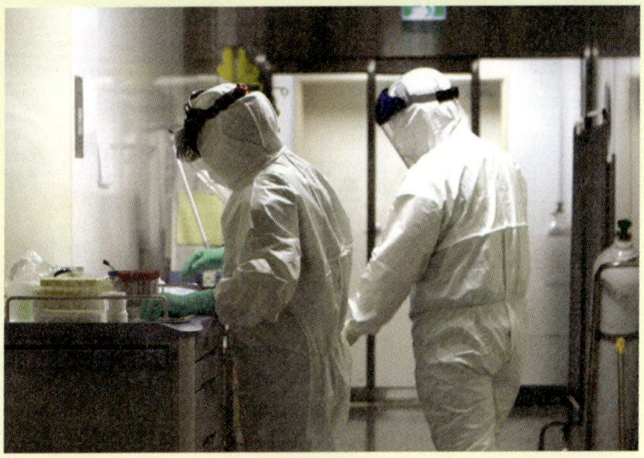

의료진들이 보호복, 덧신, 고글, N95 마스크, 장갑 등 개인보호구 Level D를 착용하며 서로의 복장을 점검해주고 있다. 개인보호구는 2인 1조로 착용하도록 되어 있다.

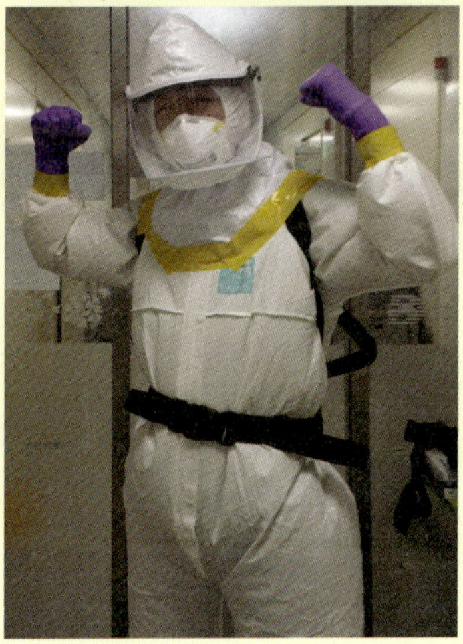

음압격리병실에 들어가기에 앞서
개인보호구 Level D를 착용한 의료진이
'파이팅'을 외치고 있다.

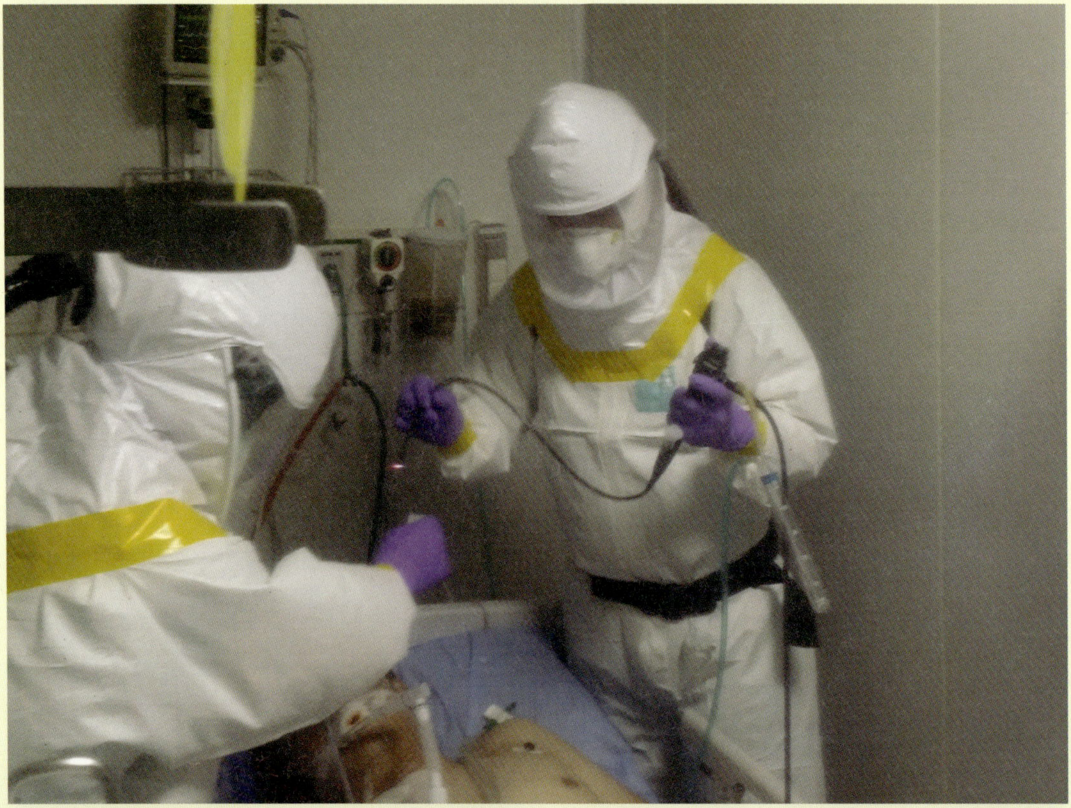

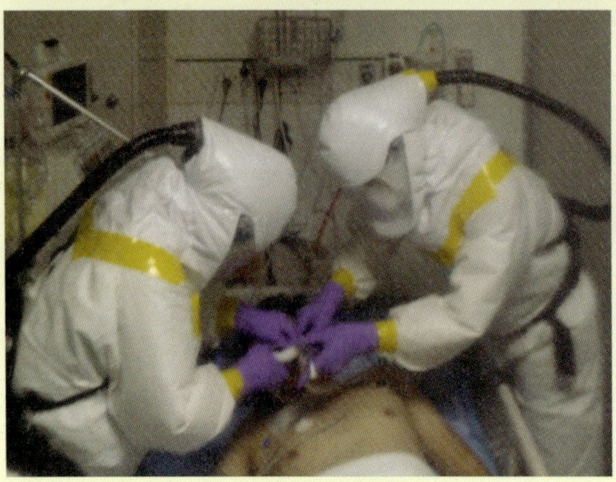

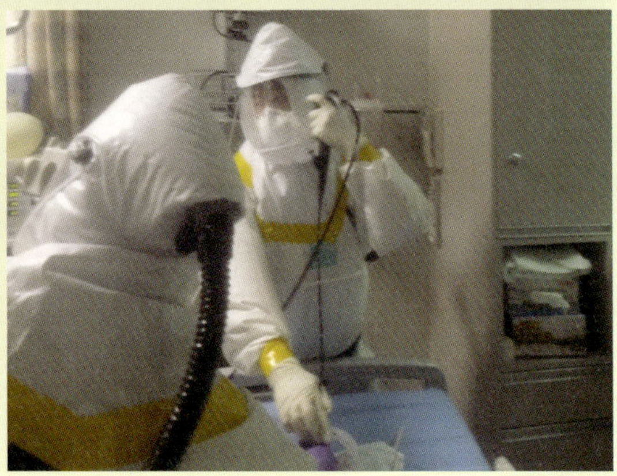

메르스 환자에게 기관지 내시경 검사는 고위험시술로 분류된다.
이 환자의 경우 메르스 바이러스가 하부 기도까지 침범해 심한 폐렴 증상을 보여
치료적인 목적으로 기관지 내시경을 시행했다.
바이러스의 감염을 막기 위해 카메라를 비닐백에 씌운 탓에 사진이 흐릿해서 아쉽다.

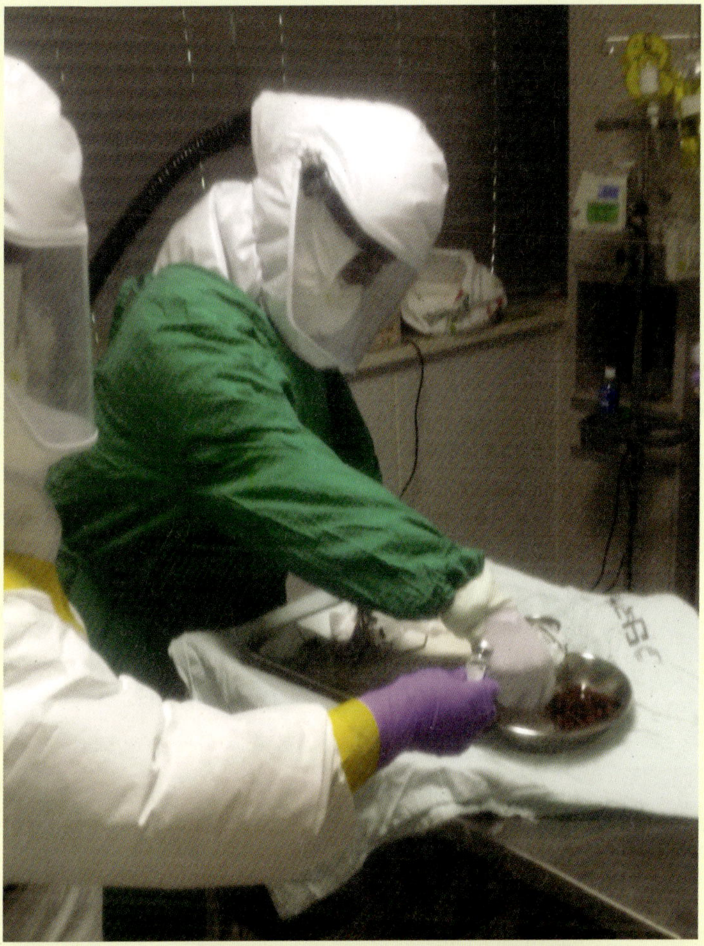

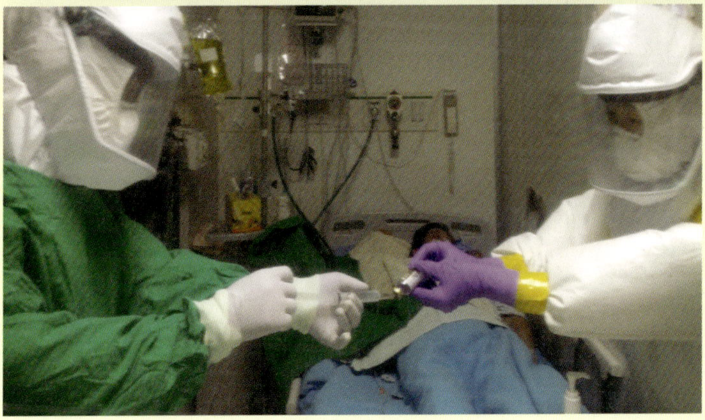

메르스 환자에게
흉막강 내에 정상 이상으로 액체가 고이는
흉수(Pleural Effusion)소견이 보여
의료진들이 가슴에 관을 삽입하여
고인 액체를 배액시켜주는
흉관삽입술(Chest Tube Insertion)을
시행하고 있다.

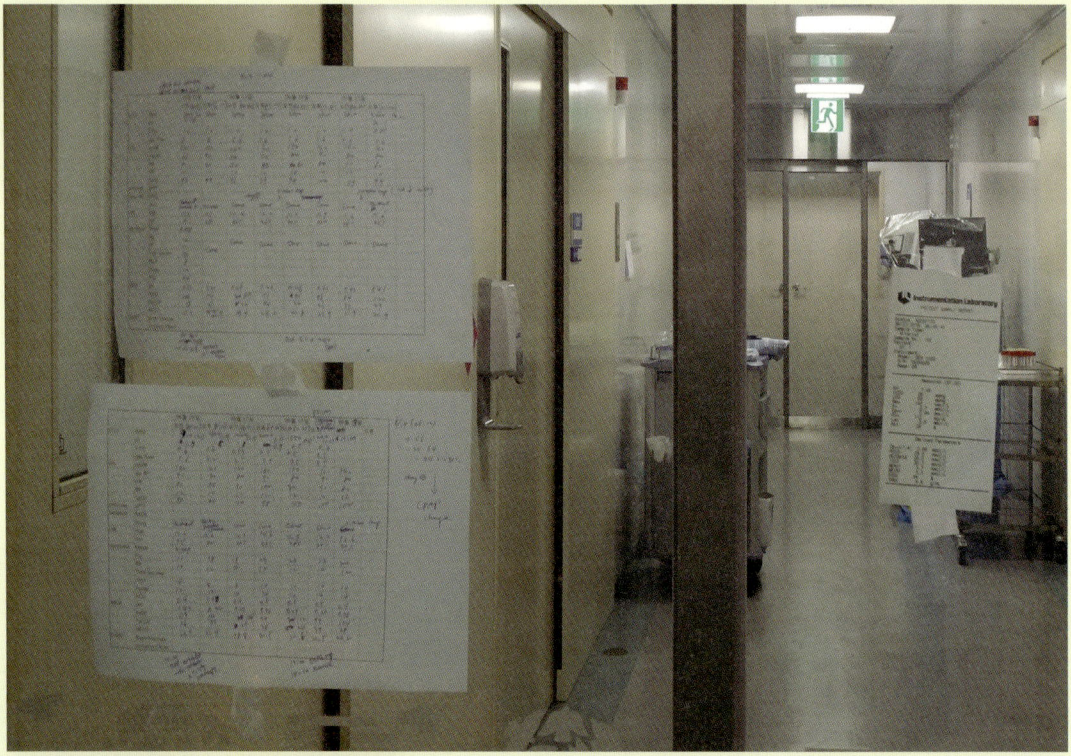

환자들의 검사결과지 조차도 외부로 가지고 나올 수 없어
음압격리병동 입구에는 환자들의 검사결과를 한 눈에 볼 수 있도록
일자별로 정리하여 유리문에 부착해 놓기도 했다.

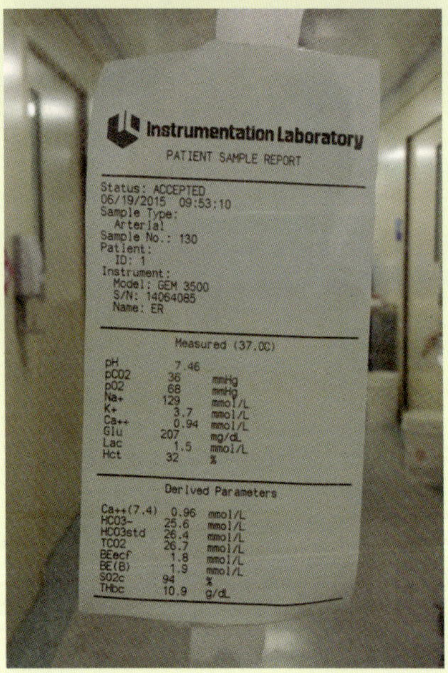

음압격리병동 내 물품 중 종이 한 장도 소독이나
멸균처리되지 않은 상태에서는 외부로 가지고 나올 수 없다.

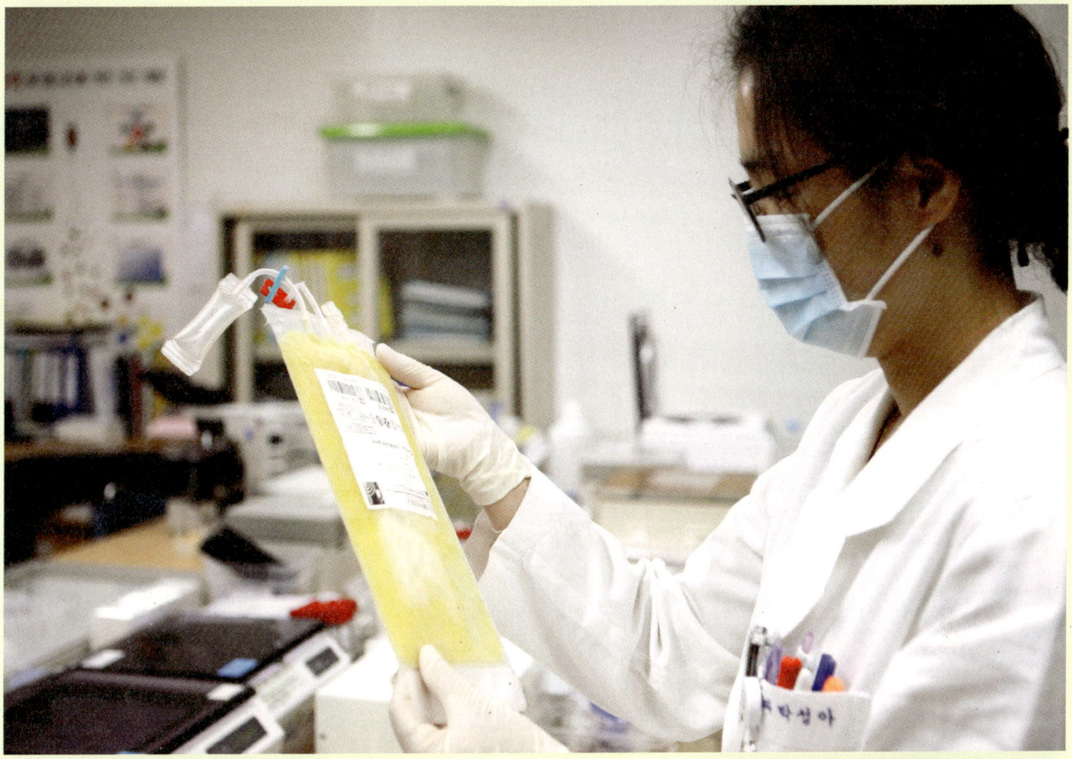

6월 12일, 국군수도병원에 입원했던 메르스 환자인 공군 원사가 퇴원하며 혈장 기증 의사를 밝혔다. 이 혈장은 119번 환자에게 주입되어 적절한 시점에 치료가 이뤄질 수 있었다.

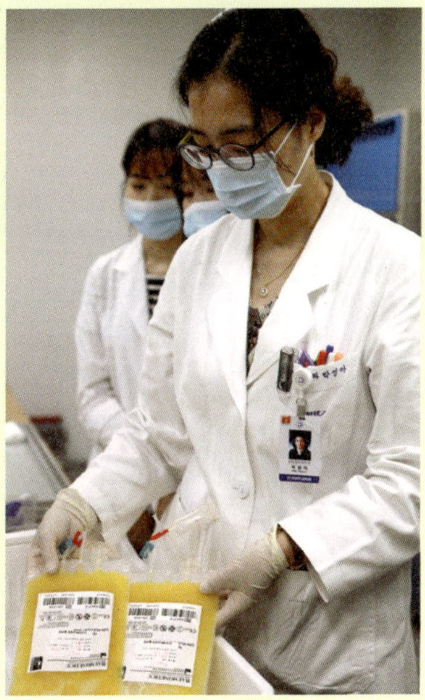

6월 14일, 33번 메르스 환자가 완치 후 퇴원하였고 환자가 기증한 회복기 혈장을 보관하였다.

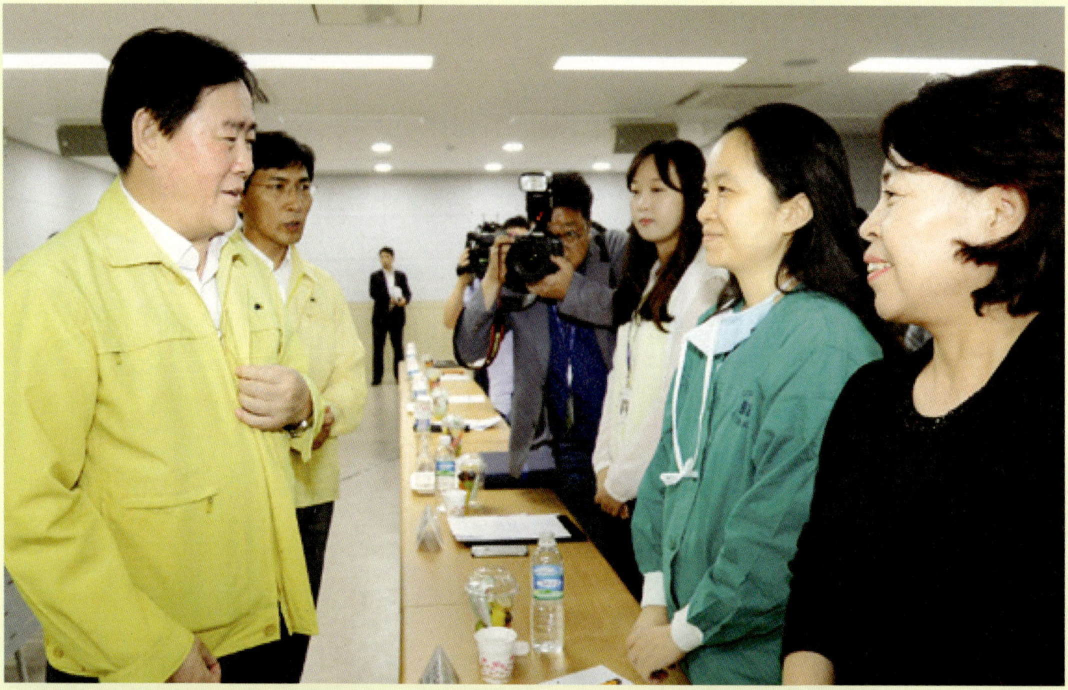

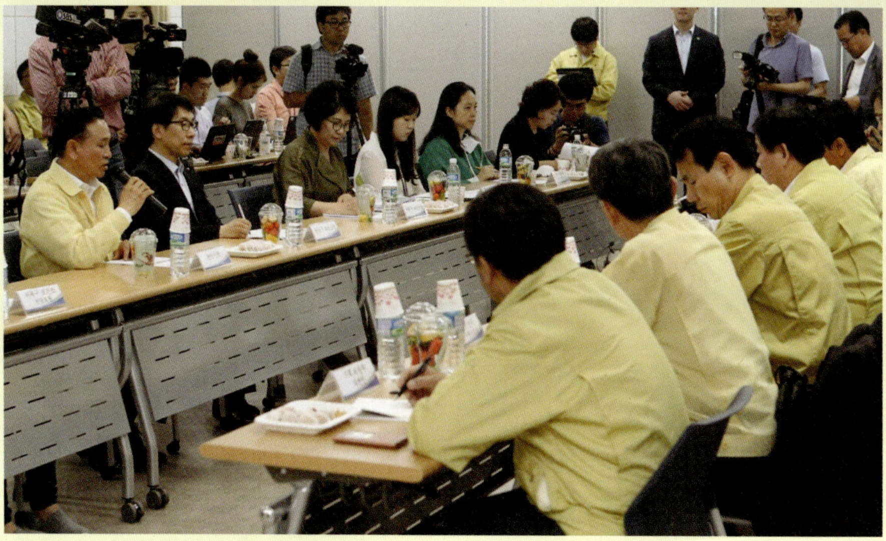

6월 11일, 천안시 동남구보건소를 방문한 최경환 경제부총리(첫번째 사진. 맨 왼쪽)가
이지영 감염내과 교수(첫번째 사진. 왼쪽에서 두번째), 김영은 간호부장(첫번째 사진. 맨 오른쪽)과 대화하고 있다.

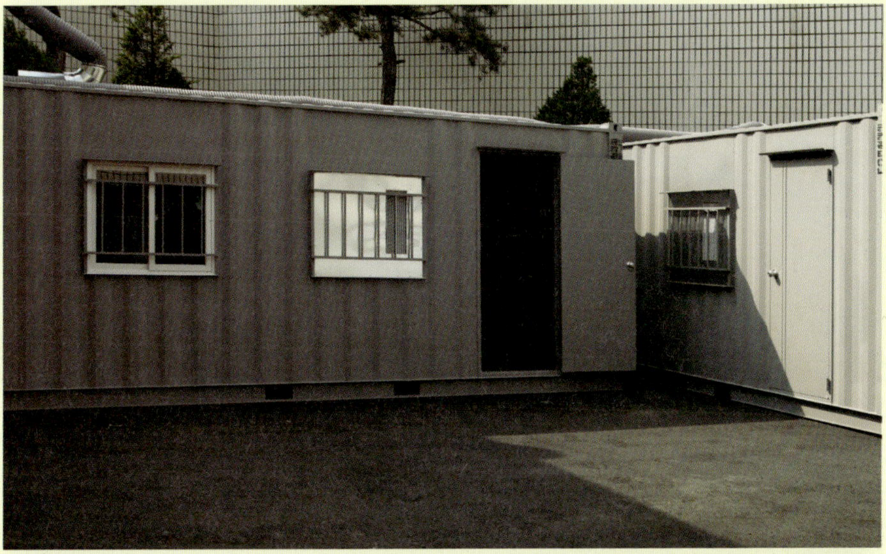

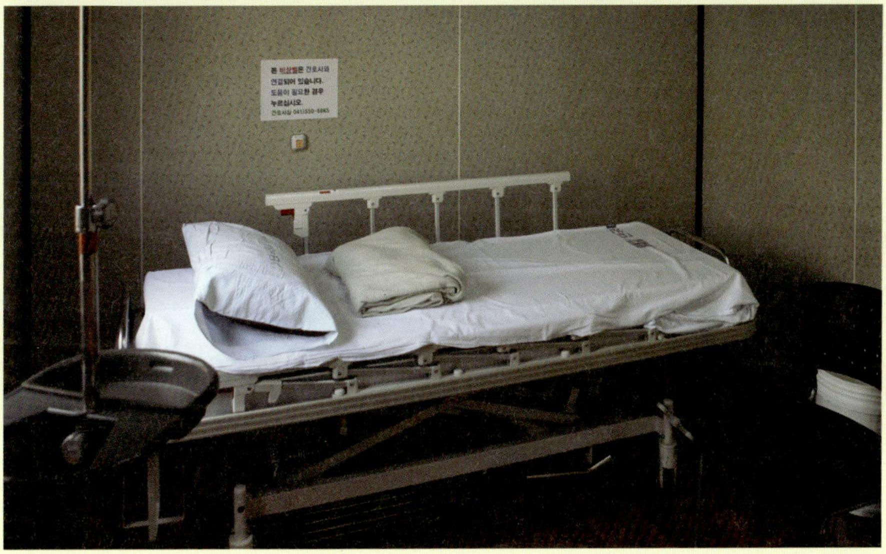

6월 12일, 밀려드는 응급환자들로 인해 컨테이너로 제작된 선별진료소가 추가 설치됐다.
(위:외부, 아래:내부)

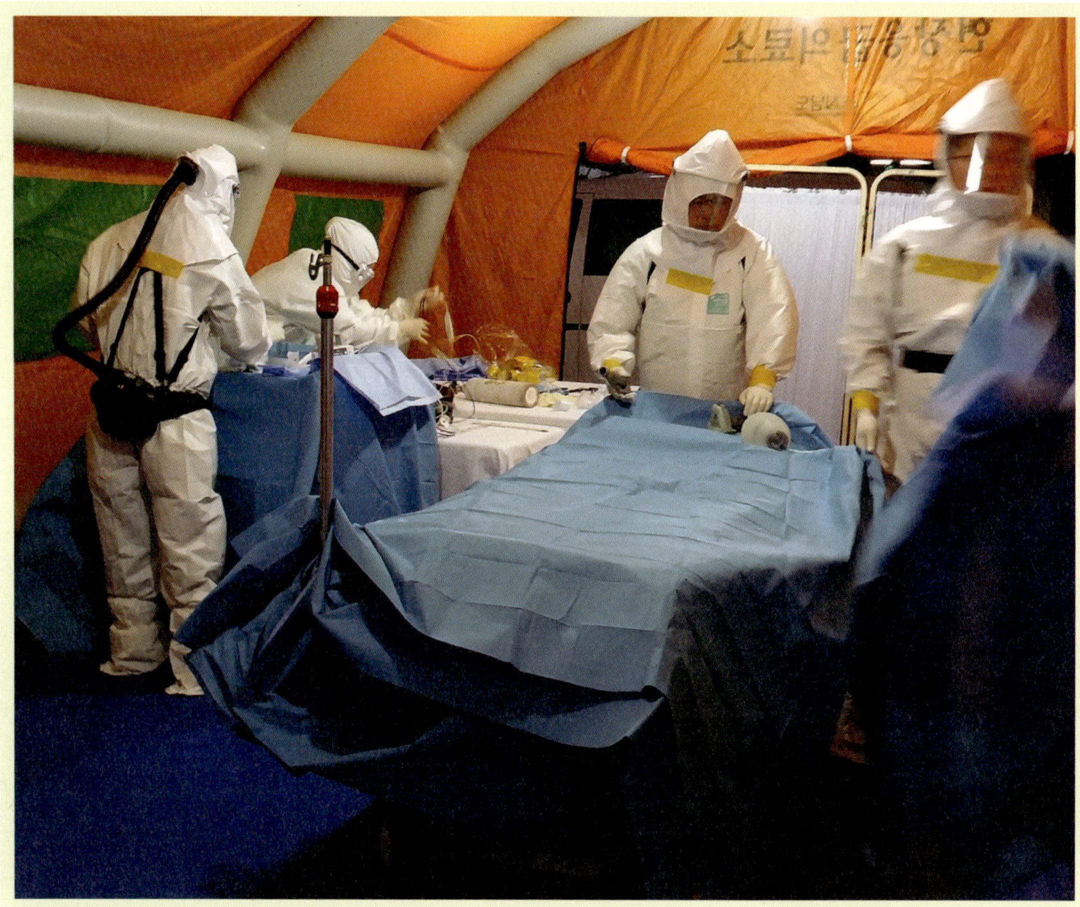

의료진들이 메르스 의심환자의 기관내삽관(Endotracheal Intubation)을 준비하고 있다.
기관내삽관처럼 고위험시술의 경우 참여하는 모든 의료진은 전동식호흡장치를 착용해야 한다.

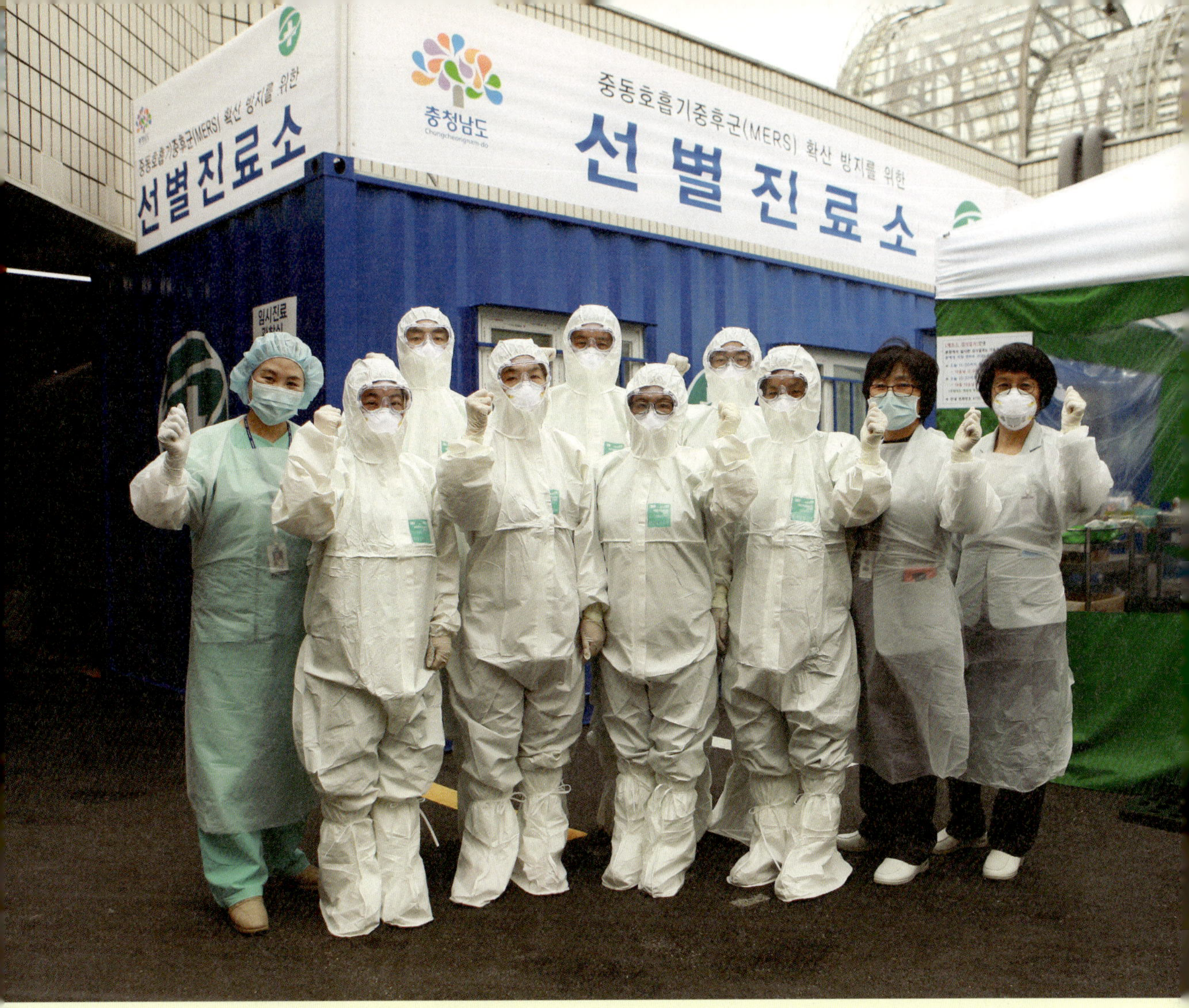

국립중앙의료원 파견 간호사들이 본격적인 업무에 들어가기 전에 선별진료소 앞에서 '파이팅'을 외치고 있다.

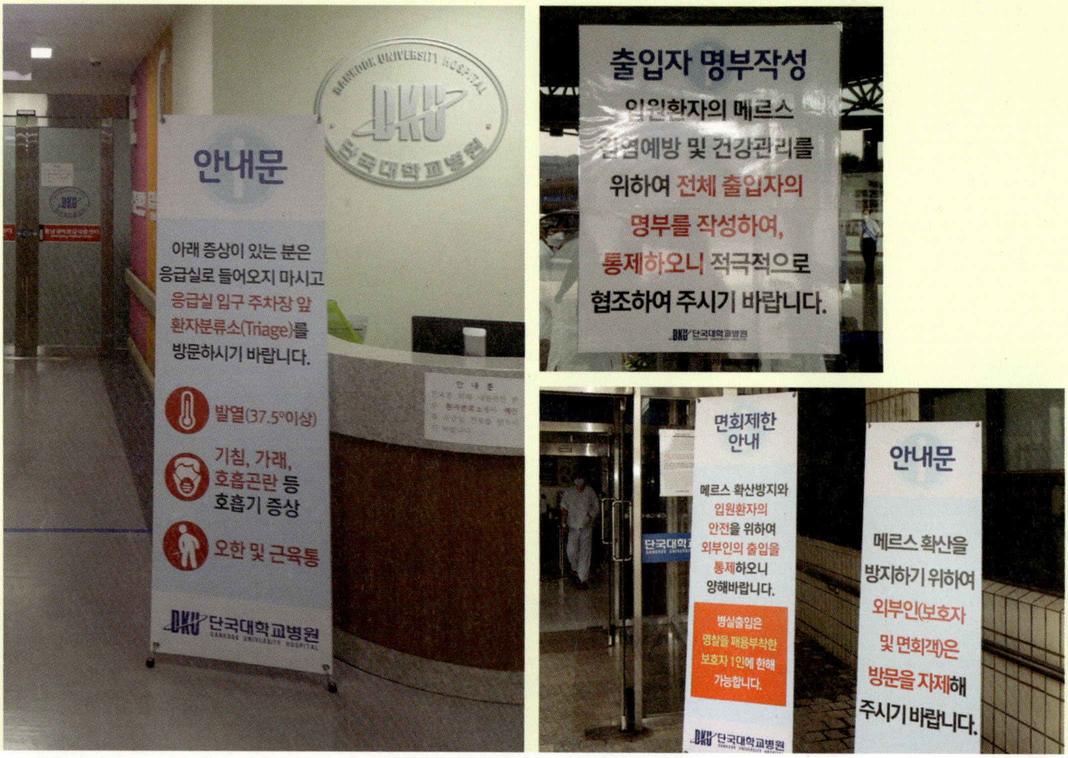
안내문
아래 증상이 있는 분은
응급실로 들어오지 마시고
응급실 입구 주차장 앞
환자분류소(Triage)를
방문하시기 바랍니다.
발열(37.5°이상)
기침, 가래,
호흡곤란 등
호흡기 증상
오한 및 근육통
단국대학교병원
출입자 명부작성
입원환자의 메르스
감염예방 및 건강관리를
위하여 전체 출입자의
명부를 작성하여,
통제하오니 적극적으로
협조하여 주시기 바랍니다.
단국대학교병원
면회제한
안내
메르스 확산방지와
입원환자의
안전을 위하여
외부인의 출입을
통제하오니
양해바랍니다.
병실출입은
명찰을 패용부착한
보호자 1인에 한해
가능합니다.
단국대학교병원
안내문
메르스 확산을
방지하기 위하여
외부인(보호자
및 면회객)은
방문을 자제해
주시기 바랍니다.

병원 출입구에 외부인의 출입을 통제하는 각종 안내문이 붙어 있었다.

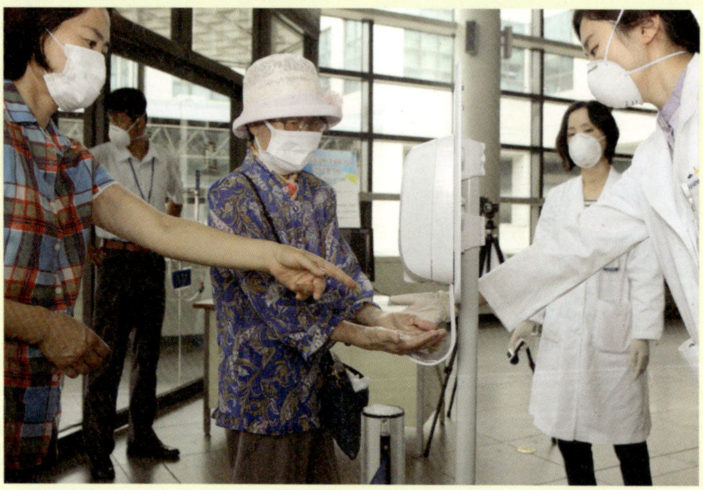

내원객들이 직원의 안내를 받으며
마스크를 착용하고 손소독제를 바른 후
병원 로비에 들어서고 있다.

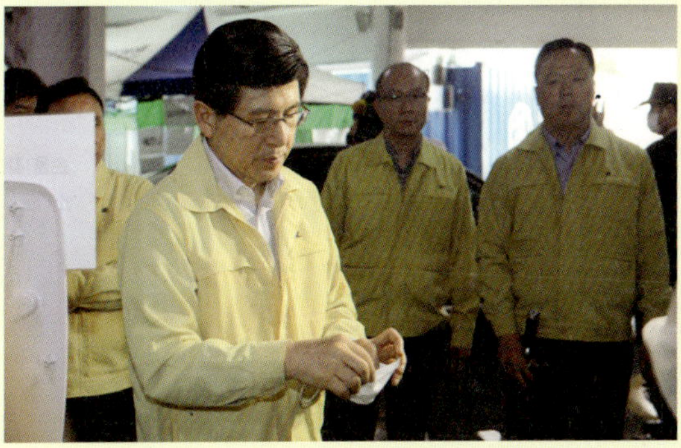

황교안 국무총리(맨 왼쪽)가
병원 방문에 앞서 마스크를 착용하고 있다.

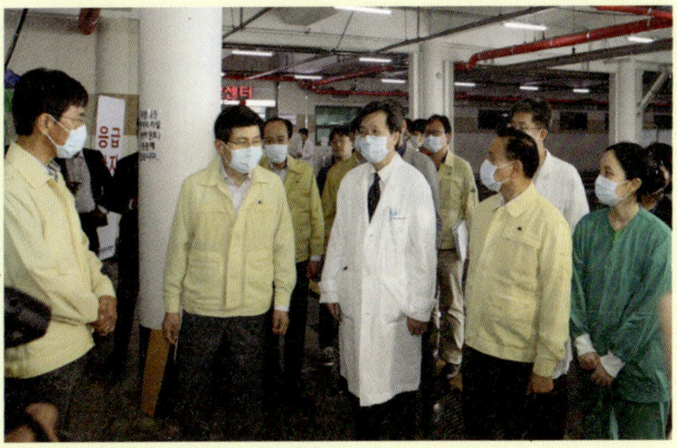

6월 20일, 황교안 국무총리가 취임 첫 주말,
단국대학교병원을 방문해 선별진료소와
음압격리병동을 둘러보고 의료진을 격려했다.

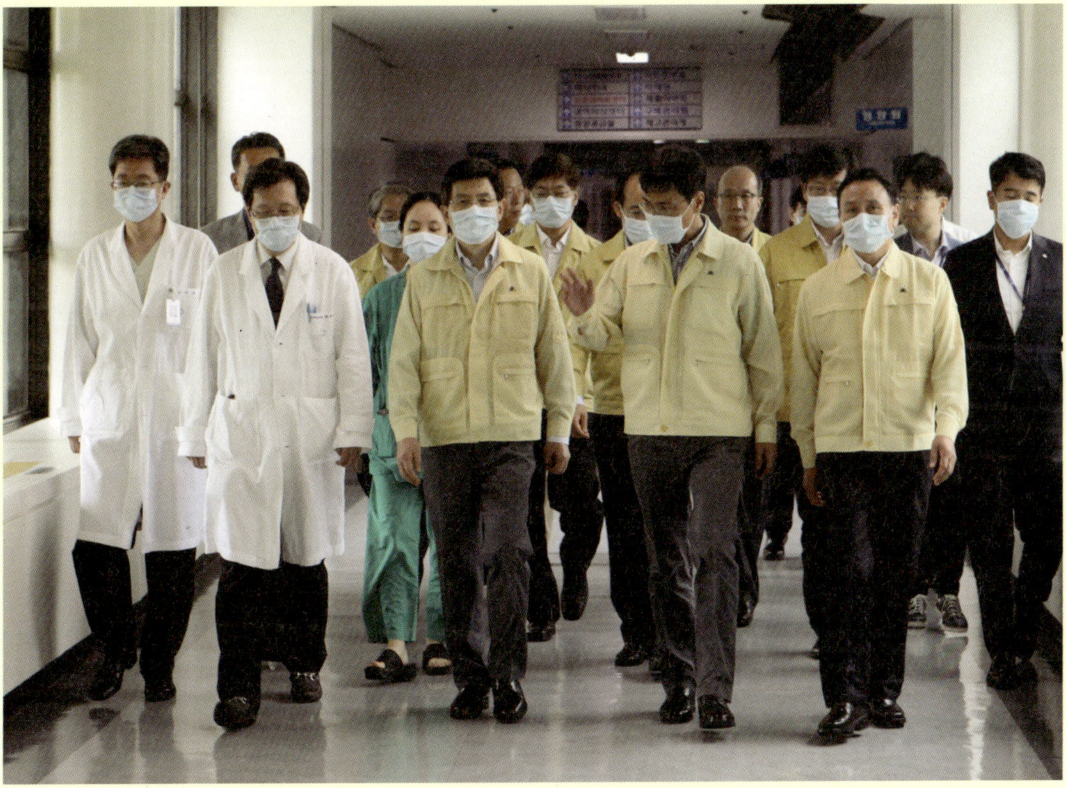

황교안 국무총리가 국가지정입원치료병상으로 이동하고 있다.
(왼쪽부터 김재일 진료부원장, 박우성 병원장, 황교안 국무총리, 안희정 충청남도지사, 구본영 천안시장)

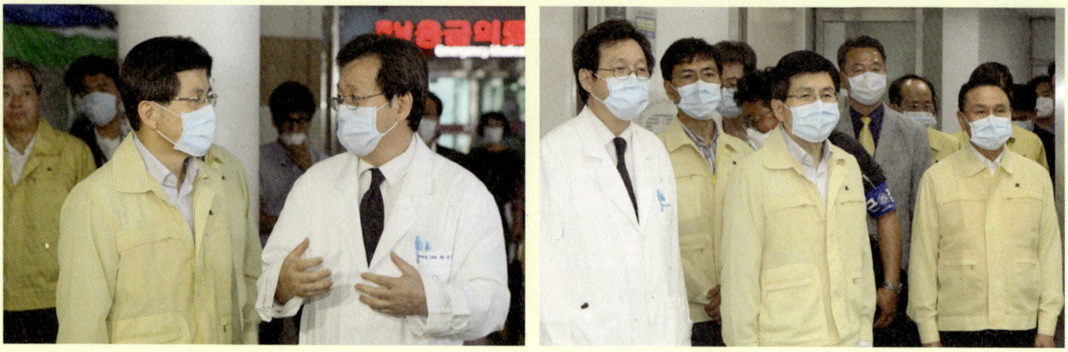

황교안 국무총리는 응급의료센터 입구에 마련되어 있는 환자분류소와 선별진료소를 둘러본 데 이어 국가지정입원치료병상으로 이동해 음압격리병동에서 치료 중인 환자의 건강상태를 듣고 의료진을 격려하며 감사의 뜻을 전했다.

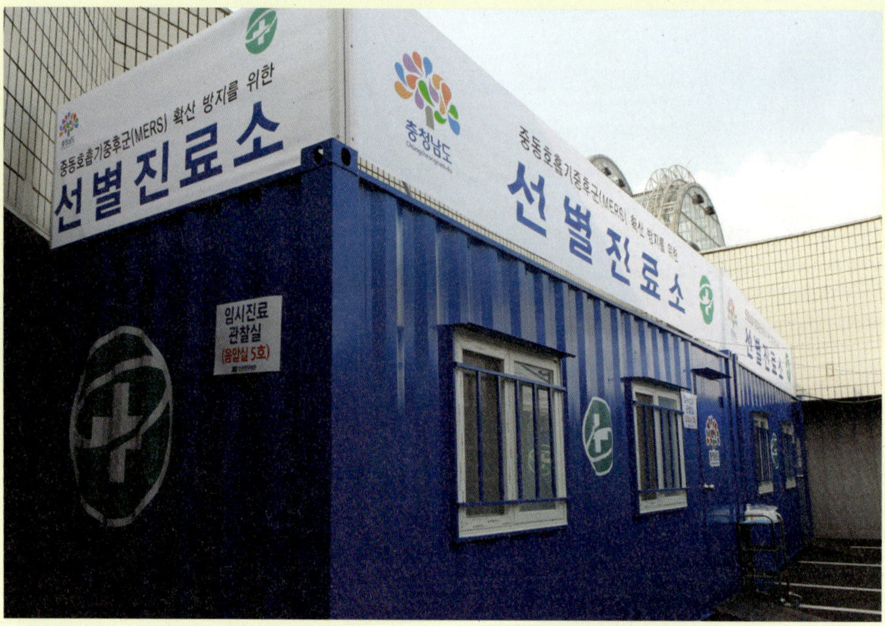

6월 13일, 임시진료소 내 음압격리입원실(컨테이너) 3병상이 추가로 설치됐다.

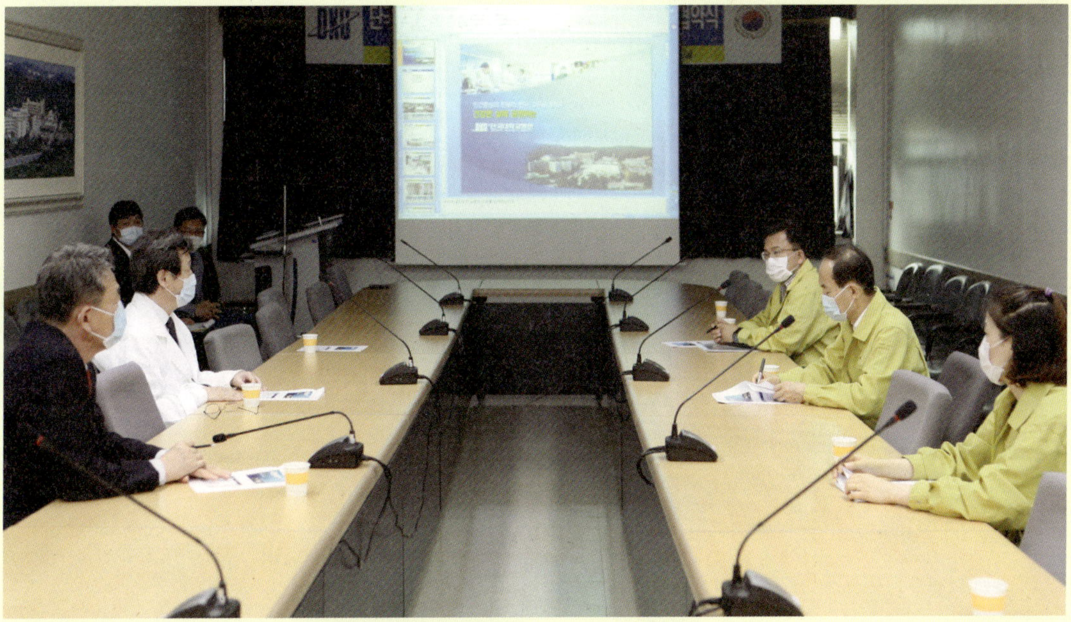

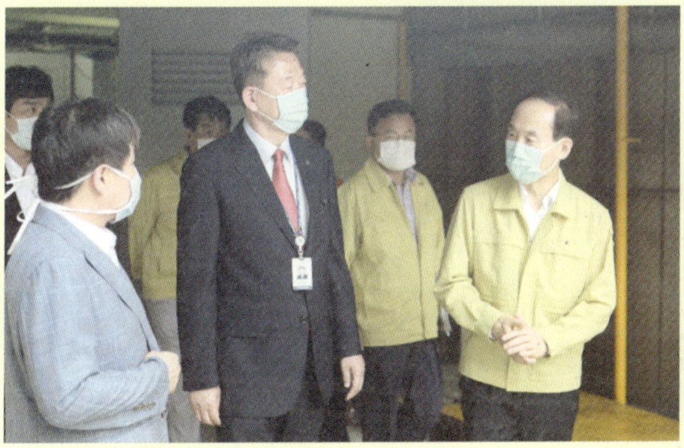

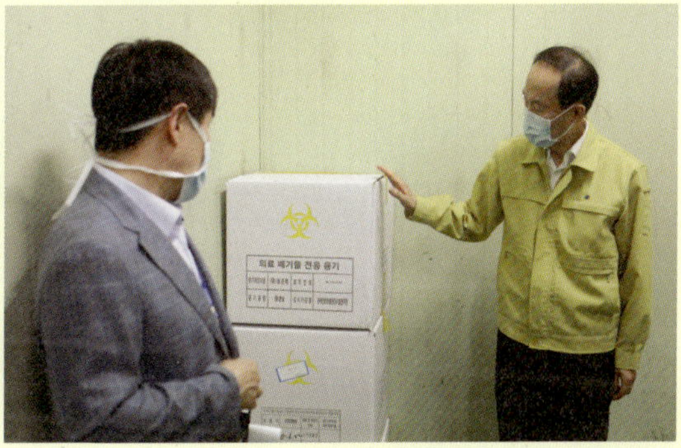

6월 22일, 윤성규 환경부 장관(하단 맨 우측)이 방문해
메르스 격리폐기물의 보관, 배출 안전관리 실태를 점검한 후
메르스가 종식될 때까지 폐기물을 철저하게 관리해 줄 것을 당부했다.

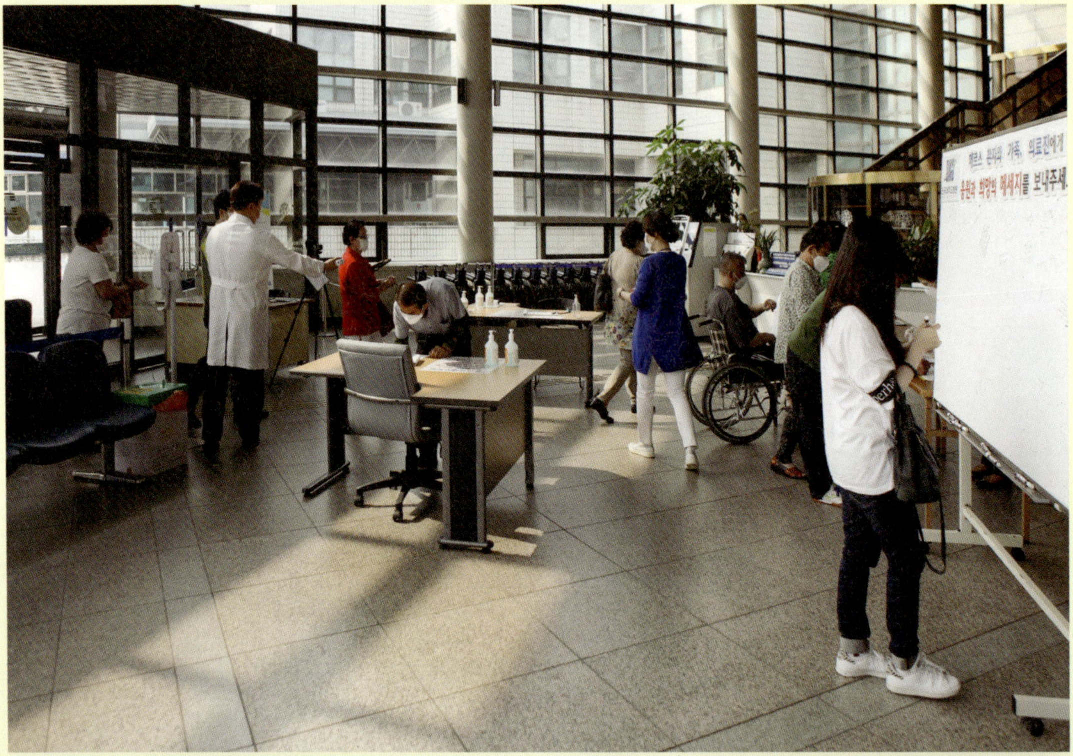

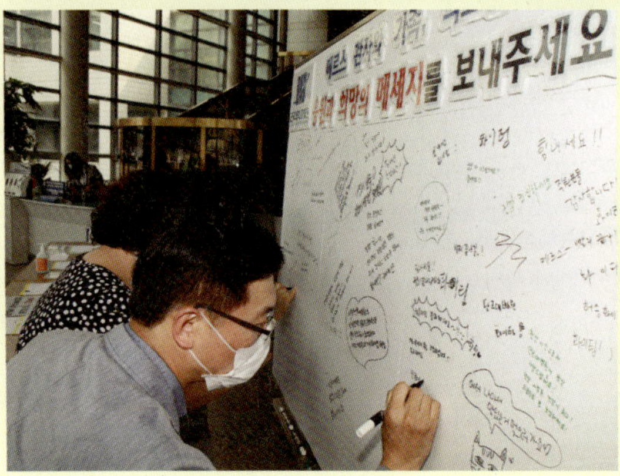

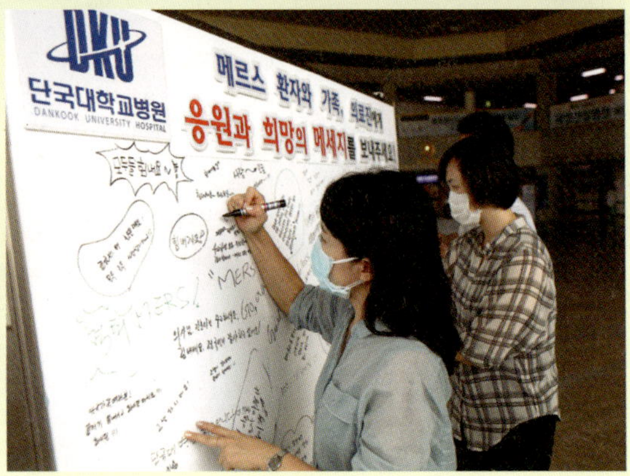

6월 22일, 병원 로비에 '의료진에게 보내는 응원메세지' 보드판이 설치되었고, 많은 사람들이 응원의 글을 남겼다.

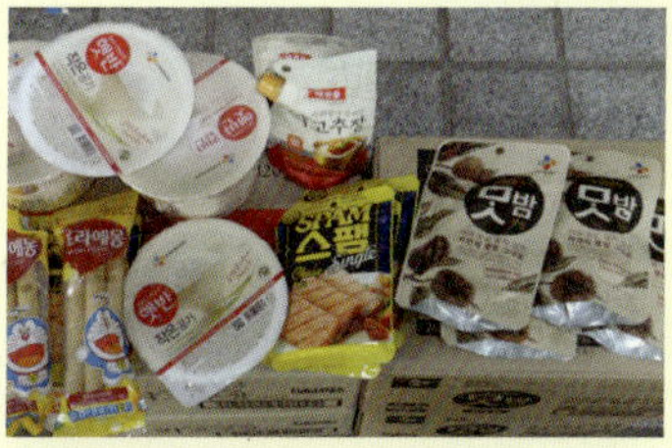

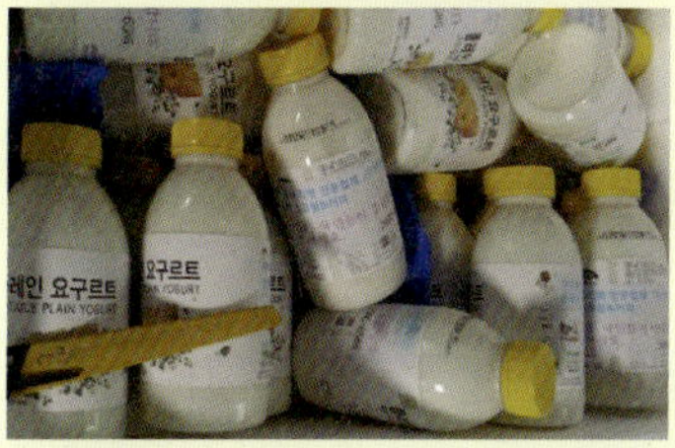

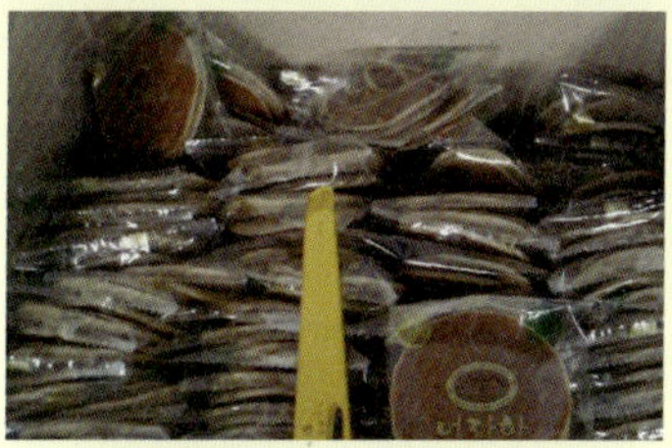

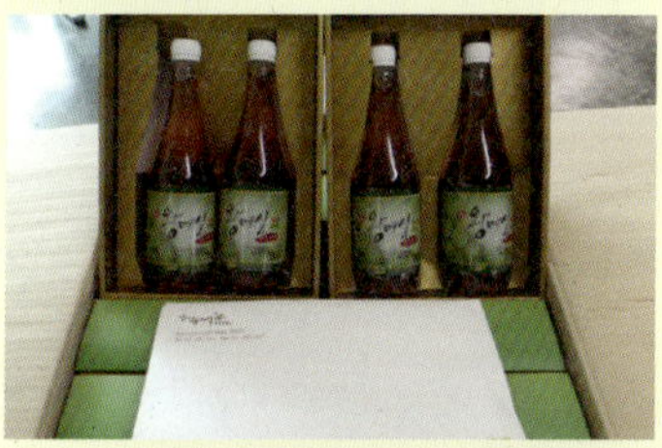

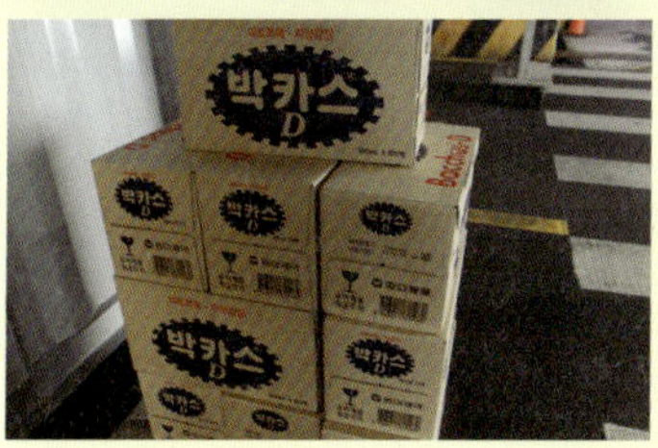

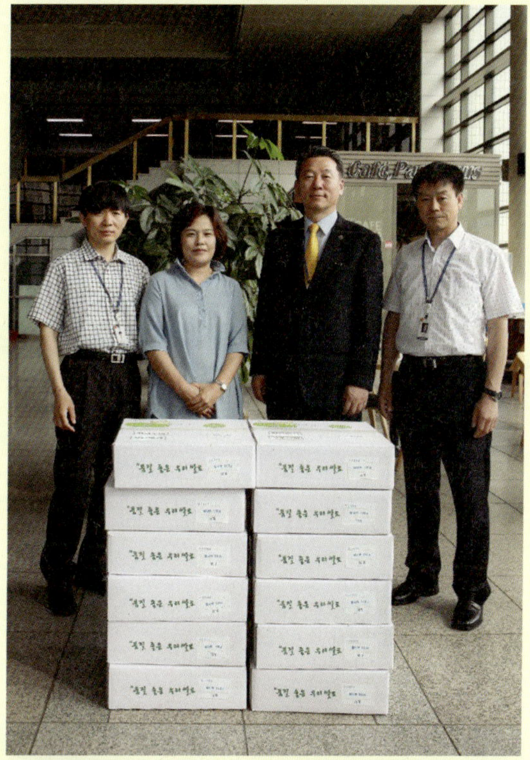

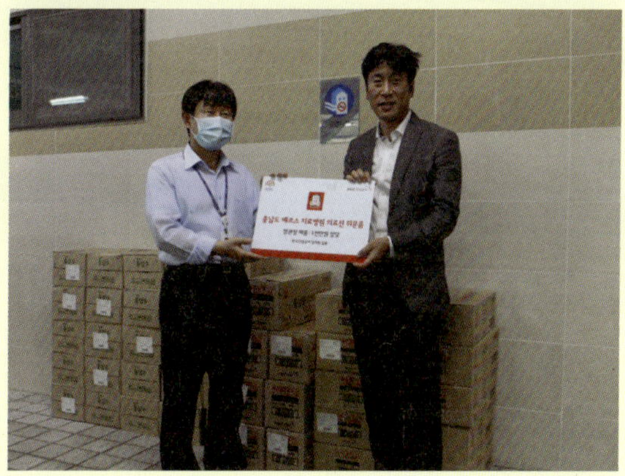

사명감을 갖고 메르스 확산을 막기 위해 헌신 중인 의료진을 위로하고
활력을 불어 넣어주는 다양한 응원물품들이 전달됐다.

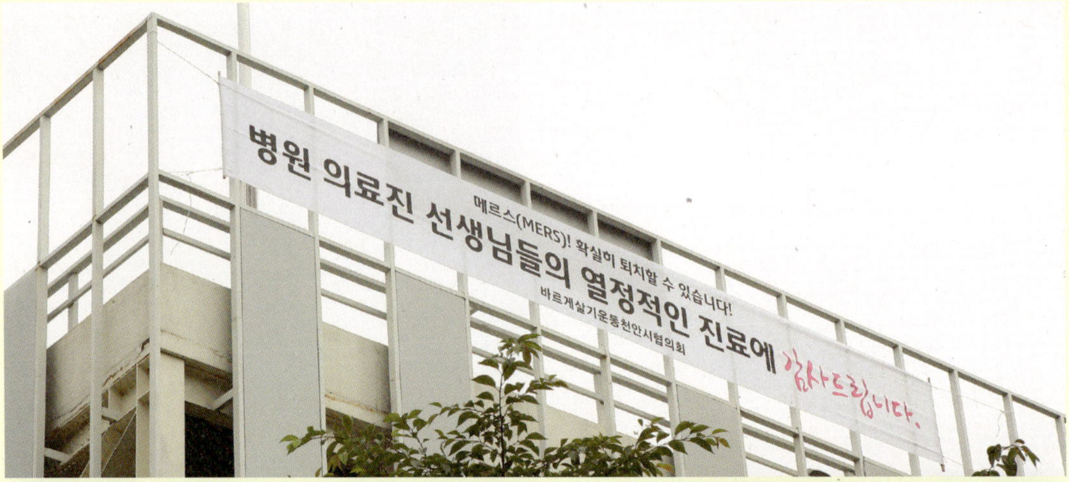
메르스(MERS)! 확실히 퇴치할 수 있습니다!
병원 의료진 선생님들의 열정적인 진료에 감사드립니다.
바르게살기운동천안시협의회

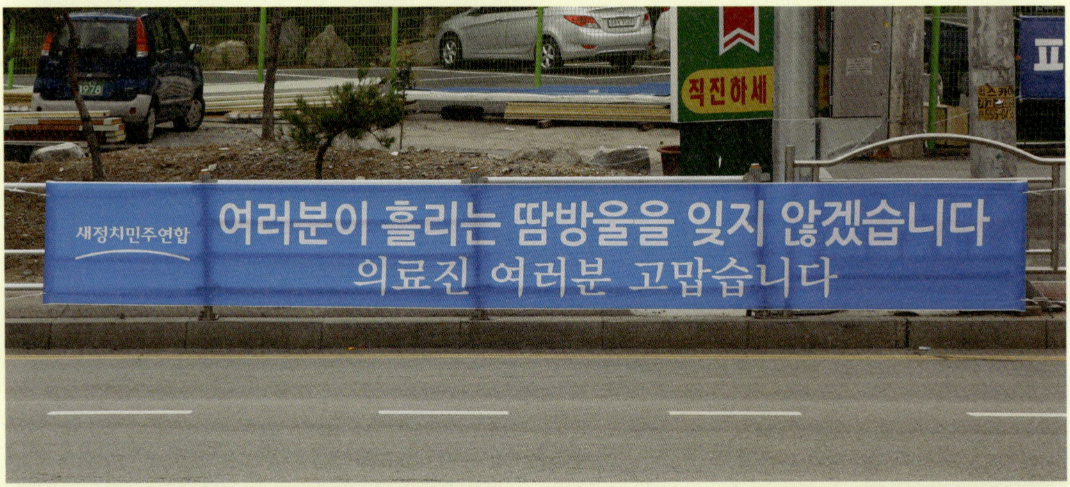
새정치민주연합
여러분이 흘리는 땀방울을 잊지 않겠습니다
의료진 여러분 고맙습니다

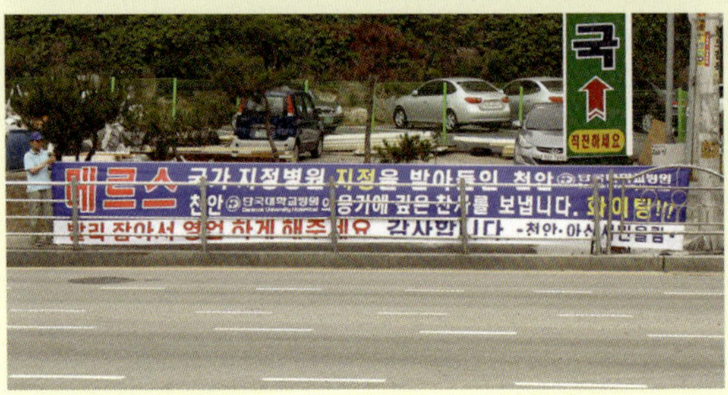
국
직진하세요

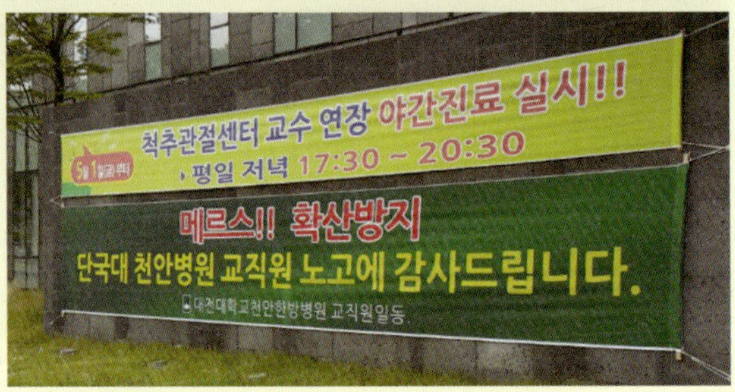
척추관절센터 교수 연장 야간진료 실시!!
평일 저녁 17:30 ~ 20:30
메르스!! 확산방지
단국대 천안병원 교직원 노고에 감사드립니다.
대전대학교천안한방병원 교직원일동

다양한 기관 및 단체에서 병원 의료진을 격려하는 현수막을 부착했다.
인근 시민들의 응원과 관심 또한 큰 힘이 되었다.

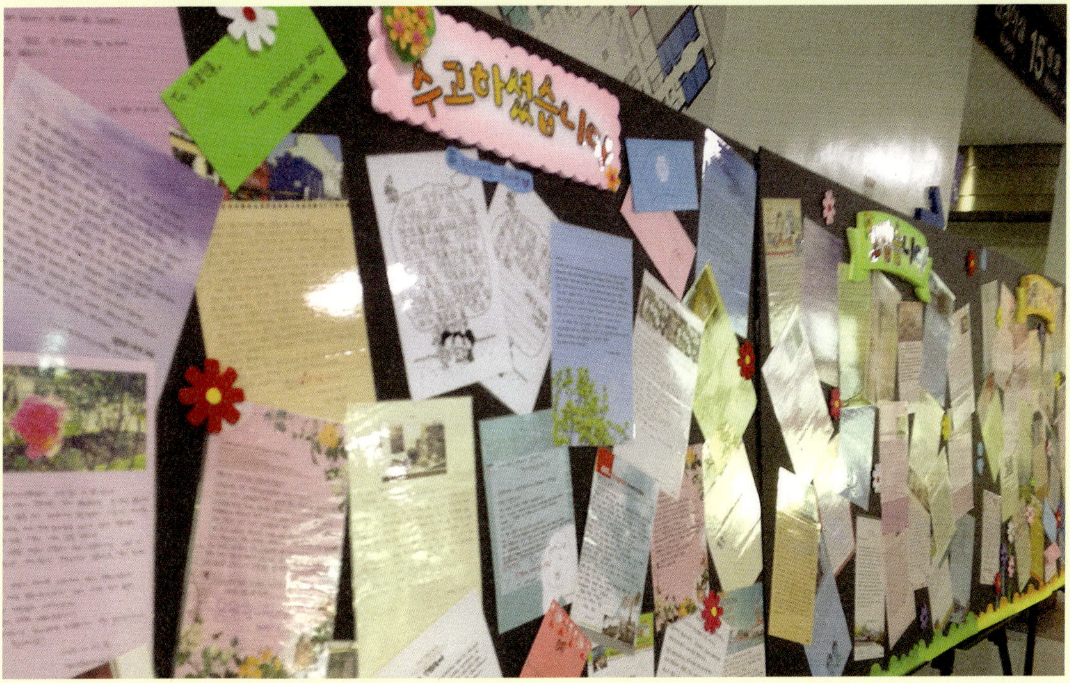

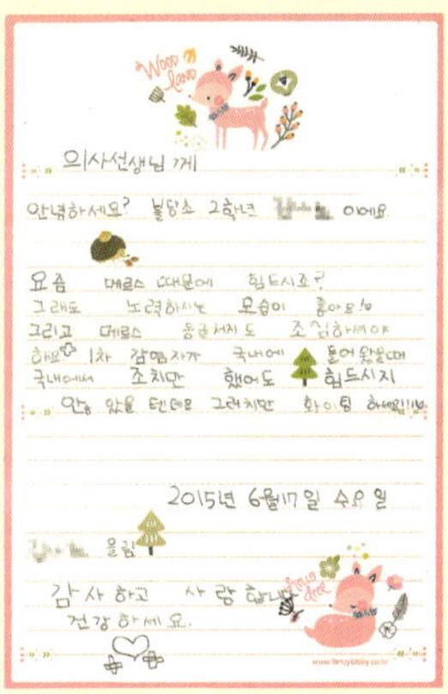

의사선생님 께

안녕하세요? 불당초 2학년 [illegible] 이에요

요즘 메르스 때문에 힘드시죠?
그래도 노력하시는 모습이 좋아요!
그리고 메르스 음급처치도 조심하세요
하고 1차 감염자가 국내에 들어왔을때
국내에서 조치만 했어도 힘드시지
않을 텐데요 그러지만 화이팅 하세요!!

2015년 6월17일 수요일

[illegible] 올림

감사하고 사랑합니다
건강하세요.

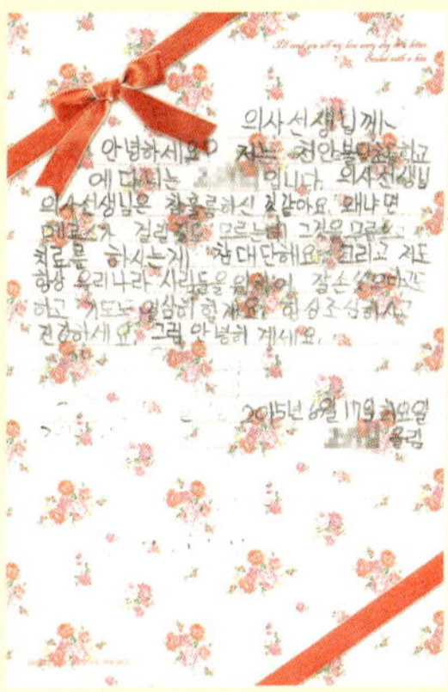

의사선생님께
안녕하세요? 저는 천안불당초등학교
에 다니는 [illegible] 입니다. 의사선생님
의사선생님은 참 훌륭하신 것 같아요. 왜냐면
메르스가 걸릴지도 모르는데 그것을 무릅쓰고
치료를 하시는게 참 대단해요. 그리고 저도
항상 우리나라 사람들을 위하여 [illegible]
하고 기도도 열심히 할게요. 항상 조심하시고
건강하세요. 그럼 안녕히 계세요.

2015년 6월 17일 수요일
[illegible] 올림

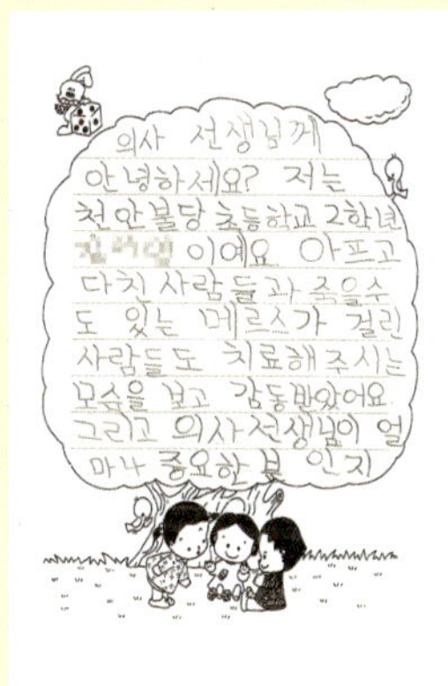

의사 선생님께
안녕하세요? 저는
천안불당 초등학교 2학년
[illegible] 이에요. 아프고
다친 사람들과 죽을수
도 있는 메르스가 걸린
사람들도 치료해주시는
모습을 보고 감동받았어요
그리고 의사선생님이 얼
마나 중요한 분 인지

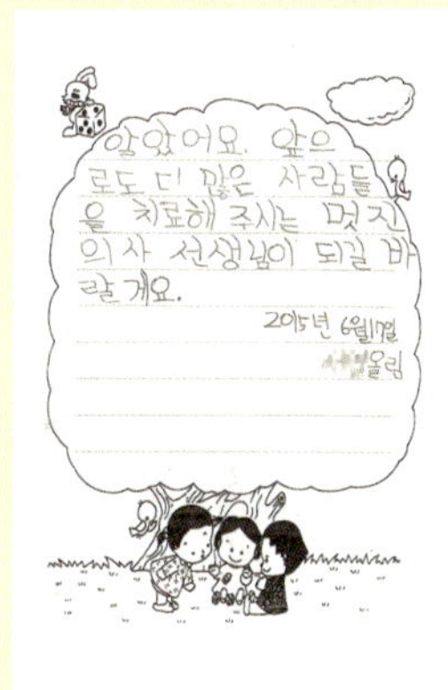

알았어요. 앞으
로도 더 많은 사람들
을 치료해 주시는 멋진
의사 선생님이 되길 바
랄게요.

2015년 6월17일
[illegible] 올림

서울 영신간호비즈니스고등학교와 천안 불당초등학교 학생들이 응원편지를 보내왔다.

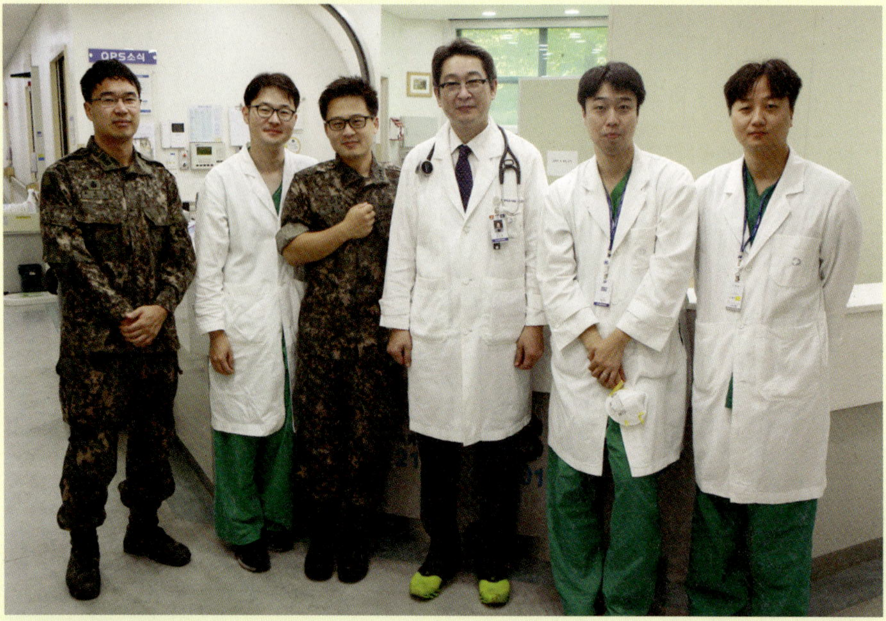

6월 24일, 국군의무사령부 군의관 5명이 파견근무를 시작했다.

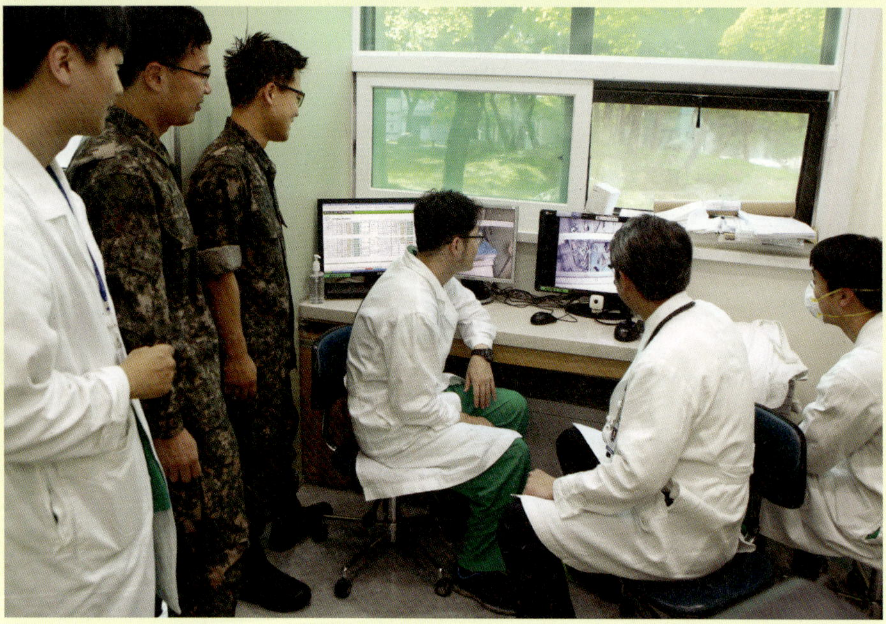

호흡기-알레르기내과 김도형 교수(오른쪽에서 두번째)와 군의관들이 환자상태에 대해 의견을 나누고 있다.

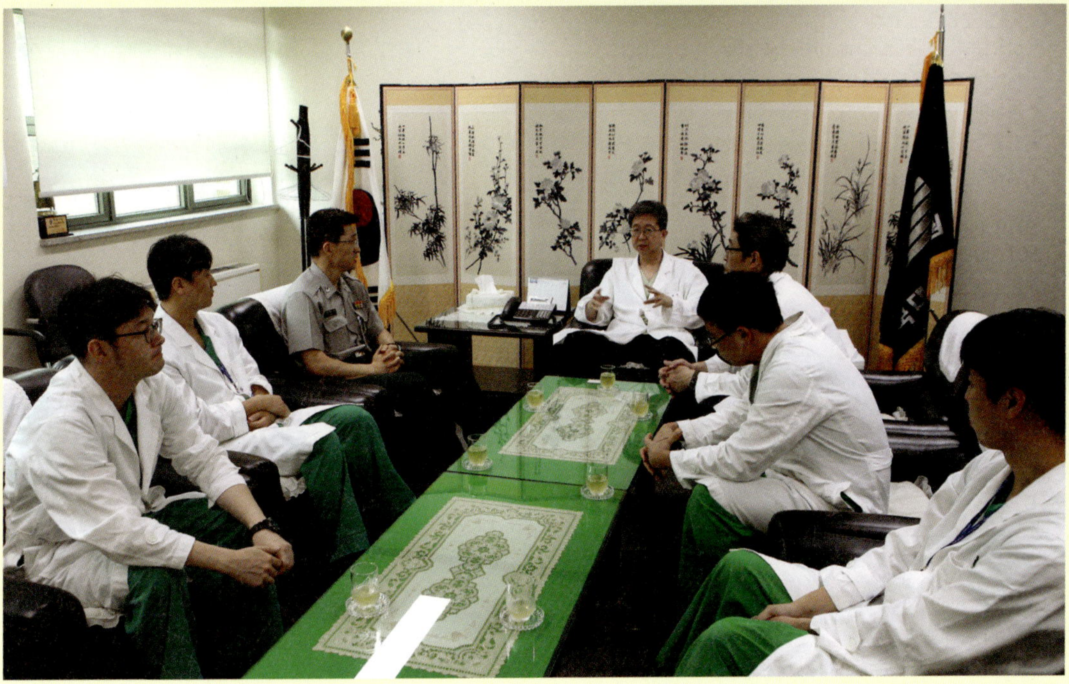

안종성 육군본부 의무실장(왼쪽에서 세번째)이 방문하여 김재일 진료부원장과 면담 후 파견 군의관을 격려했다.

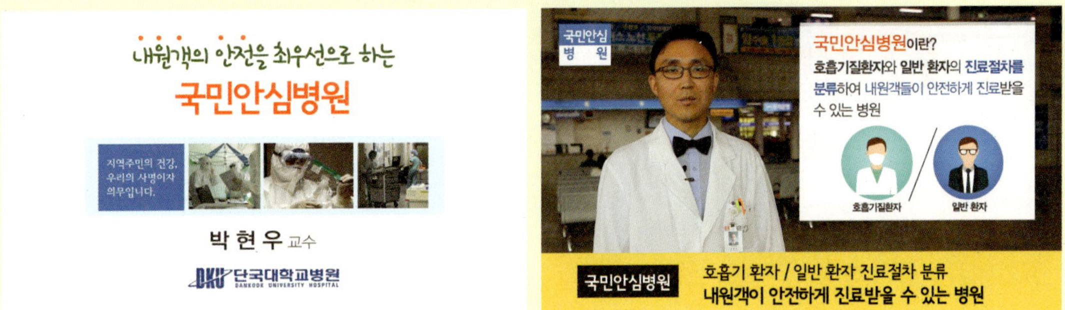

내원객의 안전을 최우선으로 하는
국민안심병원
지역주민의 건강,
우리의 사명이자
의무입니다.
박 현 우 교수
DKU 단국대학교병원
DANKOOK UNIVERSITY HOSPITAL
국민안심
병 원
국민안심병원이란?
호흡기질환자와 일반 환자의 진료절차를
분류하여 내원객들이 안전하게 진료받을
수 있는 병원
호흡기질환자
일반 환자
국민안심병원
호흡기 환자 / 일반 환자 진료절차 분류
내원객이 안전하게 진료받을 수 있는 병원

7월 초, 내원객이 안전하게 진료받을 수 있는 '국민안심병원'을 홍보하는 동영상을 제작했다.

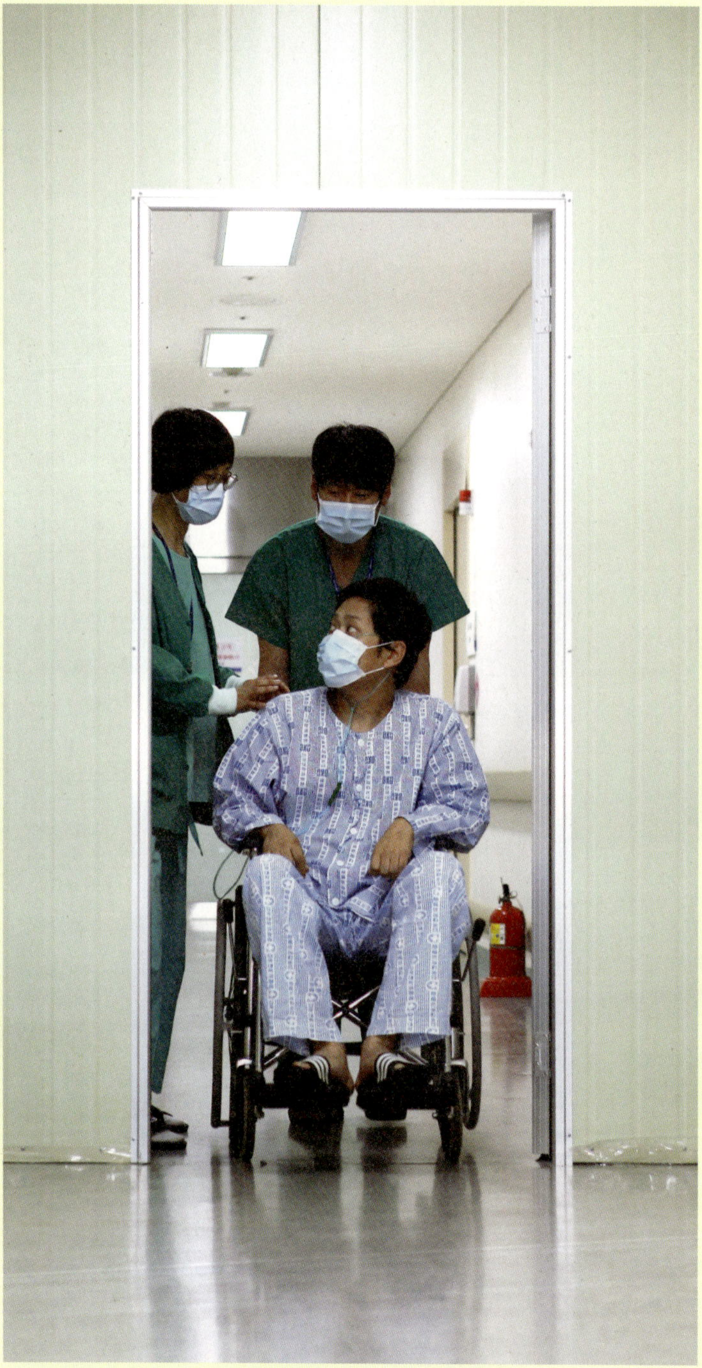

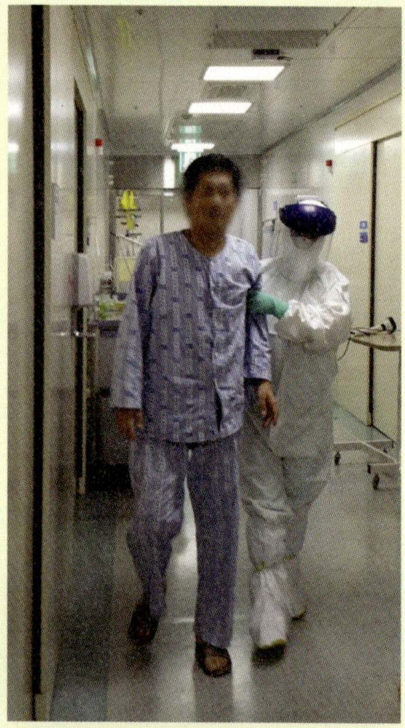

119번 환자가 일반병실로 옮기기 전 음압격리실에서 의료진의 부축을 받으며 걷고 있다.

단국대학교병원 마지막 메르스 환자(119번)가 격리 해제되어 격리병동에서 나오고 있다.

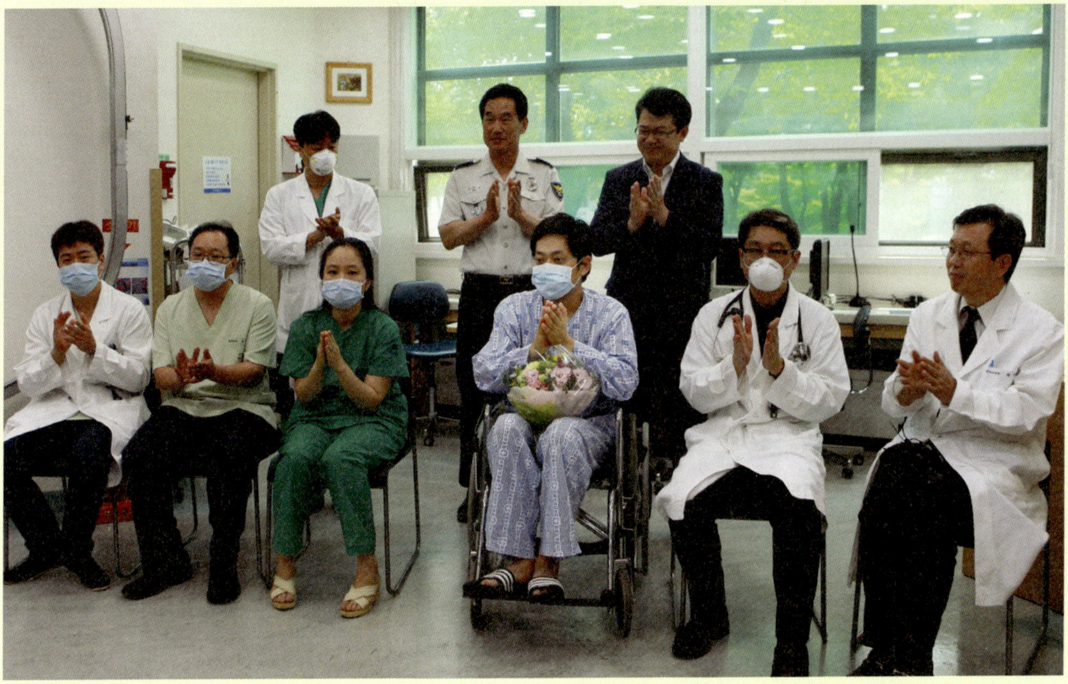

7월 6일, 단국대학교병원의 마지막 메르스 환자인 119번 환자가 격리 해제되어
박우성 병원장(맨 오른쪽)을 비롯한 의료진으로부터 축하를 받고 있다.

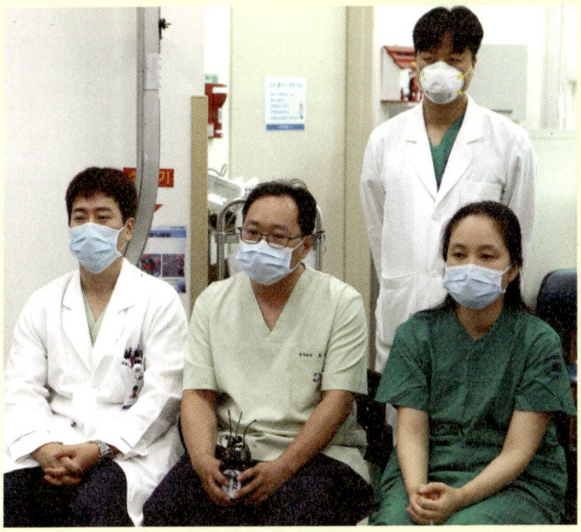

119번 환자 치료에 참여한 의료진들(앞줄 왼쪽부터 호흡기-알레르기내과
홍구현 교수, 흉부외과 류경민 교수, 감염내과 이지영 교수)

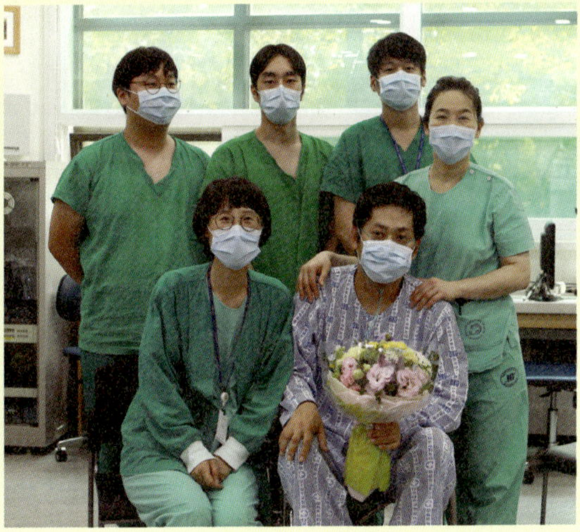

119번 환자와 간호사들이 기념사진을 촬영하고 있다.

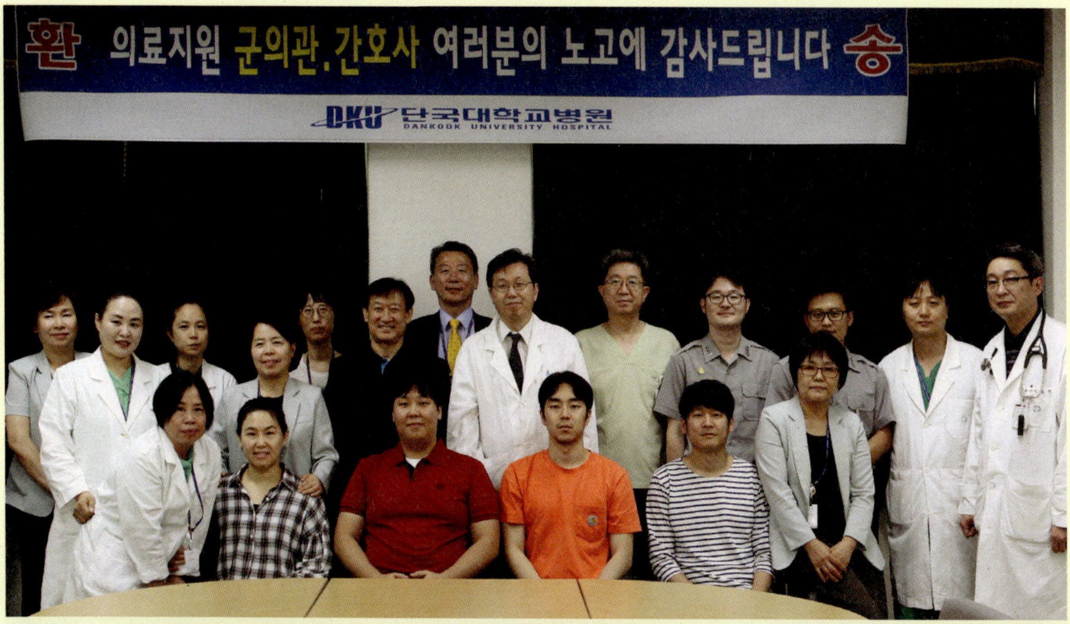
환 의료지원 군의관, 간호사 여러분의 노고에 감사드립니다 송
DKU 단국대학교병원
DANKOOK UNIVERSITY HOSPITAL

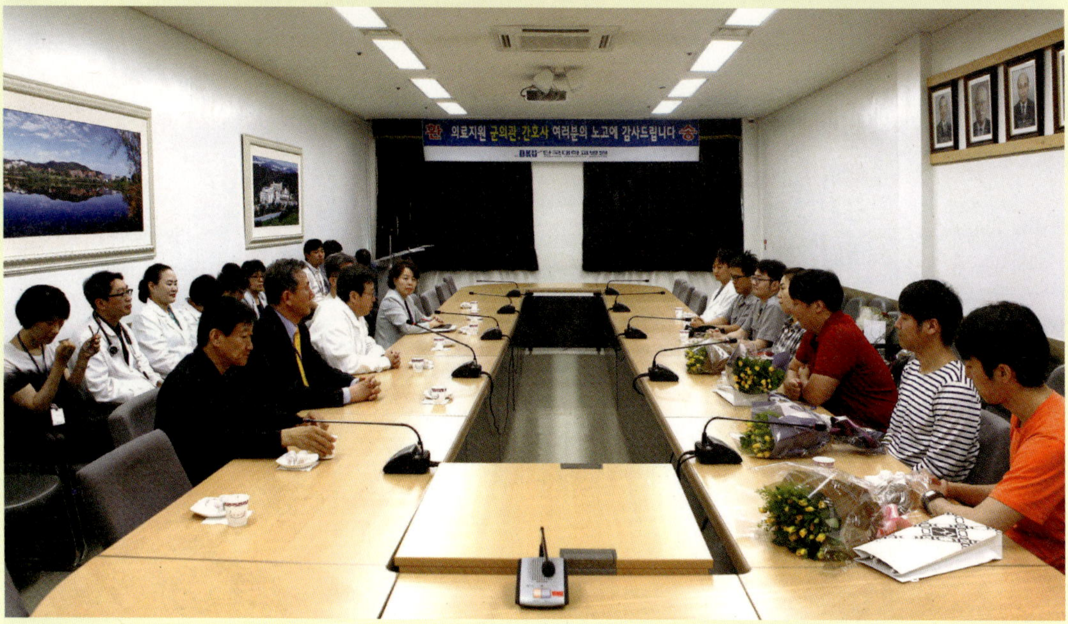

메르스 유입과 확산으로 의료기관이 어려움을 겪을 때 단국대학교병원에 투입되어 의료지원을 담당한 국군의무사령부 소속 군의관 5명과 국립중앙의료원 파견 간호사 8명이 임무를 완수하고 7월 6일에 해단식을 가졌다.

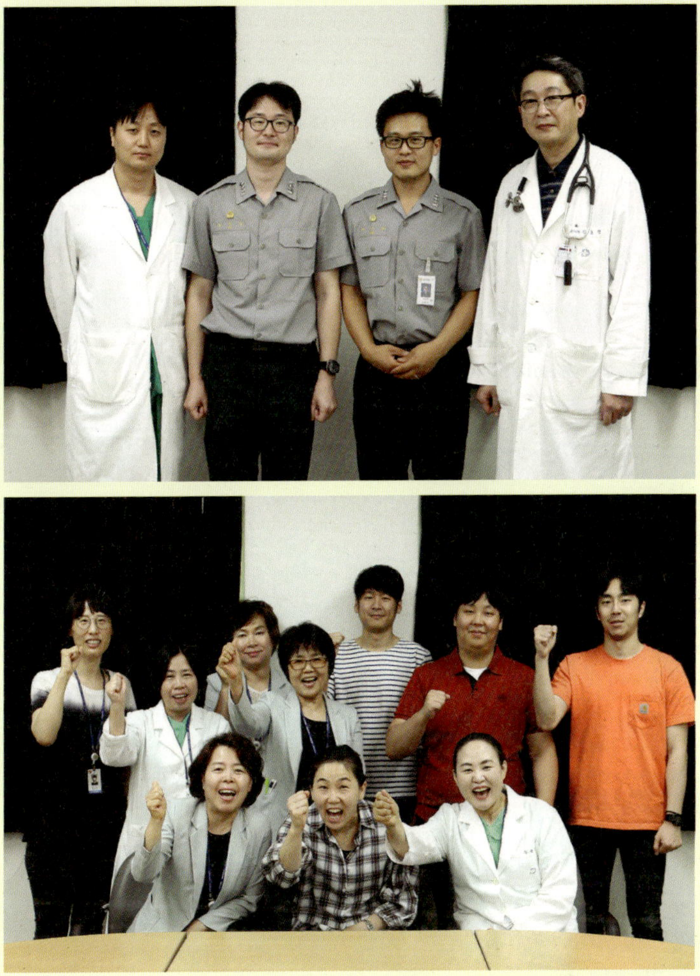

메르스 환자 치료에 참여한 파견 군의관(위)과 간호사(아래)

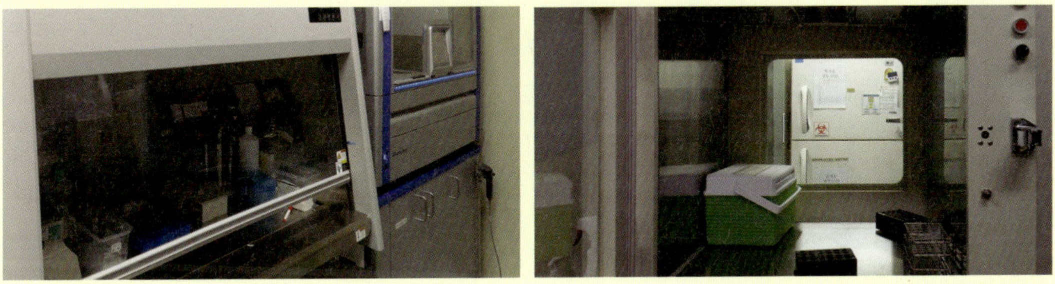

7월 6일, 단국대학교병원 내 자체 검사실에서 실시할 수 있는 메르스 유전자 검사실이 구축됐다.

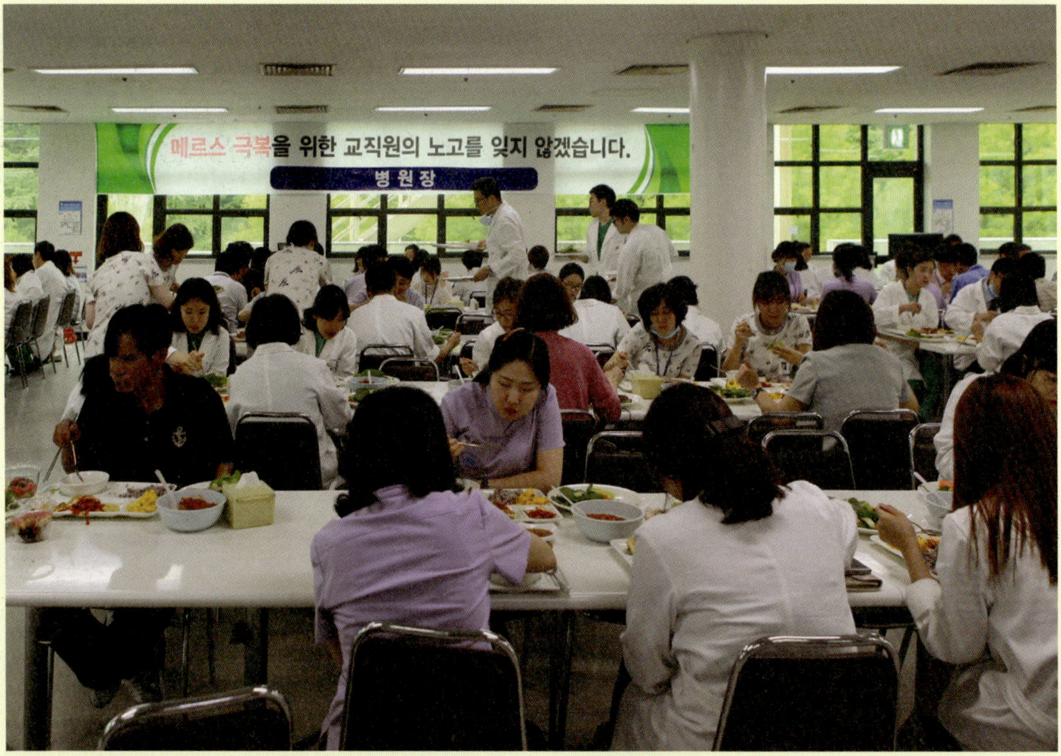
메르스 극복을 위한 교직원의 노고를 잊지 않겠습니다.
병원장

7월 7일, 메르스 극복에 따른 노고를 위로하고 감사함을 담아 전 교직원을 대상으로 '메르스 극복 Cool 중식 이벤트'를 열었다.

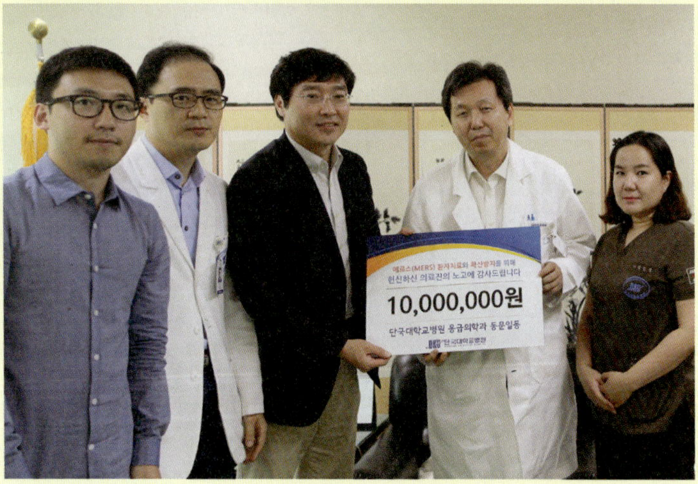
10,000,000원
단국대학교병원 응급의학과 동문일동

7월 16일, 단국대학교 의과대학 응급의학과 동문들이 메르스 환자 치료에 최선을 다한 의료진의 노고에 감사의 인사와 함께 후원금 1천만 원을 전달했다.

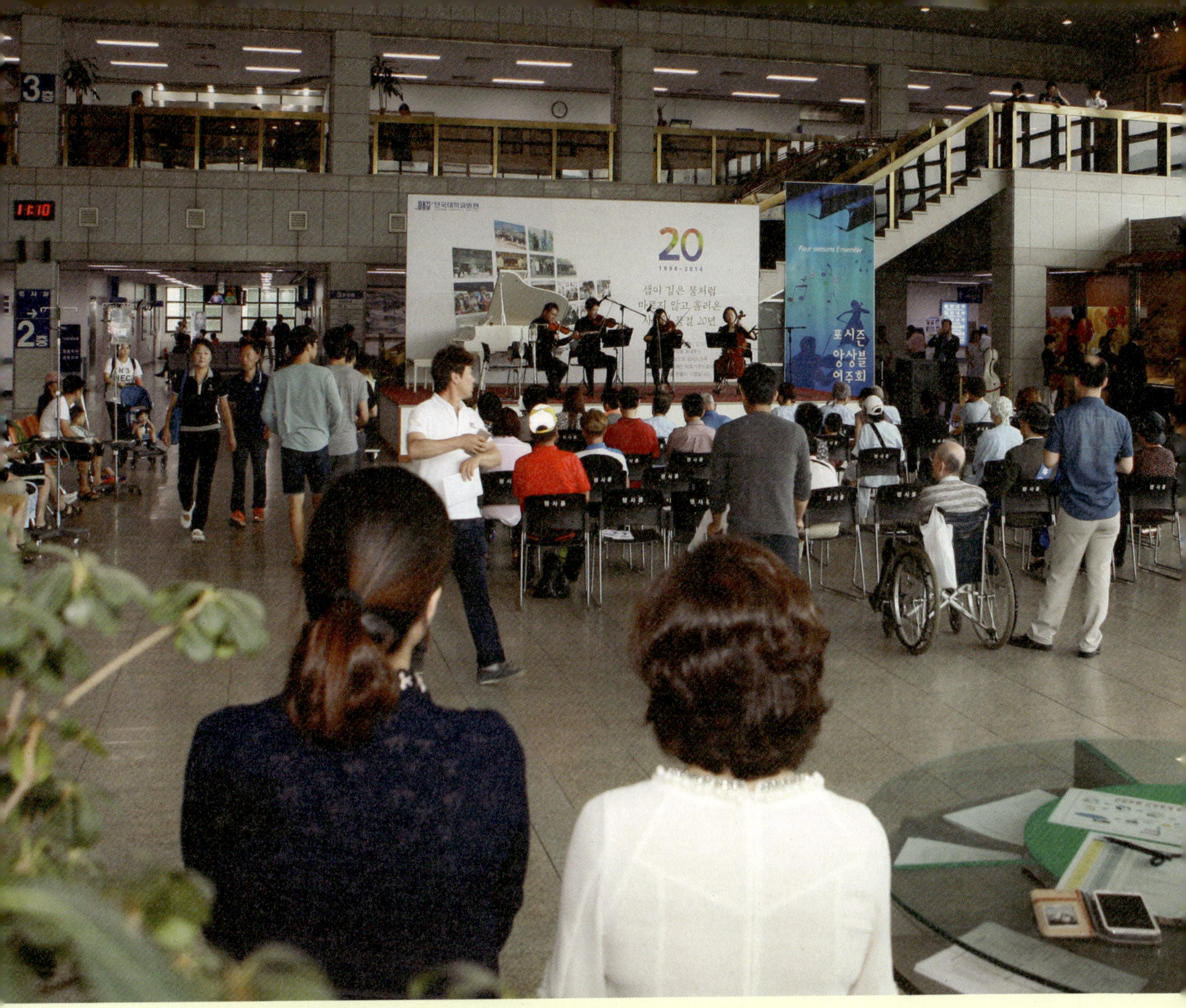

7월 21일, 메르스로 지친 심신을 회복시키고 병원에 새로운 활력을 불어넣은 메르스 힐링 음악회가 열렸다.

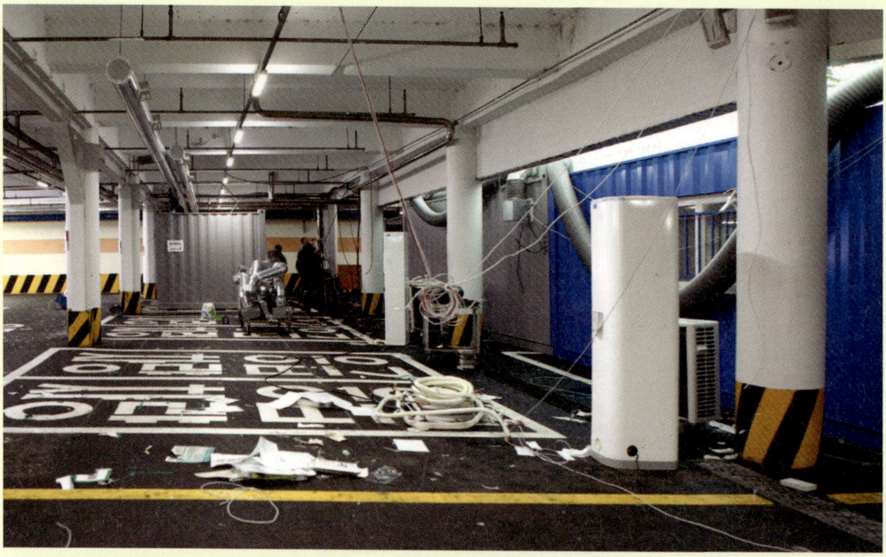

6월 2일부터 운영되었던 임시진료소가 7월 29일 늦은 시간까지 철거되고 있었다.

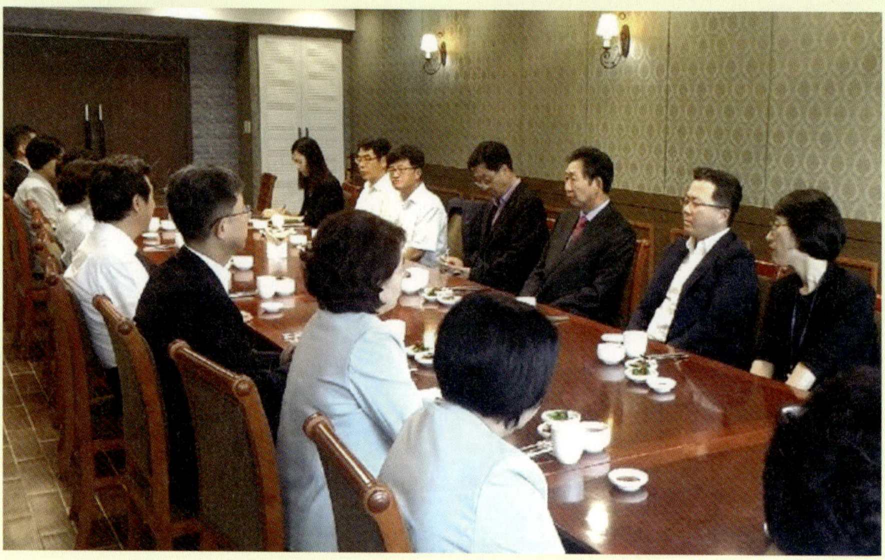

국내에서 메르스 사태가 사실상 종식됐다는 정부의 발표가 있던 다음날인 7월 29일, 장호성 단국대학교 총장(오른쪽 세번째)이 메르스 환자 치료에 참여한 의료진을 초청해 오찬을 함께 나누며 격려와 감사의 뜻을 전했다.

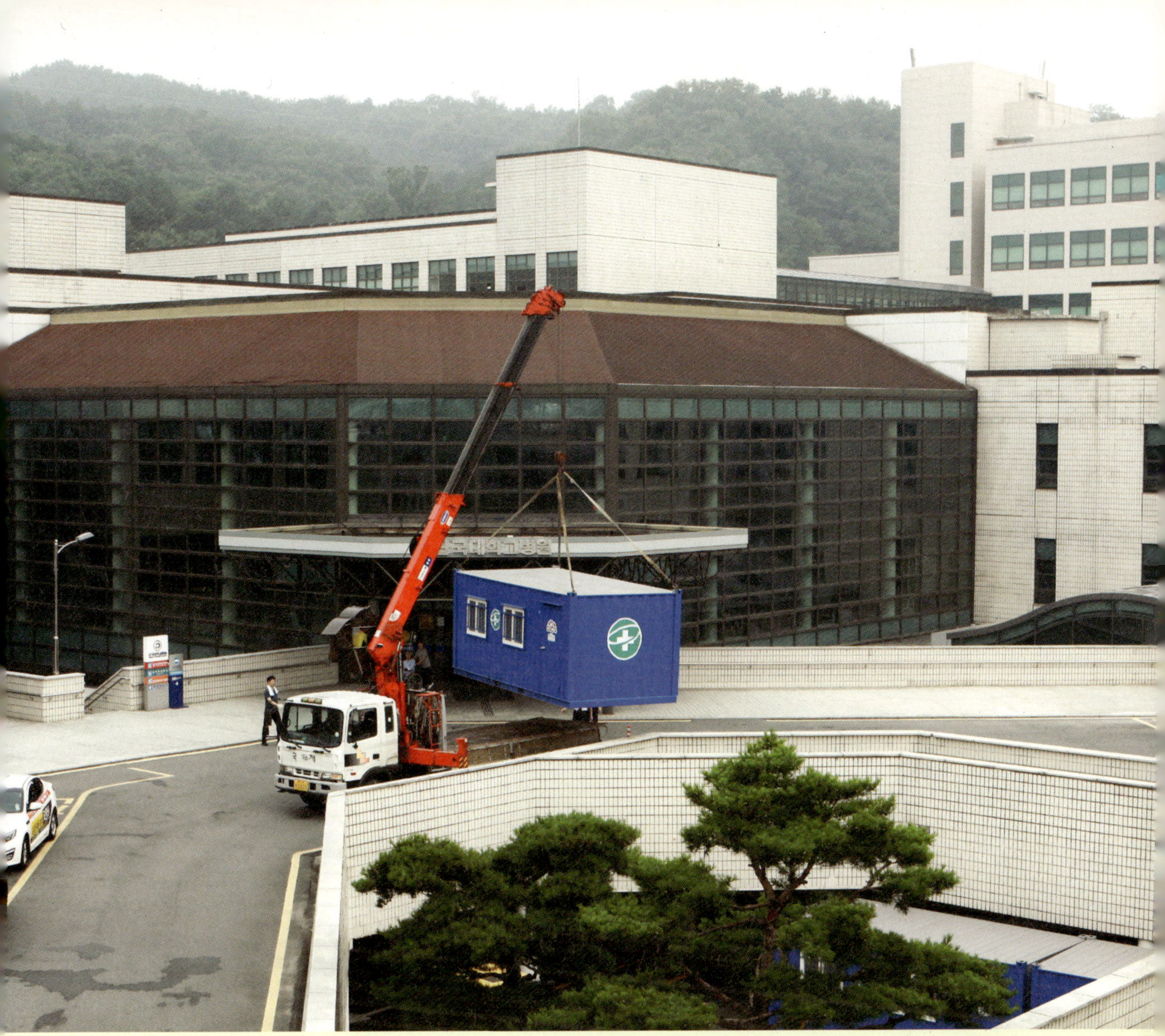

1층 응급의료센터 앞 주차장에서 음압격리병상으로 활용되었던 컨테이너가 7월 30일 이른 새벽에 철거되었다.

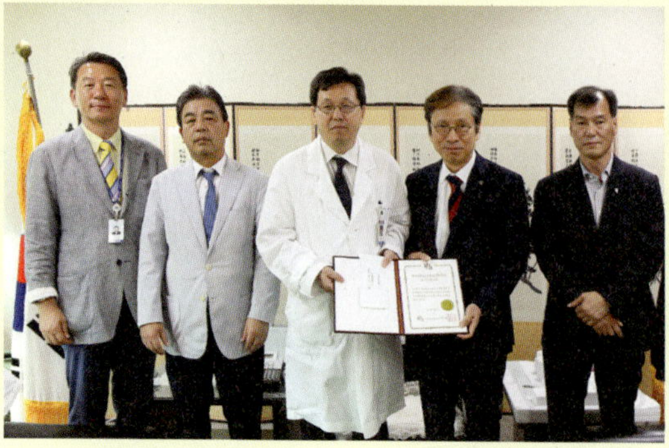

8월 6일, 박상근 대한병원협회장(오른쪽 두번째)이 방문하여 메르스 극복을 위해 최선을 다해 준 의료진을 격려하며 감사장과 금일봉을 전했다.

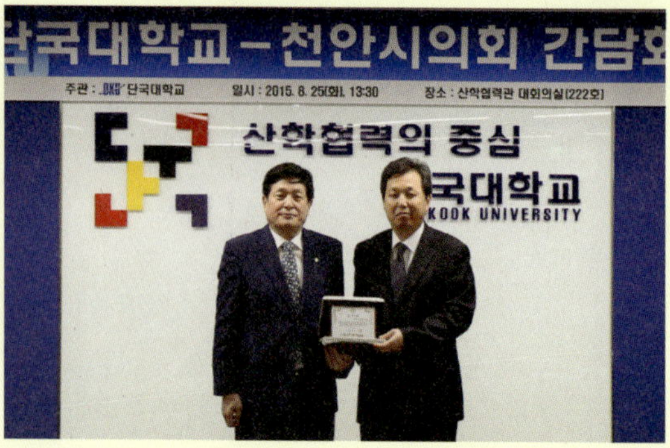
단국대학교-천안시의회 간담회
주관 : 단국대학교
일시 : 2015. 6. 25(화), 13:30
장소 : 산학협력관 대회의실(222호)
산학협력의 중심
국대학교
KOOK UNIVERSITY

8월 25일, 천안시의회가 메르스 최일선에서 노력을 다한 단국대학교병원에 감사패를 전달했다.

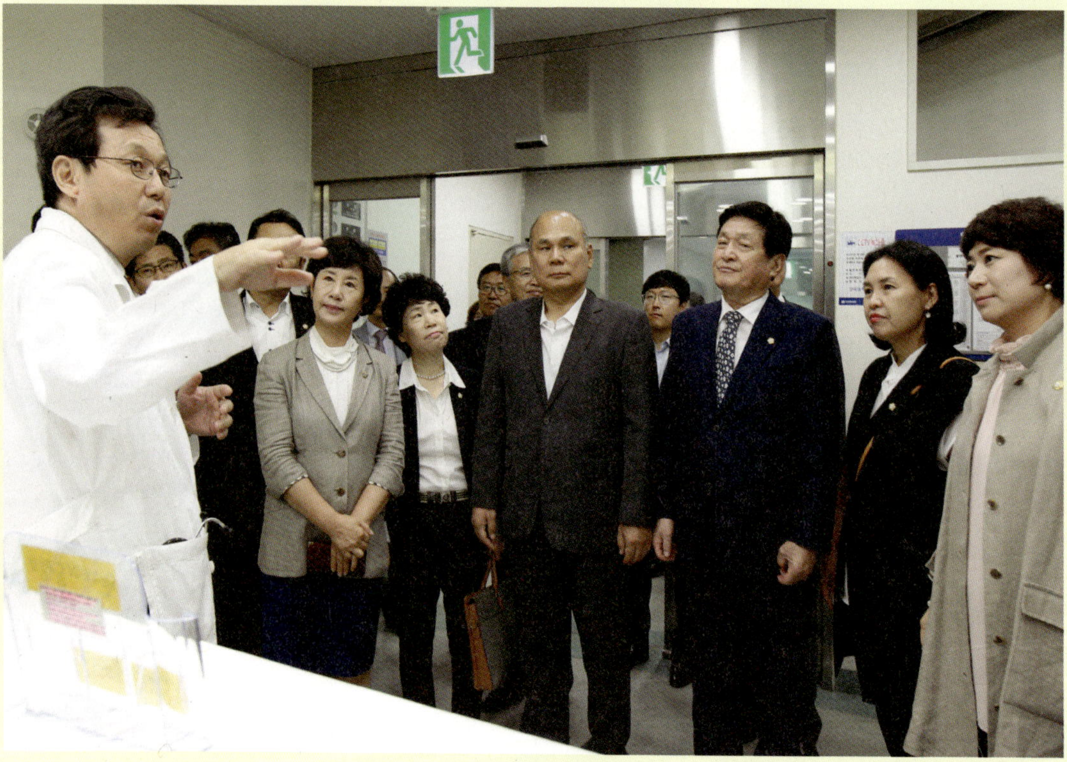

박우성 병원장이 국가지정입원치료병상에서 주명식 천안시의회 의장(오른쪽 세번째)을 비롯한 의원들에게 메르스 환자의 진료과정, 음압격리병실 구조 등에 대해 설명하고 있다.

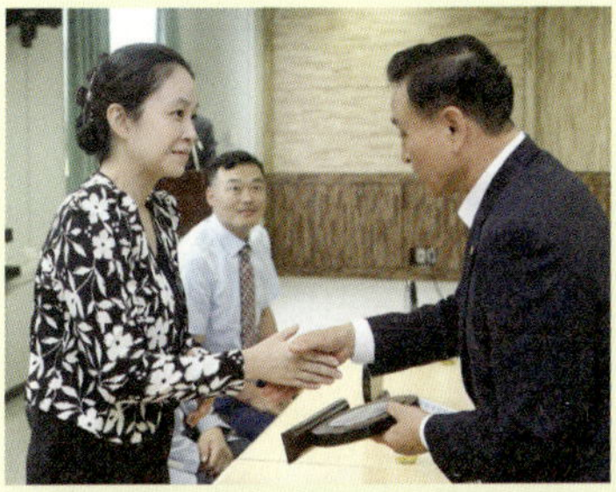

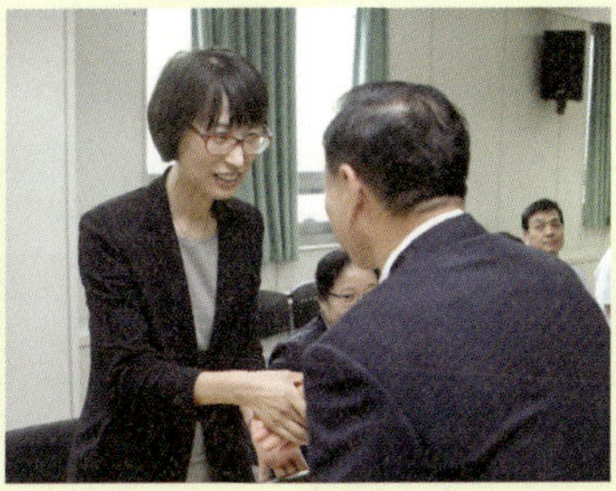

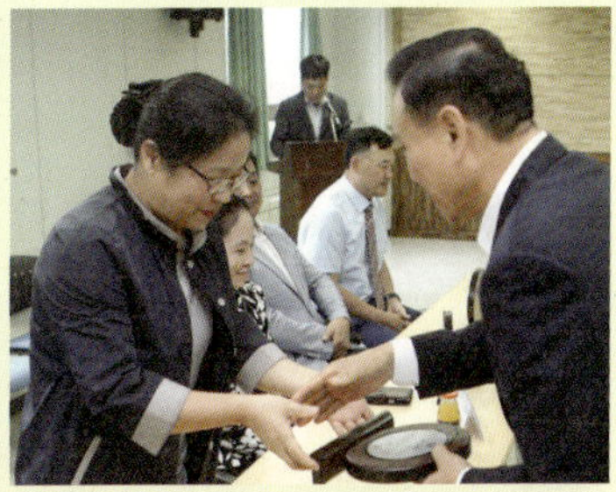

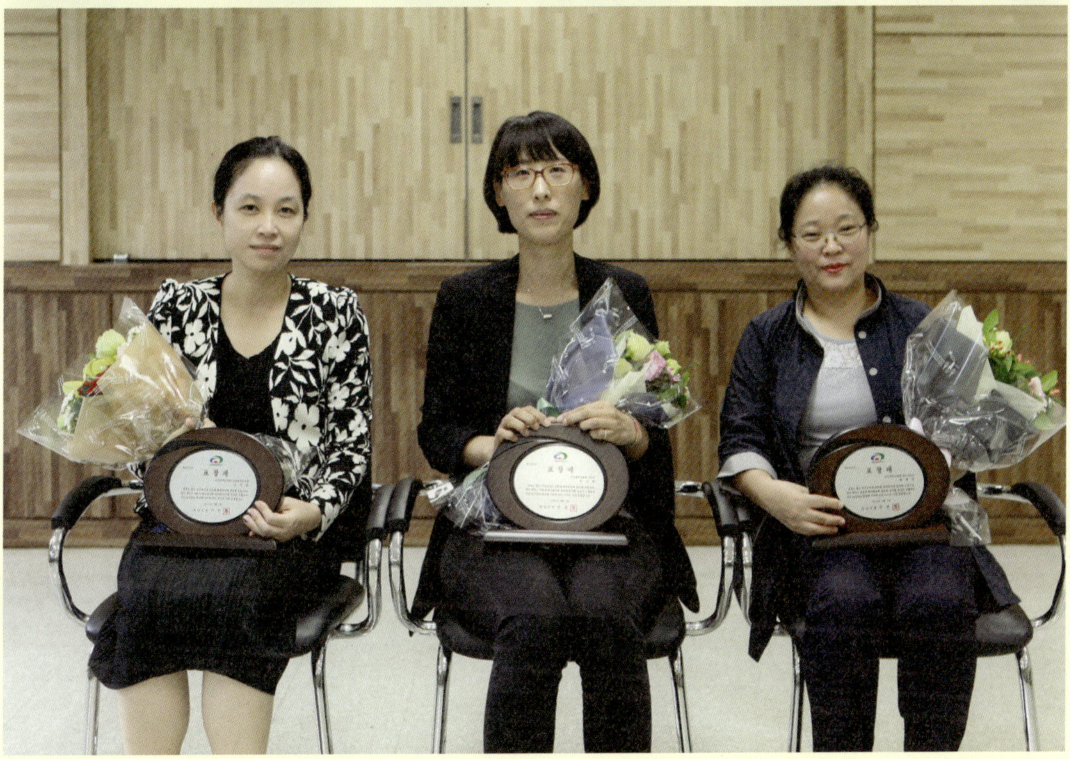

9월 1일, 메르스 확산 방지에 대한 공로로 이지영 감염내과 교수(왼쪽), 정예진 간호부 책임간호사(오른쪽), 한시현 감염관리전문간호사(가운데)가 구본영 천안시장의 표창패를 받았다.

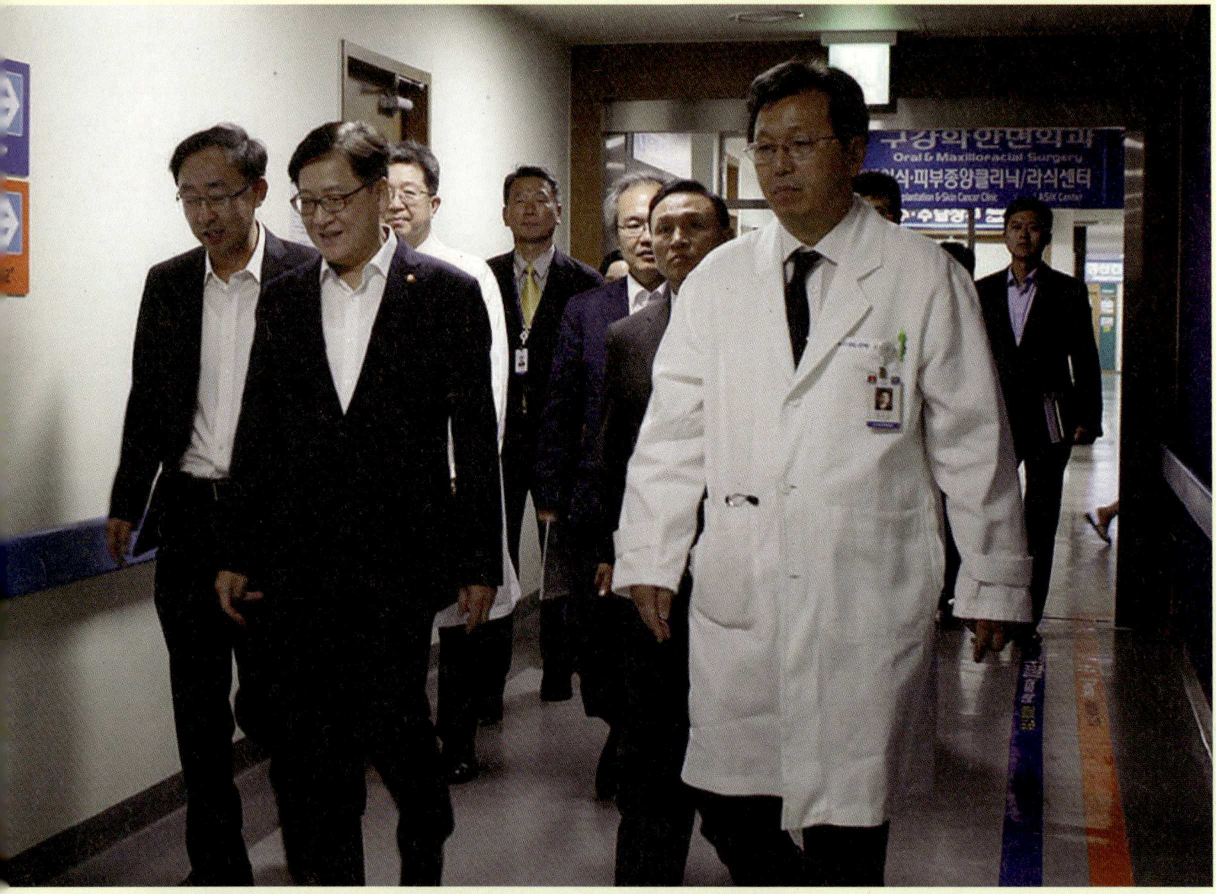

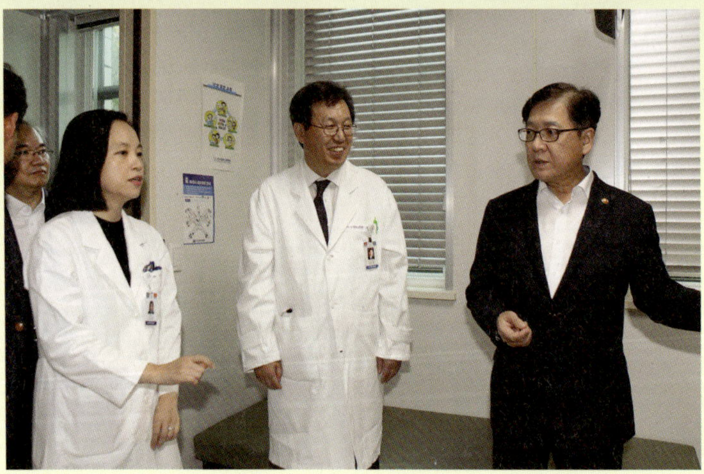

9월 25일, 정진엽 보건복지부 장관
(오른쪽 첫번째)이 방문하여
국가지정입원치료병상을 둘러보고
의료진을 격려했다.

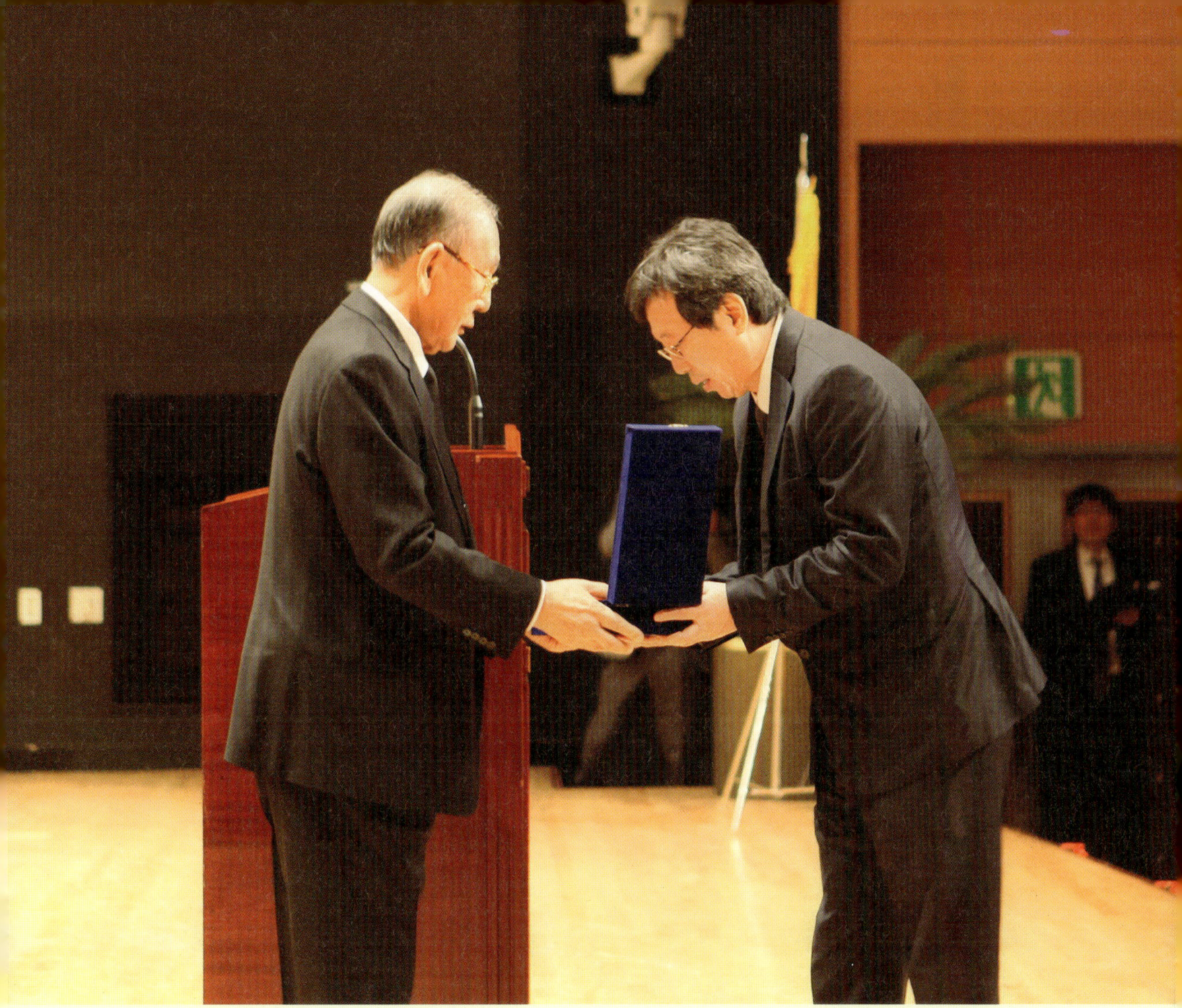

박우성 병원장이 11월 2일에 단국대학교 개교 68주년 기념식에서
메르스 확산 방지에 기여한 공로로 특별 공로 기관표창을 수상했다.

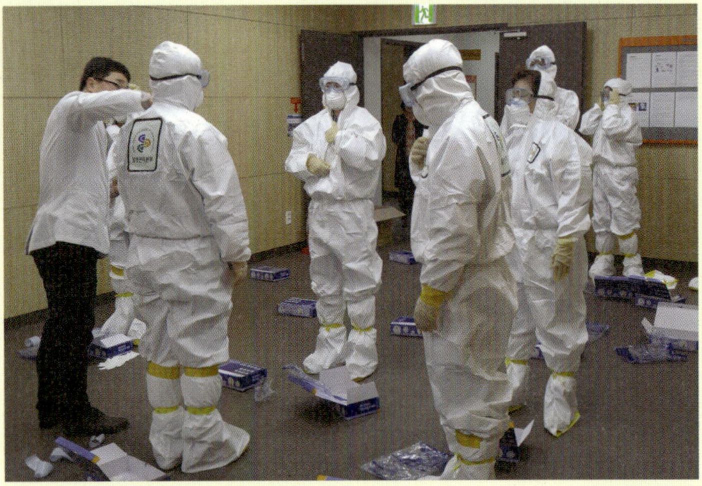

지역 재난 발생 시 기관별 협업체계 강화 및 인명피해 최소화, 응급의료종사자의 대응능력을 향상시키기 위한 '지역별 재난의료지원 교육 · 훈련'이 12월 15일 단국대학교병원에서 열렸다.

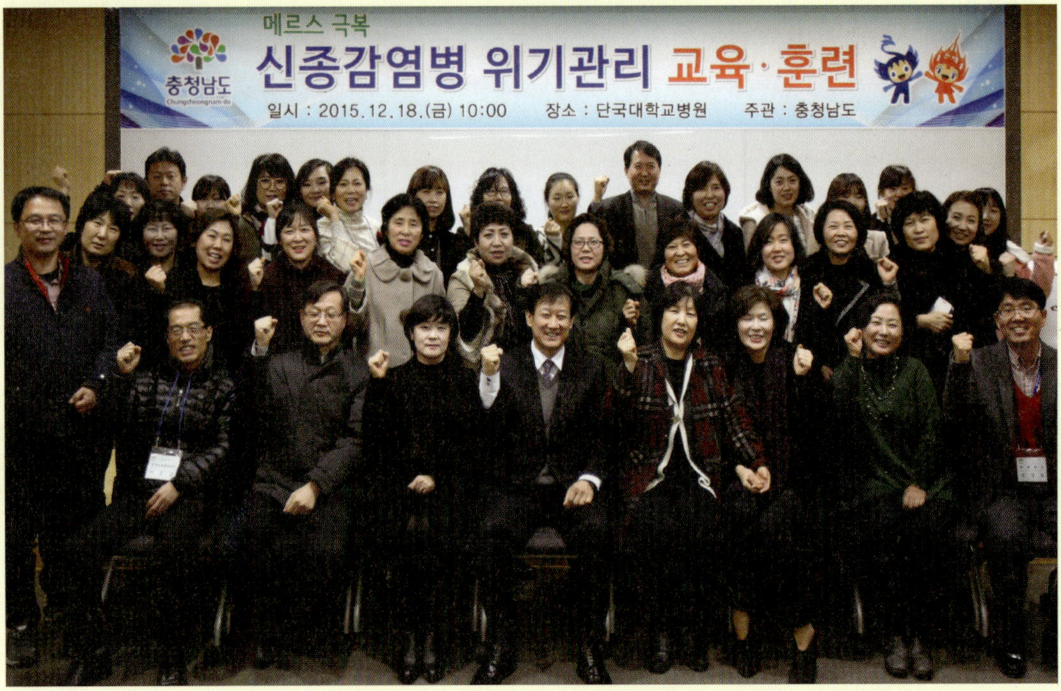
메르스 극복
신종감염병 위기관리 교육·훈련
충청남도
일시 : 2015.12.18.(금) 10:00 장소 : 단국대학교병원 주관 : 충청남도

메르스, 에볼라 등 신종 감염병을 이겨내고 예방하기 위한 위기관리 교육 · 훈련이 충청남도 주관으로 12월 18일에 열렸다. 이 교육은 위기관리 대응체계를 구축하고 도내 관련기관들이 현장 경험을 공유해 일선 현장의 초기 대응 능력을 강화하고 의료기관과의 협조체계를 확립하기 위해 마련됐다.

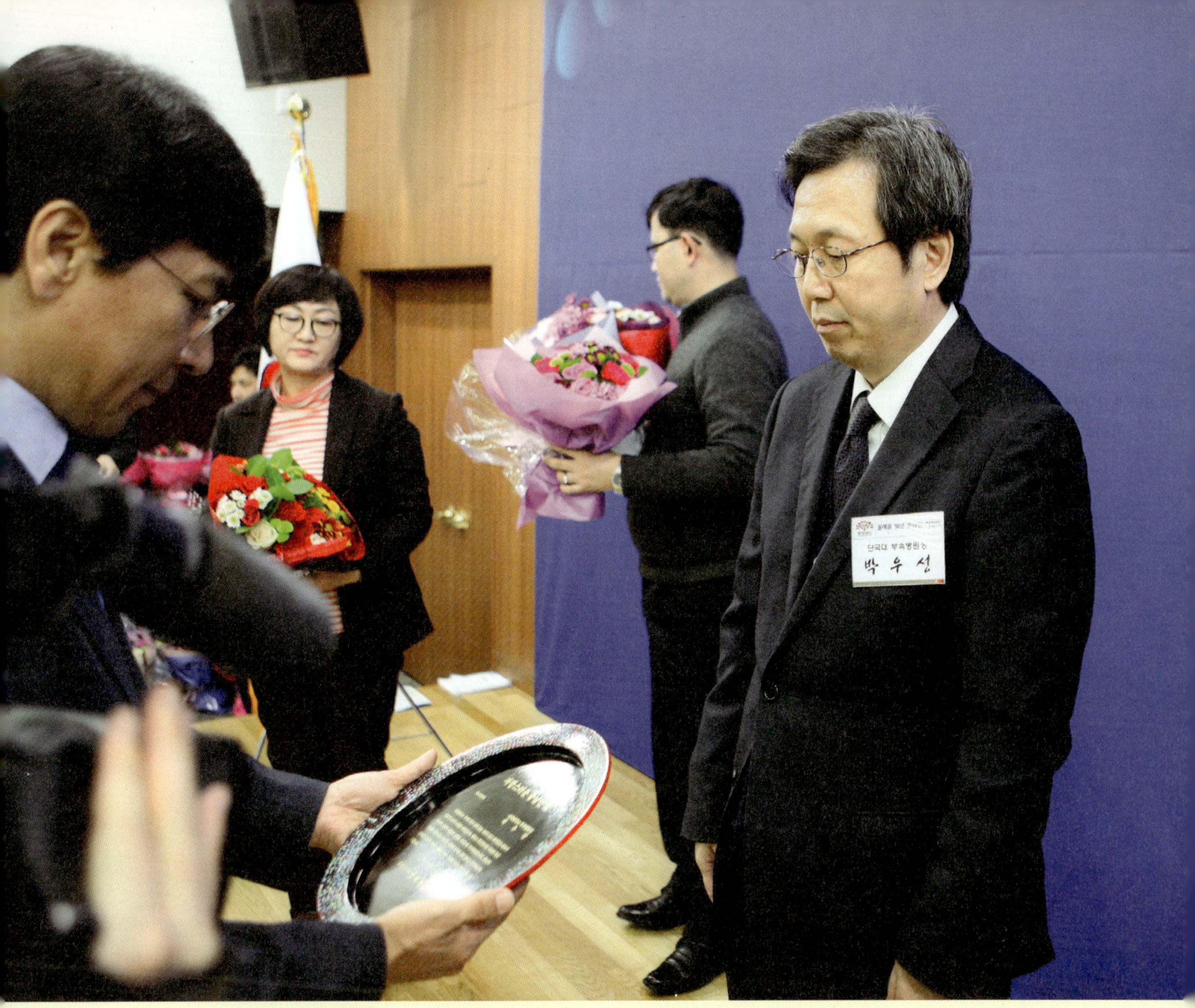

12월 31일, 박우성 병원장은 병원 진료 차질과 수익 감소에도 불구하고 메르스 환자 치료와 지역사회 내 확산 방지에 헌신한 점에서 높은 평가를 받아 '자랑스러운 충남인상'을 수상했다.

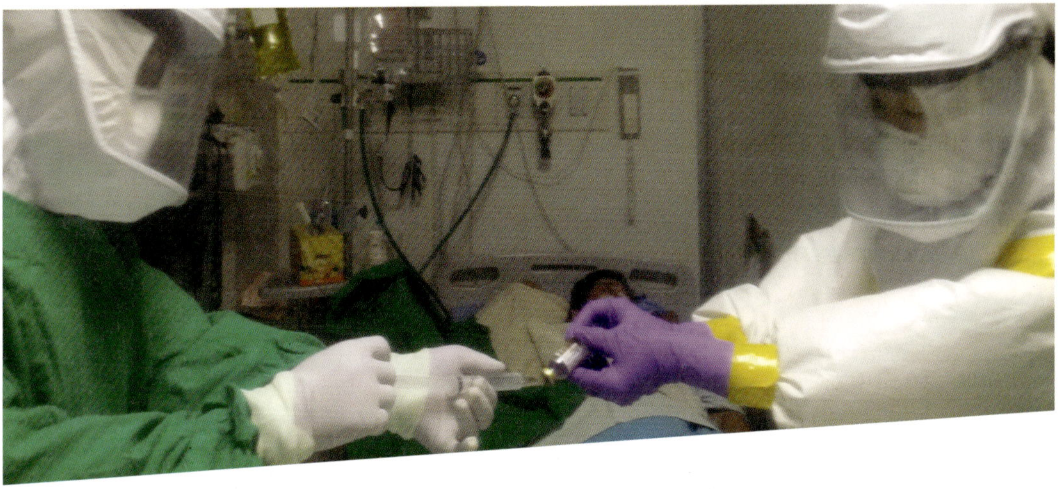

부록

메르스 비상대책위원회 운영진 인터뷰

메르스 현장 종사자 및 환자 후기

한 눈에 보는 메르스 주요일지

언론 자료 모음

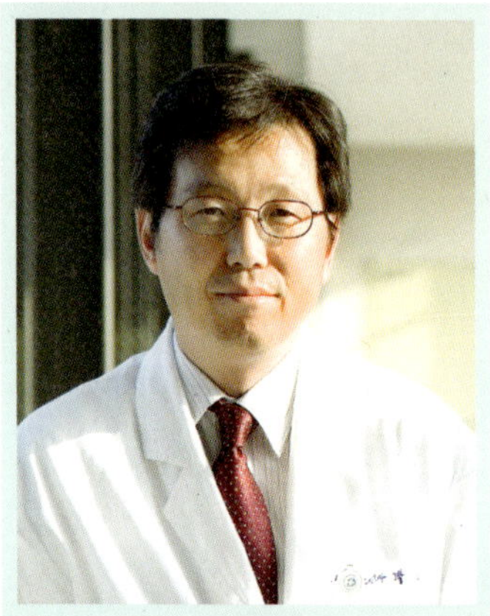

병원장 박우성

지역사회 거점 대학병원을 운영하고 있는 단국대학교병원장으로서 메르스 발생 당시 소회는 어떠셨습니까? 모두가 두려움 앞에 섰을 때 남다른 책임감을 느끼셨을 것 같습니다.

메르스 발생 직후, 감염내과로부터 한 통의 전화를 받았습니다. 메르스 환자의 입원 결정 여부였습니다. 사실 우리 병원은 지역거점 대학병원으로, 충남권역 환자를 먼저 보도록 했습니다만 당시 평택에 거주지를 뒀던 그 환자를 지나칠 수 없었습니다. 평택, 안성 등 경기 남부 모두를 포함해 환자 모두를 수용하기로 결심했습니다. 우리 병원이 충남 유일의 국가지정입원치료병상을 운영하고 있는 책임감을 가지고, 메르스를 극복해나가고자 노력했습니다.

메르스 비상대책위원회를 바로 설립하고 즉각적인 결정이 이루어진 것으로 압니다. 병원의 수장으로서 그 결정에 우선순위가 있었습니까?

명확한 목표의식이 있었습니다. 병원 내 감염은 어떻게든 막자는 것이 첫 번째입니다. 모든 사람에게 질병관리본부에서 정하는 기준보다 더 높은 기준을 적용해, 만에 하나 일어날 수 있는 모든 가능성을 차단하고자 했습니다. 실제로 보건당국에서 지정한 격리기간이 2주였으나, 우리 병원에서는 3주로 연장하고 구성원 모두가 메르스에서 확실히 안전한 상태에 있다는 것이 확인될 때까지 조치를 취했습니다. 또한 메르스도 질병이라는 사실을 주지하고, '생명'을 구하는 것을 최우선으로 생각했습니다. 환자를 살릴 수만 있다면 모든 수단과 방법을 동원해서 살리고 보자고 결의했습니다. 병원의 재정적 손실과 운영 등은 상황종료 후에 생각해도 늦지 않다고 판단했습니다. 마지막으로 지역사회의 전파를 막는 것이 우리 병원의 의무라고 생각했습니다. 지역의 1천 명이 넘는 환자에게 메르스 검진을 하고 모든 사람들에게 안심시킬 수 있도록 노력했습니다. 지역사회의 불안감을 없애기 위해 매스컴을 통해 제대로 된 정보를 전달했고, 의료진과 구성원 모두가 합심해 결국 지역전파를 막아낼 수 있었습니다. 굉장히 감사하게 생각합니다.

메르스가 확산되고, 각종 루머 등 여러 가지 어려움이 많으셨을 것으로 생각됩니다.

네. 메르스 발생 초기에 메르스 노출병원이라고 해서 모든 언론과 지역주민으로부터 원망을 들었던 적도 있습니다. 환자도 격감하고, 의료진이 택시에서 승차거부도 당했다는 이야기를 들었을 때는 정말 마음이 아팠습니다. 일선에서 사투를 벌이는 구성원을 생각하면 가슴이 아팠지만, '우리 할 일을 하자'라는 생각으로 묵묵히 길을 걸어갔습니다. 군인이 싸움을 좋아해서 총을 쏘고 사람을 죽이는 것이 아니라, 적으로부터 우리를 지키기 위함이듯이 병원의 존재가치도 마찬가지입니다. 루머나 편견에 휩싸여 좌지우지 되지 않고 환자를 보호하는데 최선을 다했습니다. 다른 병원에서 환자를 피하고, 우리 병원으로 무작정 보냈을 때도 적극적으로 수용할 수 있었던 건 우리가 당연히 해야 할 일이라고 믿었기 때문입니다. 사실 안희정 도지사의 SNS를 통한 격려 글에서 굉장히 큰 힘을 얻었습니다. 우리 병원의 사투를 알림으로써 사람들의 시각이 달라진 것도 사실입니다. 이 자리를 통해 깊은 감사의 말을 올리고 싶습니다.

관계자 모두가 한마음으로 위기를 극복했습니다. 마지막으로 하고 싶은 말씀 부탁드립니다.

위기를 다함께 극복해 준 구성원 모두에게 대단히 고마운 마음을 가지고 있습니다. 의사라는 직업이 이타적인 직업입니다. 환자를 항상 먼저 생각하고 앞으로 어떠한 경우가 와도 우리 병원 구성원은 지금처럼 자신을 헌신했을 거라고 믿어 의심치 않습니다. 위기는 항상 오고, 실수도 할 수 있습니다. 하지만 위기를 어떻게 바라보고 대처하는가가 중요합니다. 그 과정에서 실수도 커다란 배움의 힘이 됩니다. 앞으로도 지금껏 쌓아온 내공으로 구성원 모두가 단합된 모습으로 안전한 병원, 좋은 의료기술과 마음가짐을 가지고 있는 병원을 지향해 나갈 것입니다.

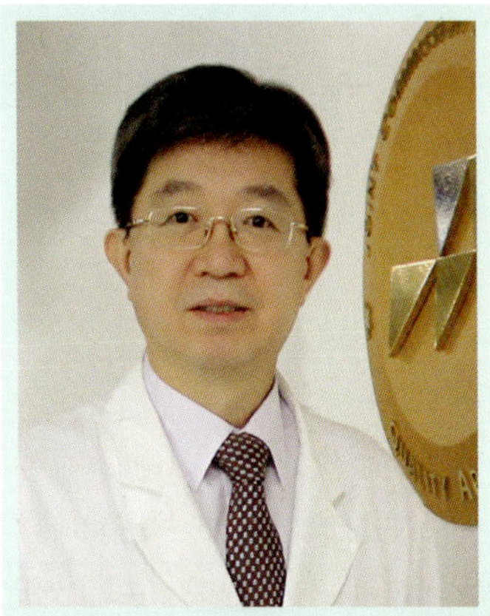

진료부원장 김재일

긴박했던 메르스 발생 직후 병원의 상황은 어떠했습니까?

의료진인 저 조차도 첫 입원환자를 통해 메르스에 대해 자세히 알게 됐습니다. 사실 모든 질환이 세계보건기구 기준(WHO), 프로토콜이 있습니다. 메르스 역시 사우디아라비아 케이스를 가지고 환자를 대했는데 발병과 확진, 치료과정에서 그 임상양상과 전혀 다르게 나타나기 시작했죠. 병이라는 것이 진단이 되면 예후와 치료방침이 정해지는데 우리가 예상하는 임상양상과 감염경로가 전혀 달랐던 것입니다. 기존의 프로토콜을 보면 비말감염인데, 타 지역(평택성모병원) 환자 발생이 된 다음 다른 병실에서 환자가 감염됐다는 사실을 접하니 의료진 모두 충격이었습니다. 우리가 할 것은 하나뿐이었습니다. 환자를 진료 후 즉각 치료를 결정하는 것입니다. 자연스럽게 메르스 비상대책위원회가 24시간 비상체제로 운영됐고, 환자가 나오면 그 자리에서 회의를 통해 치료방침을 결정했습니다. 즉, 1인실, 2인실, 격리실 결정 등 모든 결정이 비상대책위원회에서 이루어졌고, 그 기간이 한 달 이상 지속되었습니다.

24시간 비상체제 등으로 의료진의 건강과 여러 가지 여건들에 있어서 어려움이 많았을 것 같습니다.

네. 대부분 철야근무를 하니 정확히 일주일 후 몸에 이상이 오기 시작했습니다. 당연한 결과지만 몸살인지 메르스인지 구분이 가지 않아 더 큰 걱정이었습니다. 집행부는 일선에서 사투하는 의료진들의 버팀목이 되어야 한다는 생각에 더욱 철저히 자가 단속을 해야 했습니다. 매주 주말 서울 부모님 댁에 가는데, 혹시나 하는 생각에 병원에서 지냈고요. 메르스 발병 한 달이 넘어가던 어느 날, TV를 보며 걱정하던 어머니께서 전화로 "평생 내 자식이 의사가 된 것을 자랑스럽게 여겼는데, 이번만큼은 후회가 되는구나."라며 눈물을 흘리셨습니다. 저는 "아닙니다, 어머니. 저도 두렵지만 제가 할 수 있는 일을 하게 되어서 기쁩니다."라고 안심을 시켜드리고 다시 한 번 뜨거운 눈물을 흘렸습니다. 가장 감동적인 것은, 구성원 누구 하나 힘들다는 표현을 하지 않은 겁니다. 아마 누군가가 울음을 터트렸으면 모두가 무너졌을 겁니다. 하지만 한 마디의 불평불만 없이 모두가 제 자리에서 최선을 다했습니다.

우리 병원이 메르스를 극복하는 과정에서 어떤 대응을 했습니까?

우선 메르스 비상대책위원회의 의사결정이 전국에서 가장 빨랐다는 평가를 받을 정도로 즉각적인 행동을 취한 것이 위기 극복에 주효했습니다. 임시진료소의 진료도 처음부터 전문 교수진이 참여를 했습니다. 모든 임상교수들이 참여한 것이죠. 솔선수범해 후배 의료진들이 더욱 잘 따라올 수 있었습니다. 실제 타 병원에서는 전공의를 제일 먼저 투입시켜 파업했던 경우도 있습니다. 하지만 우리 병원에서 전공의는 임시진료소 진료를 처음부터 배제했습니다. 젊은 의료진이 메르스에 먼저 노출되어서는 안 된다는 생각 때문이었습니다. 구성원 간의 배려가 컸습니다. 단 한 명도 불평하는 사람 없이 평소의 잠재력을 여실히 보여준 계기였습니다. 간호부 역시 솔선수범했습니다. 나이 50대의 수간호사가 메르스 환자 치료에 가장 먼저 나섰으니까요.

관계자 모두가 한마음으로 위기를 극복했습니다. 마지막으로 하고 싶은 말씀 부탁드립니다.

구성원 모두의 협심과 희생 없이는 결코 극복할 수 없는 위기였습니다. 진심으로 고마운 마음입니다. 우리 병원에 파견 나온 간호사와 군의관께도 감사의 인사를 올립니다. 메르스 사태 종료 후, 천안에 개원의 선생님 한 분이 문자를 보내왔습니다. '메르스 때문에 고생 많이 하셨습니다. 고생한 의료진의 노고를 생각하면서 같은 의사로서 미안한 생각입니다. (중략) 이 지역에서 가장 고생한 단국대학교병원 의료진에게 정말 감사드립니다.'라며 3백만 원의 후원금을 보내왔습니다. 사실 타 대학 출신의 의료진이 우리 대학 의료진을 위해 성의를 표시한 것은, 그만큼 우리 병원이 메르스의 최전선에서 열심히 했다는 것을 말해주는 것이라 생각합니다. 진심으로 감사했습니다. 당시 메르스 비상대책위원회에서는 '오늘도 무사히'라는 말을 가장 많이 한 것으로 기억합니다. 그렇게 하루하루 무사히 넘겼고, 그날들을 회상하며 웃을 수 있는 오늘이 와서 행복합니다. 우리 병원은 향후 어떠한 위기에도 극복할 수 있는 저력을 가지고 있음에 자긍심을 느낍니다.

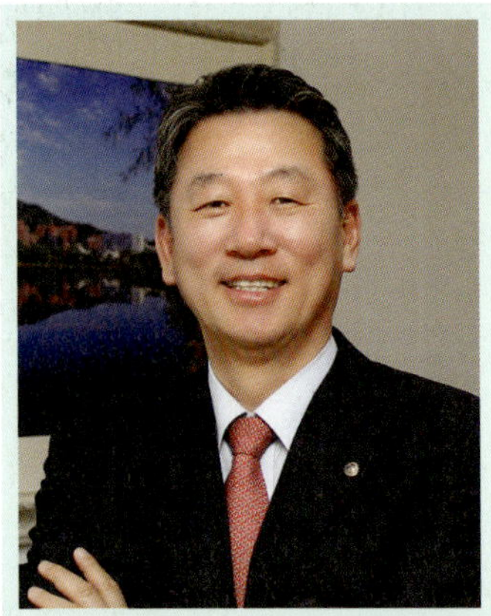

행정부원장 신삼철

의료진이 아닌, 병원 행정 분야에서 바라본 메르스의 초기 상황은 어떠했습니까?

1994년부터 21년 동안 병원에 근무하면서 이렇게 급속도로 확산된 전염병은 처음이었습니다. 하지만 메르스 초기, 병원과 지역사회에 과도한 공포심이 확산되었다고 판단하고, 제대로 된 행정 처리로 환자들과 구성원들에게 우리 병원이 안심할 수 있는 곳임을 말해주고자 노력했습니다. 사실 제일 안전한 곳이 병원이기도 합니다. 병원은 아픈 환자들을 보호하기 위한 울타리와 시스템이 잘 갖춰진 곳이기 때문이죠. 그런데 폐렴과 관계없는 질병을 앓고 있는 중환자도 두려움에 병원에 오지 않으려 했습니다. 이번 일을 통해 다시 한 번 컨트롤 타워의 중요성을 절감했습니다.

단국대학교병원이 메르스를 대응해 나감에 있어서 행정의 공과(功過)가 있다면 말씀해주세요.

메르스 비상대책위원회가 설립되고 운영진은 1분 1초를 허비하지 않고 재빠른 의사결정을 내렸습니다. 당시 병원장님의 얼굴 표정은 포탄이 터지는 최전선에서 전쟁을 치르는 군인 같았습니다. 행정팀은 의료진이 진료를 보는데 막힘이 없도록 최대한 지원하는 역할을 했습니다. 물이 고이면 썩듯이 의료행정도 의료라는 물이 원활하게 흐를 수 있도록 중간 역할을 하는 것이라 생각합니다. 물이 물길을 따라 정상적으로 흐르도록 뒤에서 지원하는 것이죠. 메르스가 국가 전체의 위기로 대두될 때 우리는, 행정절차를 따지지 않고 '선 조치 후 보고'로 일을 진행했습니다. 일례로 임시진료소 설치 시 컨테이너가 필요한 상황이 되면, 다음 날 즉각 설치할 수 있도록 가장 발 빠르게 움직였습니다. 당시 컨테이너도 기성품이 없어 제작을 해야 했음에도 하루 만에 규격에 맞게 맞추고, 지게차로 옮기면서 메르스로 의심되는 환자들이 안심하고 검사를 받을 수 있도록 조치를 취한 것입니다. 병원의 특성은 의학박사부터 무학까지 다양한 사람들이 모인 집단입니다. 약 60여 종의 직종이 모여 있는 오케스트라 같은 곳이죠. 그래서 협업이 강조됩니다. 비록 행정의 비중은 작지만 메르스를 극복함에 있어서 꼭 필요한 부분이기도 했습니다.

메르스라는 위기상황에서 기존의 매뉴얼과 다른데, 행정 업무를 처리하는데 어려움이 없었습니까?

우리 병원 구조가 저층분산 구조라 출입관리가 쉽지 않습니다. 의심환자가 일반인에 노출되는 것을 절대적으로 막아야 하는 상황에서 모든 출입구에 열감지 카메라를 설치했습니다. 그리고 드나드는 모든 사람에게 출입명부를 작성하게 하고, 선별진료소 또한 스크린을 설치했습니다. 실시간으로 상황이 변하는 속에서 '명확한 지침을 가장 빠르게 전달'하는 것이 중요했습니다. 따라서 인트라넷을 통해 내부 구성원의 정보 공유가 될 수 있도록 처리했고, 의료진 및 관계자가 이를 숙지함으로써 내원 환자에게 정확한 안내가 이루어질 수 있었습니다. 물론 그 과정에서 실수도 있었지만, 그 역시 보완해나가며 즉각 처리했습니다.

관계자 모두가 한마음으로 위기를 극복했습니다. 마지막으로 하고 싶은 말씀 부탁드립니다.

메르스를 극복해나가는 71일간 우리 직원 중 단 한 명의 불만도 없습니다. 총알만 없는 전쟁처럼 지냈기 때문일 겁니다. 극한 상황에서 나오는 행동을 저력이라 합니다. 이번 메르스를 통해 가장 극한의 상황을 경험했고, 또 극복을 통해 새로운 내공과 저력을 가질 수 있게 됐습니다. 병원 운영으로만 보면 매출에 상당한 손해가 있었습니다. 하지만 그 이상의 커다란 공부가 되었다고 생각합니다. 구성원의 무한한 자긍심과 결속력을 가슴 깊이 느꼈습니다. 이는 사실 평상시에 준비된 것이라 생각합니다. 우리 병원의 행정의 인원은 많지 않지만 평상시에도 저는 의사소통을 강조했습니다. 원내 동호회를 통해 서로의 인간적인 면모를 알고 있었습니다. 지난 10년간 매년 근속자 모두에게 장미꽃 한 송이를 선물하기도 했는데요. 이것은 단순한 이벤트가 아니라 구성원간의 '관심'과 '사랑'이 있음을 나타내는 것 같습니다. 유기적인 팀 간 소통이 평소에 이루어졌기에 메르스를 잘 극복한 원동력이 되었습니다. 모두에게 이 자리를 빌려 감사의 인사를 전합니다.

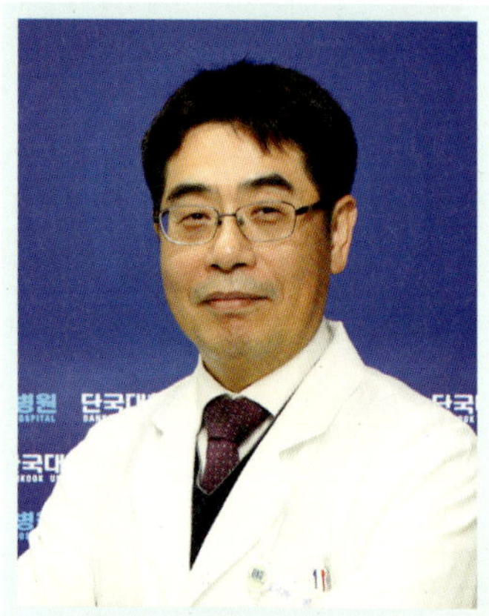

대외협력실장 김형지

6월 초 언론에 연일 단국대학교병원이 소개되면서 언론창구 역할에서 어려움이 있었을 것 같습니다. 당시 상황은 어떠했나요?

5월 말 메르스 확진환자가 우리 병원에 입원하면서 대외협력실도 마찬가지로 비상체제에 돌입했습니다. 사실 메르스 확진환자가 치료 중이라는 사실을 공개하기까지 내부적인 고민이 많았습니다. 질병관리본부는 '메르스 감염환자 치료 병원 미공개 원칙'을 고수하고 있었고, 우리 또한 치료가 시급한 급성기 환자나 중환자들이 메르스 걱정으로 적절한 치료를 못받는 상황이 되는 것을 막기 위해 당분간 공개하지 않기로 했었습니다. 당시 메르스 불안감이 확산되면서 지역 내 의료기관의 외래환자가 줄고 예약취소 요구가 빗발치는 상황이었습니다. 또 각종 커뮤니티 게시판 혹은 문자 등을 통해 관련 정보가 떠돌고 있었고, 거짓 소문도 퍼지면서 메르스와 관련 없는 병원들도 유탄을 맞고 있었습니다. 그 과정에서 언론사의 지속적인 공개 요구와 무언의 압박도 있었지요. 6월 2일 이후 인터넷상에서 떠돌던 이야기 역시 사실과는 다르게 퍼져 나갔고, 이 내용이 언론에 보도되면서 곤혹을 치룬 기억이 납니다.

71일간 메르스와의 사투, 대외협력실에서는 외부 관계자에게 우리 병원 소식을 정확하게 알리는 역할을 하셨을텐데요. 어떻게 활동하셨는지요?

6월 초 메르스 확진환자를 치료하고 있던 지역의 병원들은 지역주민의 불안감 해소를 위해 적극적으로 대응하기 시작했습니다. 대전의 종합병원 두 곳은 공동으로 기자회견을 열고 병원에 대한 막연한 공포 확산을 막기 위해 메르스 환자 발생현황과 대응책 등 정확한 정보를 전달했습니다. 우리 병원 역시 언론사에 메르스 확진자는 외부와의 접촉이 완전히 차단된 상태에서 내원했으며, 의심환자도 별도의 공간에서 진료가 이루어지기 때문에 일반 환자들은 안심해도 된다는 내용으로 자료를 배포했습니다. 이후 5명의 메르스 환자에 대한 정보와 건강상태 등에 대해서 취재를 요청하는 기자들에게는 관련 정보를 제공했으며, 음압격리병상의 원리와 안전한 치료환경 등에 대해서도 국민들에게 이해를 돕고자 보도자료를 배포하기도 했습니다. 한 언론사의 기자는 우리 병원에 오랜 시간 머물면서 전쟁 같은 일상과 안전한 병원시스템을 카메라 앵글에 담아 보도해 큰 반응을 얻기도 했습니다.

단국대학교병원이 천안 지역 메르스 극복에 중요한 역할을 해냈다는 언론보도가 많았습니다. 내부의 평가 역시 그러했는지요?

네. 실제 6월 중순 평소 3분의 1 수준으로 급감했던 내원객도 6월 말이 되면서 서서히 회복되기 시작했고, 6월 말에는 신장이식 소식도 전해지면서 병원은 일상을 되찾아갔습니다. 언론사에서도 메르스 환자의 완치 소식과 응원 메시지, 치료방법 등을 대해 심층 취재해 보도했으며, 사설 등을 통해 묵묵히 메르스 격리병동과 음압치료실을 운영하면서 단 한 차례의 2차 감염도 발생하지 않은 우리 병원의 사례를 소개하기도 했습니다. 실제로 메르스 비상대책위원회의 명확하고 재빠른 정책 결정과 내부 구성원의 노력, 이를 지역주민에게 제대로 알린 언론사의 역할 등으로 메르스를 잘 극복해낸 것 같습니다. 내부 또한 이번 메르스 위기를 통해 다시 한 번 구성원들의 저력을 확인했고, 더욱 결속력을 다지고 있습니다.

관계자 모두가 한마음으로 위기를 극복했습니다. 마지막으로 하고 싶은 말씀 부탁드립니다.

메르스를 사투를 벌였던 71일간 우리 병원 구성원 모두에게 크나큰 고통의 시간이었으나 공통된 목표를 위해 구성원 모두가 혼신의 힘을 다했던 시간이었습니다. 도달하기 어려운 높은 곳에 있지만, 도달하고 나면 당연히 이르렀어야 할 곳이 되고 또 성취에 대한 만족이 있었기에 견뎌낼 수 있었던 것 같습니다. 구성원 모두는 하는 역할은 각자 달랐지만 모두가 각자의 자리를 지키면서 자기 맡은 바 최선을 다했고 훌륭히 목표를 실현했다고 자부합니다. 제2, 제3의 메르스는 언제든지 올 수 있습니다. 이번에 발간하는 메르스 백서와 부족했던 부분을 거울삼아 앞으로 어떤 위기가 오더라도 우리 병원은 극복해나갈 수 있는 저력이 있음을 믿으며, 이 자리를 빌려 도와주셨던 구성원 모두에게 감사의 말을 전합니다.

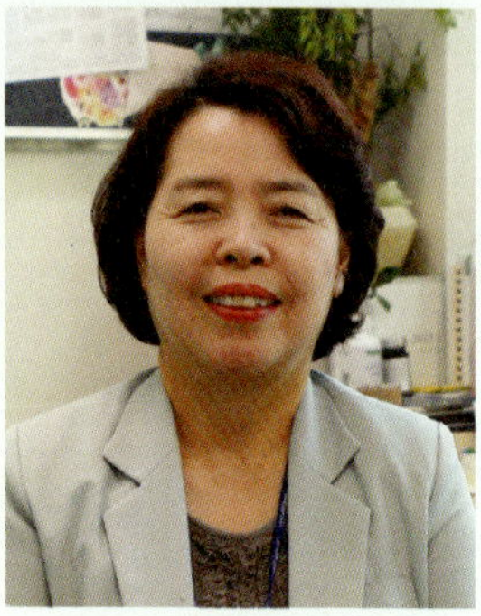

간호부장 김영은

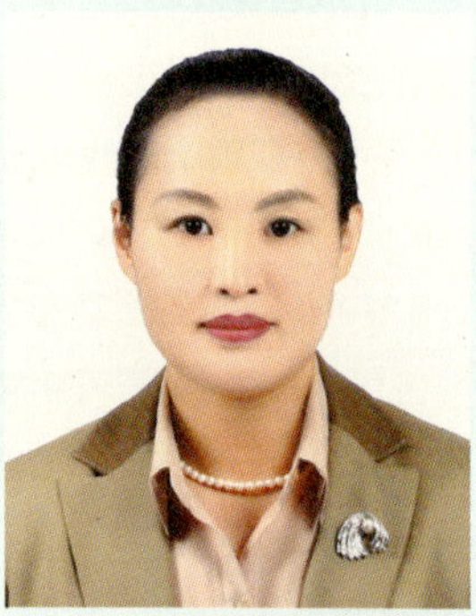

간호부 교육행정팀장
김성열

메르스 사태 초기 메르스 확진환자를 입원수속 하셨다는데 당시 상황을 말씀해주세요.

김영은 간호부장 | 메르스 환자가 발생한 5월 20일 여차하면 우리 병원에도 만일의 사태가 발생할 수 있겠다는 생각으로 각오를 다지고 있었습니다. 26일부터 첫 확진환자가 입원해야 한다는 연락을 받고, 철저한 보안 아래 입원수속과 치료과정을 맡았습니다. 구성원 모두의 동요와 혼란을 막기 위해 감염관리팀과 음압병실 관계자 등 최소한의 인원으로 시작했죠. 굉장히 세밀하게 신경썼습니다. 13병동의 블라인드를 전부 테이프로 붙여 병동 안의 모습이 외부에 노출되지 않도록 했고, 환자의 입원 동선 시뮬레이션 등 철저하게 준비했습니다. 지역사회와 병원 내 흉흉한 얘기들로 불안해하는 것을 막기 위해서였죠. 저는 가운을 벗고, 직원카드만 패용한 채 앰뷸런스를 맞이했습니다. 미리 행정팀과는 재난훈련이라는 배너를 세우고 주변의 상황을 통제해나갔죠. 그날은 5월인데도 찌는 듯한 더위와 긴장감으로 탈진증상까지 왔습니다. 너무 절실해서 핵심인력인 김성열 팀장에게도 그때까지 전달하지 못할 정도로 대외비를 철저하게 지켰습니다. 다만 초기에 규명되지 않은 루머가 생겨나 병원 측에서 생각했던 의도와는 다르게 전달된 것이 안타까웠습니다.

김성열 교육행정팀장 | 처음 일주일간 저는 우리 병원에 메르스 환자가 치료받고 있는지 몰랐습니다. 그러나 평소와는 다른 간호부장님의 움직임을 보고 '대외비 상황이 발생했구나.'를 직감했습니다. 업무

지시가 내려지는 대로 잘 서포트 해야겠다는 각오를 다지고, 준비하고 있었습니다. 5월 30일 토요일 간호부장님의 비상소집이 있었습니다. 주말이라 팀원들이 천안, 순천, 가평 등 전국 곳곳에 흩어져 있었는데, 전화를 받고 당일 저녁 8시에 모두 완벽하게 모였습니다. 단 한 명의 불평불만 없이 전투태세를 갖추고 결의를 다진 눈빛을 읽을 수 있었습니다.

의료진과의 협업 과정, 간호부의 메르스 대응에 대해 자세하게 말씀해주세요.

김성열 팀장 | 매일 아침저녁으로 메르스 비상대책위원회에서 결정된 사항을 토대로 간호부 전략은 따로 세웠습니다. 업무분담과 환자식이, 치료와 간호과정 등에서 모든 것을 조정해야 했습니다. 특히 우리 병원 메르스 환자는 중환자가 많았기 때문에 간호사 역시 중환자전문 경력 간호사가 투입돼야 했습니다. 경력, 이력, 영역을 모두 고려해 업무 분담을 했고 스케줄링을 다시 했습니다. 회의에서 결정된 것도 실제로 적용해보면 어긋나는 것은 실시간으로 보고해 다시 재조정하는 방식으로 재빨리 움직였습니다.

김영은 간호부장 | 이번 메르스를 겪으면서 병원장님에 대한 생각을 다시 하게 만드는 계기가 됐습니다. 각 부서는 그 부서만의 역할과 입장에서 결정할 수 있지만 모든 것을 아울러 최선의 선택을 해야 하는 병원장의 리더십을 확인하게 됐습니다. 하나의 작은 단서도 간과하지 않으며 정책결정을 재빨리 내렸기 때문에 일선에서도 최선의 결과를 낼 수 있었습니다. 인간의 '방어' 본능이 분명 있었음에도 그것을 거부하고 지역사회와 환자만을 생각한 것에 무한한 경의를 표합니다. 만약 각개전투였으면 굉장히 혼란스러웠을텐데, 하나의 컨트롤타워에서 공유하고 업무분담을 해서 시행 후 피드백이 일사천리로 이뤄졌습니다.

간호부의 솔선수범과 역할이 컸다고 들었습니다.

김영은 간호부장 | 메르스가 확산되면서 초기에 투입된 감염관리팀으로는 인력이 부족한 상황이 되었습니다. 최대한 여러 사람이 접촉하지 않도록 노출을 줄이고자 했지만, 밀려드는 의심환자들의 검사의뢰로 새롭게 근무체제를 짜야했습니다. 입원한 환자의 모든 식이를 간호사들이 책임졌습니다. 초기 7일 동안 24시간 근무를 했었습니다. 전쟁이 나면 소대장이 앞으로 나가야지, 병사를 총알받이 시킬 수 없다는 생각이었죠. 새내기 간호사에게는 우리가 큰엄마뻘입니다. 설령 무슨 일이 발생한다고 해도 한 살이라도 오래 산 우리가 일선에 서야겠다고 생각했습니다.

이번 사태에서 다른 병원은 의료진의 감염도 많았습니다. 직업적 가치관과 두려움 앞에서 갈등도 많았을 것 같습니다.

김영은 간호부장 | 가장 감동적인 것은 그 누구도 발뺌하지 않았다는 사실입니다. 진솔하고 진정한 의사의 면모를 확인했습니다. 또 간호사는 희생과 헌

신이라는 사명감이 몸에 배어있는 사람들입니다. 특히 오랜 경력의 선배 간호사가 솔선수범함으로써 후배 간호사는 보고 배울 수 있는 계기를 마련한 것이 가장 큰 보람입니다. 앞으로 이보다 더한 위기가 찾아오더라도 후배 간호사들이 잘 극복할 것이라고 믿습니다. 메르스 발생 직후 일주일간 24시간 근무할 때는 가족에게 알리지도 않았습니다. 메르스는 보통 감염병과 달라서 간호사들이 임할 때는 죽음을 염두해두고 하는 경우였어요. 내가 감염될 수도 있다는 것을 기본 전제로 일하는 것이죠. 하지만 표현하지 않았어요. 표현하면 무너진다는 것을 서로 암묵적으로 알았던 거죠.

김성열 팀장 ㅣ 맞습니다. 알아도 말 못하는 것이었죠. 사실 50대가 넘은 팀장들 얼굴은 초췌해서 차마 볼 수가 없을 정도였습니다. 고된 업무에 찌그러진 얼굴도 아름다워 보였습니다. 방호복을 입고 장시간 근무를 해 온몸이 땀으로 샤워할 정도로 힘들어도 누구 하나 힘든 내색을 안 한 것에 감사하게 생각합니다. 이번 메르스와 같은 위기에서 간호부의 역할은 인성과 실력만 가지고 되는 게 아니고, 20년간 조직에서 잘 훈련된 구성원 간의 단합이 아닌가 싶습니다. 이를 계기로 병원을 더욱 사랑하는 마음을 가지게 되었습니다. 저는 신속한 의사전달을 최우선으로 삼고 메르스 및 간호부 게시판을 운영하면서 정확한 정보 공유에 노력했습니다. 뒤에 보면 새벽 3~4시에 올린 글이 가장 많았어요. 임시진료소를 운영하면서 항의도 많이 받고, 전화로 직원 간 소통도 많이 했는데요. 결국 핸드폰 껍데기가 찢어질 정도였어요. 하지만 이때 다시 한 번 직업에 대한 가치관이 얼마나 중요한 것인가를 느꼈습니다. 노동과 돈이 말해주는 것이 아니란 것을요.

관계자 모두가 한마음으로 위기를 극복했습니다. 마지막으로 하고 싶은 말씀 부탁드립니다.

처음에는 메르스가 과연 끝날 수 있을까 하는 막연함이 있었습니다. 한 달 정도 흐르니 '메르스도 멈출 수 있겠구나.' 하는 희망이 생겼죠. 앞으로는 이런 국가적인 재난이 생겼을 때 보다 체계적으로 조치를 취할 수 있는 시스템이 마련됐으면 합니다. 그리고 진심으로 구성원 모두에게 감사의 인사와 경의를 표합니다.

메르스의 핵심진료과인 감염내과 의료진으로서 상당한 무게감과 책임감이 있었을 줄로 압니다. 당시 상황은 어떠했나요?

이지영 감염내과 교수 I 사실 감염내과 의료진의 경우 위험에 노출될 소지가 정말 많았습니다. 환자를 열심히 보느라, 자신들의 목숨을 담보로 환자를 치료했습니다. 의료진들이 몸을 사리지 않았습니다. 시간이 갈수록 피로도가 누적되는 것이 가장 큰 문제였습니다. 그럴수록 실수도 나타나기 마련이거든요. 하지만 내가 아니면 누가 할 수 있겠냐는 생각에 주저 않고 71일간의 사투를 벌였습니다. 무엇보다 원내 감염을 막기 위해서 병원에 입원하는 모든 환자, 응급환자 전체를 스크리닝 했습니다. 새벽에도 응급실 전화가 오면 모두 받아서 치료와 입원 등을 결정했습니다. 조금이라도 의심이 되면 입원을 시켰는데, 음압병상이 5개 밖에 없어 밀고 들어오는 환자를 처치하는데 어려움이 있었습니다.

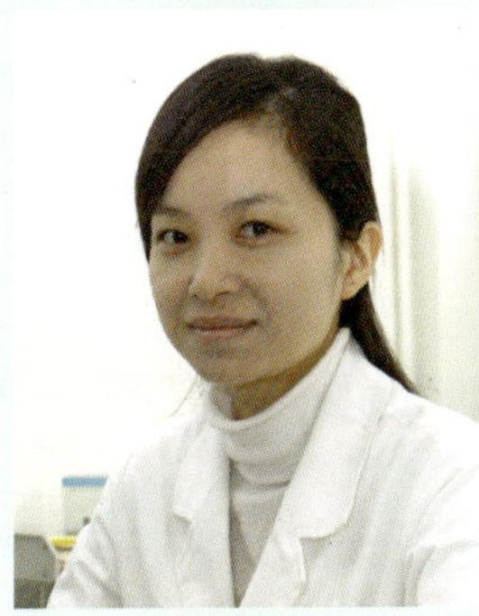

감염내과 교수(감염관리팀장)
이지영

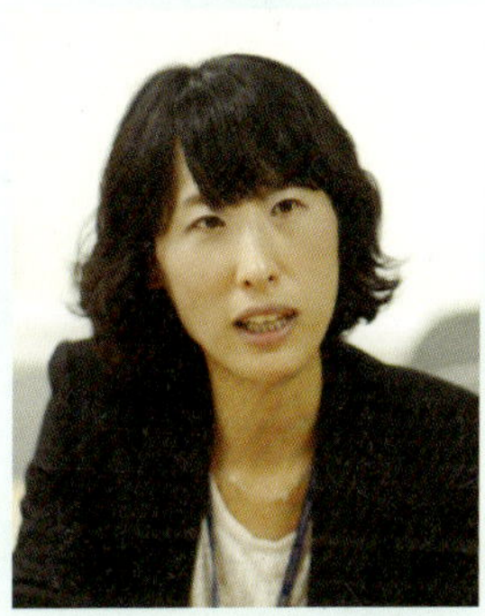

감염관리전문간호사
한시현

비상상황으로 집에도 거의 들어가지 못한 것으로 알고 있습니다. 개인적으로도 어려움이 많았을 것 같습니다.

이지영 감염내과 교수 I 5월에 병원에 들어와 7월 초에 문을 나섰으니 시간관념이 한동안 없더라고요. 발생 5주 만에 처음 집에 들어갔는데, 아이를 돌봐주시는 아주머니께서 당장 일을 그만둔다고 나가신 상태였습니다. 전쟁터에서 돌아가니 또 다른 전쟁이 기다리고 있었지요. 그러나 당시에는 가정을 돌볼 겨를조차 없었습니다. 환자를 살려야 하고, 모든 결정과 상황통제는 감염관리팀으로부터 시작됐으니까요. 불안과 공포에 떠는 환자들은 심지어 타 병원에서 받아주지 않아 우리 병원으로 몰린 상황이었고요. 그래서 메르스 경유병원을 들렀다 온 환자도 거짓말을 해서라도 진료를 받고 싶어 했던 것 같습니다.

한시현 감염관리전문간호사 | 감염병과 관련해 6년 주기설이 있어요. 2003년 사스, 2009년 신종플루, 2015년 메르스와 같이 큰 사건들이 6년마다 터지는 거죠. 하지만 당시는 비교적 빨리 확산을 막았고 사망률도 0.5% 미만이었으며, 치료제가 있거나 예방접종을 할 수 있었단 점에서 메르스와는 많이 달랐어요. 그래서 더욱 힘들었던 점도 있습니다. 8주 동안 24시간 풀로 근무했어요. 하지만 '이 또한 지나가리라, 끝이 난다.'고 다독였죠. 무엇보다 새벽이건 밤이건 시간에 관계없이 환자가 안 좋다거나 필요인력이 생기면 누구든 달려와 준 것에 감사합니다. 외로운 섬처럼 우리 팀만 고생한 것은 아니니까요.

우리 병원의 메르스 대응이 여러 가지로 좋은 선례를 남겼다는 주변의 반응이 보입니다.

이지영 감염내과 교수 | 메르스 비상대책위원회에서 재빠른 의사결정이 큰 역할을 했습니다. 의견을 내면 즉각 100% 수용하고 처리가 됐기 때문에 일선에서 일하는 의료진으로서는 굉장한 힘이 됐습니다. 특히 고가의 의료장비도 병원 측에서 모두 투입할 수 있게 해주어, 즉각적인 조치로 생명을 살려낼 수 있게 됐습니다. 우리 병원에서 119번 확진자에게 에크모 치료가 성공적이었는데, 이는 타 병원의 35번 환자와 비교사례이기도 합니다. 특히 119번 환자는 살려는 의지가 강했습니다. 이제는 완쾌해 축구도 하고 등산도 다닌다고 합니다. 희망을 포기할 수도 있을 만큼 상황이 안 좋은 환자였는데, 결국 119번 환자를 살려낸 것에 큰 보람을 느낍니다.

한시현 감염관리전문간호사 | 인력이 부족한 상황에서 주변의 도움이 없었다면 견디기 힘든 시간이었을 겁니다. 사전 교육도 굉장히 주효했어요. 실전처럼 했거든요. 2014년 6월에 개인방호구 입는 것을 해봤는데, 사설 구급대원들도 불러서 같이 실시했습니다. 그렇게 해보니 부족한 시설은 보충하고, 고칠 수 있었던 것이에요. 시설만 놔두고 있었으면 뭐가 문제인지 알 수 없었을 텐데 실전훈련으로 메르스와 같은 실제 상황에서 잘 적용할 수 있었던 거죠.

1,055명의 선별진료소 검진, 수많은 메르스 의심환자, 5명의 확진환자 치료 가운데 가장 기억에 남는 환자가 있습니까?

한시현 감염관리전문간호사 | 45번 환자가 기억에 납니다. 대전의 한 종합병원에서 확진 판정을 받고 온 할아버지였는데요. 부인인 할머니를 간호하다가 2차 감염됐습니다. 입원 첫 질문이 화장실이 있느냐고 물었어요. 그 병원은 화장실 없는 격리병상을 썼는데 많이 불편하셨나 봐요. 할머니를 보러 가야한다고 정말 노력했는데도 결국에는 사망하셨습니다.

먹을 것도 잘 먹지 못하고 얼굴이 반쪽이 되어서도 시간 맞춰 약을 입에 털어넣으셨죠. 순박한 시골할아버지셨는데, 부인 곁에 가려면 식사를 하셔야 된다고 설득해 식사를 하시게도 했습니다. 우리 병원 메르스 확진자 가운데 유일한 사망자기도 했는데요. 무엇보다 환자가 사망하면 장례조차 못 치르고 바디백에 넣어서 화장터로 가야하는 현실에 눈물을 참을 수가 없었습니다.

이번 메르스라는 감염병 사태를 겪으며 감염내과의 역할과 또 타 진료과의 다제학적인 치료가 눈길을 끌었습니다.

이지영 감염내과 교수 | 이번 메르스를 통해 가장 크게 느낀 것은 흉부내과, 호흡기내과 등 여러 진료과가 다제학적으로 참여하면서 서로에 대해 재평가하는 계기가 됐습니다. 사실 1,400여 명의 구성원들 각각의 역할에 대해 평소에는 잘 몰랐습니다. 자기가 있는 자리에서 최선을 다하면 된다고 생각했는데, 협업을 통해 서로를 더 잘 알게 된 것 같습니다. 병원은 구성원 개개인이 갖고 있는 철학이 가장 중요하다고 생각합니다. 이런 문제가 터졌을 때, 모두가 두려움에 떨면서 치사율 40%라는 통계를 보면서도 솔선수범해 치료실로 들어서는 의료진을 보면서 참으로 행복한 조직에 있다고 생각했습니다. 다시 한 번 우리 병원의 저력을 느끼며 모든 분들께 감사의 인사를 드립니다.

본질에 충실한 조직은 위기에 더욱 가치가 빛난다

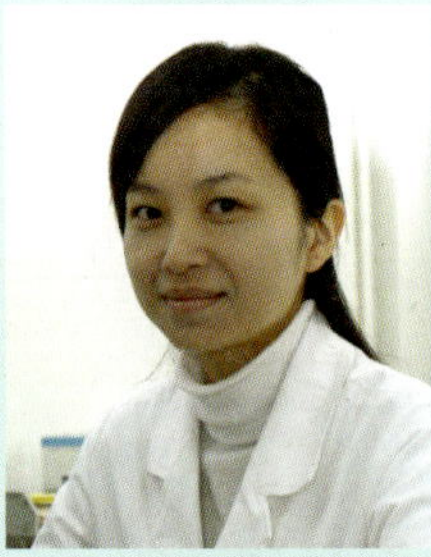

감염내과 분과장
이지영

2015년 5월 20일, 질병관리본부에서 국내 첫 메르스 환자 발생을 발표했다. 그날부터 메르스 확진환자와 의심환자의 증가할 때까지, 그리고 5월 26일 메르스 의심환자가 우리 병원 국가지정입원치료병상에 입원할 때까지 2015년 메르스 유행이 올 것을 짐작하지 못했다. 하지만 5월 28일 8번 환자의 두 번째 메르스 PCR 결과가 양성으로 판정되면서, 끝이 보이지 않은 병원생활이 시작되었다. 갓 첫돌이 지난 딸에게는 말없이 사라진 매정한 엄마가 되었고, 초등학교 1학년 아들에게는 학회 차 스페인으로 떠난 것으로 엄마의 부재를 설명할 수밖에 없었다.

5월말 SNS 상에 감염내과 밴드가 만들어지기 전까지는 발생병원과 지역을 알 수 없었다. 학회 지인들과 정보를 공유하고, 감염관리전문간호사가 지인들을 통해 알아낸 정보에 의지하며 우리 병원의 방역체계(선별진료소, 환자 선별, 환자진료 지침 등)를 세웠다. 병원의 방역체계는 메르스 의심환자의 내원을 무조건 막는 것이 아니라 의심환자가 내원했을 때 환자의 안전과 직원의 안전을 동시에 고려한 감염관리체계를 세우는 것이었고, 환자 치료에서도 최선의 지침을 만들어 직원들과 공유한 뒤 실행하고 확인하는 것이었다. 열이 나거나 조금만 기침을 해도 일단 병원에 가고 보자는 환자들과 메르스 발생병원에 방문한 환자들의 쏠림현상에도 우리는 최선을 다해 환자 치료에 임했다. 선별진료소나 병동에서도 환자를 피하지 않고 정해진 알고리즘에 따라 환자 입실, 퇴실, 소독 등이 이루어졌다. 알고리즘이 있어도 예상하지 못한 상황들로 인한 혼란과 혼동의 연속에서 불만과 자책보다는 지금 우리가 해야 할 일과 신속한 의사결정에 집중하였다. 이 모든 과정은 삼시세끼를 함께한 병원장님을 비롯한 집행부의 헌신과 믿음이었기에 가능한 일이었다.

주말이나 새벽에 관계없이 의사결정은 어떤 방식으로든 실시간으로 신속하게 이루어졌다. 환자 상태가 위급하여 기도삽관이 필요하고, 인공호흡기와 에크모, 기관지 내시경 등 고가의 의료장비가 음압격리실로 투입되어야 할 것으로 판단되는 늦은 밤에도 병원장님은 '환자는 살려야 한다'는 커다란 사명감을 의료진에게 부여하고 모든 결정을 신속히 해주셨다. 류경민 교수, 홍구현 교수, 한선 전공의, 중환자실 정예진 간호사, 박미영 간호사, 김남숙 간호사 등이 세 시간씩 교대로 무거운 전동식호흡장치를 착용하고 음압격리실에서 환자 치료에만 전념하였다. 많은 직원들이 힘들었지만 환자의 건강상태를 확인할 수 있는 흉부 X-ray 사진 한 장에 울고 웃으며 서로 격려했던 시간이었다. 메르스 노출환자와 의심환자의 간호를 담당했던 12병동 간호사들도 음압격리병실의 모든 물품을 조달하며 우리와 8주 동안 가족처럼 지냈다. 정말 티도 나지 않은 살림을 도맡아주었다.

> "환자를 살려야 한다는 의료진의 커다란 사명감"

2009년 인플루엔자 유행 때도 환자 치료에 전공의를 배제시켰듯, 메르스 확진환자 및 선별진료소 진료에서도 전공의를 배제시키기로 했다. 35번 환자가 음압격리병실 입실 시 짧은 호흡으로 잠시 호흡곤란을 보였을 때, 이두혁 내과 전공의는 "제가 개인보호구를 착용하고 기도삽관 하겠습니다."라고 말하며 음압격리실 복도 전실까지 들어왔지만 교수진의 만류로 결국 하지 못했다. 응급실 의료진은 철저하게 환자문진(선별)과 마스크 착용을 했음에도 불구하고 메르스 확진 환자가 두 번이나 경유했다는 오점을 만회하기 위해 더욱더 철저히 환자 감시와 개인보호구 착용원칙을 지켰다.

두 번의 메르스 환자 경유로 내과 전공의, 응급의학과 전공의와 간호사들이 자가격리되었고, 집에 있는 동료들의 위해 기꺼이 근무시간과 당직시간을 조정해 가면서 서로에게 조금이나마 힘이 되려고 배려하는 모습에 무한한 감동과 신뢰가 생겼다.

우리 병원은 메르스로부터 환자와 지역주민을 지키기 위해 메르스 검사실, 흉부촬영실, 선별진료소 운영, 임시음압병실 운영, 환자 이송, 내원객 관리(열감시기) 등에 최선을 다했다. 의료진뿐만 아니라 모든 직원들이 지역사회의 소외와 두려움을 이겨낸 71일이었다.

절대적 사명감과 책임감의 71일

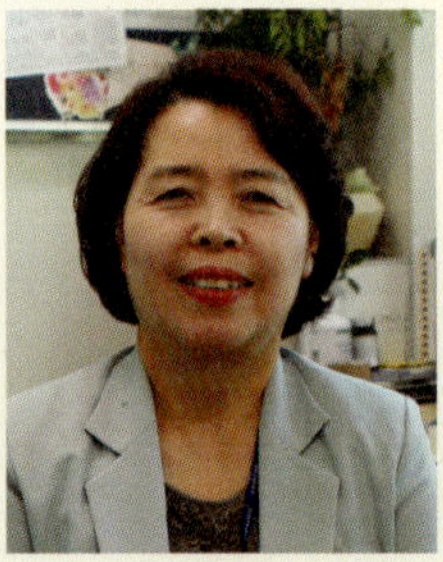

간호부장
김영은

2015년 5월 26일 질병관리본부로부터 메르스 환자가 국자지정입원치료병상으로 이송되어 온다는 연락을 받은 순간부터 나의 평온했던 일상은 정지되었다. 국내에서 메르스 환자가 처음 발병했다는 뉴스를 들은 지 꼭 엿새만의 일이었다.

정확한 정보와 기준이 내려지지 않아 온 국민이 공포감에 만연되어 있는 시점이라서 모든 것이 조심스러웠다. 국가지정입원치료병상을 갖고 있는 병원으로서 당연히 배정받은 환자를 치료해야 하지만 메르스 환자가 입원했다는 사실만으로도 모든 환자들이 썰물처럼 빠져나가고 동요하는 직원들로 인해 우리들의 일터가 황폐해질까 두려웠다.

우리 병원은 완벽한 감염관리팀(감염내과 교수와 감염관리전문간호사는 환자가 입원하던 날부터 종식까지 모든 사항을 주관하며 격리병동을 떠나지 않았다)과 메르스 환자가 병원 내부로 진입하지 않고 별도의 외부공간으로 입원하는 철저한 관리시스템을 갖추었지만 아무도 그러한 사실을 귀기울이지 않았다. 그때부터 나를 비롯한 팀장들은 집으로 돌아가는 시간을 포기했다. 그렇게 격리병동에는 팀장, 수간호사, 책임간호사의 순서대로 2인 1조가 되어 일주일씩 투입되었다. 음압병실에 들어서기 위하여 방호복을 입는 그 순간, 애써 외면하지만 어쩌면 나에게도 맞닥뜨릴 수 있는 죽음, 또 나로 인한 병원 내 메르스 전파, 내 가족에게 전염될까 하는 불안한 마음들이 교차되었지만 환자 앞에 서는 순간은 다시 원점으로 모든 것이 초월되는 본연의 모습으로 되돌아감을 느꼈다고 한다.

그러나 이 시기에 우리 병원은 본의 아니게 전국적인 유명세를 타게 됐다. "단국대학교병원에 메르스 환자 3명 있어요." 전국에 이 내용을 접하지 못한 사람이 또 있을까? 그날 이후 우리 병원은 지역 사회로부터 고립되었다. 썰물처럼 빠져나간 환자는 물론, 어떤 직원은 병원을 그만두라는 가족의 압력을 받았고, 어떤 음식점은 식사시간을 놓친 직원이 배달을 요청하였으나 거절했으며, 어떤 택시는 병원으로 가지 않겠다고 했다. 일부 학교에서 의료진의 자녀가 겪은 아픔도 빼놓을 수 없다.

우리 병원도 6월 3일부터 임시진료소와 폐렴격리병동을 운영하기 시작하였고 간호사들도 적극적으로 동참했다. 이 시기가 우리 병원 전 직원의 단합된 힘이 느껴졌던 때였다. 병원 전 직원들도 합심하여 출입문마다 열감지기, 손소독제, 방문객 명단 등을 작성했고, 병원 안팎의 방역 활동 등 매일 생겨나는 수많은 일들을 마치 오래전부터 해오던 일인 듯 자연스레 해냈다.

새로 만들어진 시스템에 적응해 가면서 병원의 모든 직원들은 불안정하고 위태로웠던 순간마다 슬기롭고 침착하게 대응하고 서로를 배려해 주었다. 더운 날씨에 바람 한 점 들지 않는 방호복을 입고 1분 1초를 버티기가 얼마나 힘든 일인지 나 역시 잘 알고 있다. 화장실 한 번 가기가 힘들기에 물 한 모금도 마음 편히 마실 수 없으며, 고글은 습기와 땀으로 얼룩지고 바로 옆에서 말하는 소리도 잘 들리지 않으니 얼마나 답답한 시간이었을까. 하지만 감염에 대한 두려움을 초월하고 환자 앞에서는 오로지 환자만을 생각하고 업무에 몰두한 우리 모두는 진정한 프로였다.

> 위험을 무릅쓰고
> 메르스에 맞선
> 우리 모두는
> 진정한 프로

격리병동은 에크모에 인공호흡기까지 장착한 환자들이 있어 중환자실이나 다름없었다. 그러나 그 안에서 느껴진 크나큰 보람도 있었다. 우리 병원 첫 번째 메르스 환자였던 8번 환자는 퇴원 후 한 언론사와의 인터뷰 기사에서 우리 병원 의료진의 헌신적인 진료에 감사와 경의를 표한다는 마음을 전해와 우리의 마음을 다시 한 번 뭉클하게 했다. 또 다른 완치 환자는 퇴원하면서 메르스 환자의 치료에 도움이 되고 싶다며 자신의 혈장을 기부하기도 했다. 각종 의료장비에 의존해 있던 또 다른 환자는 다행히 상태가 호전되면서 에크모와 인공호흡기를 제거했고, 함께 했던 의료진들 역시 이루 말할 수 없는 기쁨을 느꼈다. 이렇게 우리는 어려운 고비를 함께 넘기고 2차 감염 없이 병원을 철저히 관리하며 전국적으로 신뢰받는 병원으로 우뚝 섰다.

한 번도 겪어 보지 못한 무서운 전파력을 가진 감염병에 맞닥뜨리다보니 어서 빨리 이 난국을 헤쳐 나가고 싶은 마음만으로 앞만 보고 달리느라 주변의 어려움을 미처 돌보지 못하였고, 수많은 의사결정 과정에서 혹시 후배 여러분들과 공감대가 부족하지는 않았는지 되돌아본다. 자신의 위험을 무릅쓰고 한 치의 망설임도 없이 메르스에 맞서주었던 많은 분들께 감사하다는 말을 전한다.

메르스 현장의 기억들을 되새기며

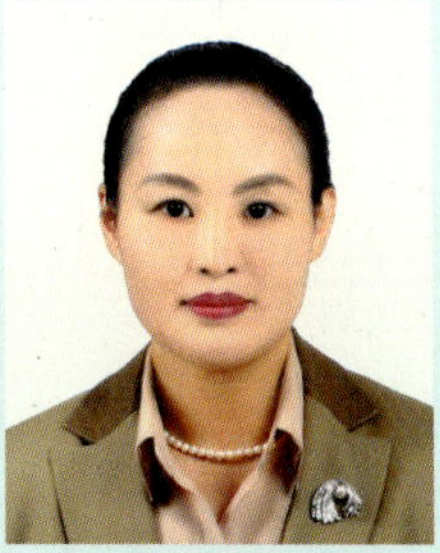

간호부 교육행정팀장
김성열

2015년 5월 30일 일요일, 2주기 의료기관인증평가 결과에 따른 지침개정과 개선계획 수립을 마무리하면서 오랜만에 누적되었던 긴장감을 힐링하고 재충전하고자 제주에서 상경한 여고 동창생들과 설악산 여정 중에 있었다. 오후 2시, 설악산 케이블카에서 내려 봉화대로 오르려는 순간 전신으로 느껴지는 휴대폰 진동에 왠지 모를 불안감이 엄습해왔다.

'여보세요? 팀장님, 현재 있는 곳이 어디입니까?' 심상치 않은 간호부장님의 목소리가 전해졌다. 더 이상의 물음은 시간만 소요할 뿐임을 알기에 친구들과 아쉬운 작별 인사를 하고, 곧바로 병원으로 향하였다. 설악산에서 서울로, 서울에서 천안으로 최단거리를 검색하며 저녁 8시 경 병원에 도착했다. 우선 팀장회의에서 메르스 확진자 병동근무자 배정 건이 진행되었고, 지체없이 50대 중반의 특수간호팀장과 외래간호팀장이 확진환자 국가지정병상 치료병동으로 먼저 들어가겠다고 선언하였다. 그 모습에서 병원과 간호에 대한 사명감과 절박한 상황에서 진정한 연륜을 보았고, 간호사들을 사랑하는 선배의 마음과 배려가 느껴졌다. 더불어 우리는 감동과 용기를 얻었고, 메르스 현장에는 간호관리자급을 중심으로 투입됐다.

우리 병원은 1년 전부터 어머니와 딸, 두 세대가 같이 근무하기 시작한 병원이다. 간호관리자들은 이구동성으로 당연히 어머니의 심정으로 먼저 투입되겠다며 선뜻 나섰다. 간호관리자들의 연륜은 메르스 관리기간 동안 환자들을 배려하고 존중하는 마음으로, 간호사로서의 사명감으로, 단국대학교병원 직원으로서의 사명감으로 임상 현장 곳곳에서 묻어났다. 이를 시작으로 우리 병원에서 메르스가 종료될 때까지 시공간을 초월한 병원살이가 시작되었다. 병원에서의 첫날밤, 혈액투석실 침대에 간호부장님과 나란히 누웠다. 나도 모르게 잠들었고 새벽녘 눈을 떴을 때 이미 간호부장님은 국가지원입원치료병상에 입원중인 환자의 상태를 살피고 돌아오는 중이었다.

메르스 의심 환자수가 증가하면서 간호부장은 국가지정입원치료병상과 입원환자의 총괄자로, 교육행정팀장인 나는 임시진료소의 총괄자로 투입되었다. 우선 근무자 배정이 급선무여서 국가지정입원치료병상은 중환자 관리 경력 또는 내과 경력의 책임간호사급 이상으로, 선별진료소는 그 외의 간호관리자로 배정하였다.

다음은 간호관리자를 대상으로 보호복과 보호장구 착의 · 탈의에 대한 수 회의 실습교육을 실시하여 간호관리자가 어디서든 복장 착용에 대한 지도와 점검을 할 수 있도록 하였다. 또한 간호관리자들이 신속하게 정보를 공유할 수 있도록 '메르스 커뮤니티'를 구축하고 실시간 정보를 공유할 수 있는 환경을 마련했다. 환자가 급증하면서 간호부 전체 직원이 공유할 수 있도록 간호부 게시판으로 이관하였고, 총 234건의 정보를 게시하여 공유하였다.

> "메르스가 종료될 때까지 시공간을 초월한 병원살이가 시작되었다"

2015년 6월 3일 응급의료센터 앞 주차장에 환자분류소와 임시진료소가 급하게 설치하면서 진료환경을 구축하고 진료를 시작하였다. 처음에는 진행과정에 대한 예측이 어려워 구체적인 지침 또는 절차를 수립할 수 없었다. 임상현장 상황은 변수가 다양했으며, 환자분류소와 선별진료소의 진료과정에서 적시에 의사결정을 지원해야 했다. 또한 수시로 현장에 투입되어 실무지원이 필요했기에 대부분의 시간을 병원에 상주하면서 대처하였다.

병원에서는 매일 오전, 오후에 모든 메르스 현장의 정보를 토대로 집행부 회의가 진행되었다. 간호부장은 간호부 운영회의(간호팀장회의)를 주관하여 집행부 회의결과를 신속하게 전달하였고, 간호부 운영회의 결과는 곧바로 간호관리자회의 또는 간호단위 관리자에게 전달되어 적용하는 체계로 진행되었다.

처음부터 환자분류소 및 선별진료소에 참여하는 모든 의료진과 직원들은 개인보호구 Level D 착용을 권장하여 메르스로부터 직원을 철저하게 보호하였다. 그럼에도 직원들은 언제 내게 닥칠지 모르는 막연한 불안감이 자주 엄습했다고 했다. 선별진료소를 방문하는 환자들은 대부분 불안하고 예민한 반응을 보였고, 무엇보다도 '옆에 대기한 환자에게서 전염되지 않을까?'하는 불안감을 호소하곤 하였다. 이들의 모습에서 '군인은 전쟁터에서 적과 싸워 이겨야한다'는 비장함이 느껴졌고, 직원들은 최선을 다해서 응대하였다. 환자 대기의자는 매일 3회 이상 소독제로 청소하였다. 의자 간격은 1m 이상으로 배치하고 소아 대기 공간은 분리했다.

선별진료소의 진료가 시작되면서 모든 메르스 관련 전화문의는 선별진료실로 몰렸다. 복잡한 상황에서 하루종일 수십통의 전화문의가 연결되면서 전화선은 한 대에서 두 대로, 세 대로, 네 대로 점차 증설되었다. 대부분의 전화는 의사결정이 필요한 내용으로 내가 응대하기로 하였다. 환자들의 검사결과 문의, 메르스 유사증상에 대한 불안감 호소, 학교 시험기간 중 학생 고열로 휴교령 직전이라는 보건교사의 다급한 목소리, 보건소 직원의 음압병실로 입원가능성에 대한 문의 등 다양하였다.

메르스 검사결과는 안내과정에서 무수한 질문이 예상되고, 답변에 대한 책임이 우려되어 분주한 업무와 복잡한 상황에서도 우선은 내가 직접 담당하였다. 주말을 포함하여 매일 20~40여 명의 환자들에게 전화로 증상지속 여부, 약복용 준수 여부와 증상 지속 시 재방문 등에 대해 안내했다. 대상자 중에는 2주 전 중동 방문자로 외국 바이어와 중요한 미팅 일정 때문에 검사결과 확인 전에 외부출입을 고집하였다. 결국 그를 설득하고 부인과도 수차례 통화하면서 모니터링한 사례도 있었다. 다행히 해외에서도 한국의 메르스가 알려져서 바이어는 미팅 일정을 검사결과 확인 후로 조정하였다며 우리 병원에 감사하다는 전화를 하기도 하였다.

"환자분류소와 선별진료소 참여의료진 모두 개인보호구 Level D 착용"

우리 병원은 밀려드는 환자를 가능한 수용하기 위해 충청남도의 지원으로 선별진료소 컨테이너 음압실(3실)을 증설하였다. 이로써 총 5개 음압실을 운영하며 지역사회 환자들이 입원할 수 있도록 했다. 의료진들은 무더위에 방호복까지 착용하여 고글에 맺히는 물방울로 시야가 가려졌지만 이를 견뎌냈고, 화장실에 가는 횟수를 줄이기 위해 마시는 물의 양을 줄여가면서 환자들에게 최선을 다했다.

다행히도 지역사회에서 우리 병원은 메르스를 위해 최선을 다하는 병원 이미지로 변하고 있었다. 지역주민들의 격려의 목소리가 들려오고, 구호품이 전달되기 시작하였다. 현장에서 필요한 생수, 햇반, 고추장, 영양제까지 생전 처음 구호품을 받으면서 언제든 먹을 수 있다는 든든함에 감사하며, 지역주민의 따뜻한 지원과 배려에 뿌듯한 감동으로 행복한 식사를 했다.

집행부 연석회의에서의 신속한 의사결정, 회의결과의 신속한 전달과 적용하는 체계적인 관리시스템과 직원들의 단결력과 전사적인 참여, 그리고 이런 우리 병원의 노력을 인정해 준 지역사회의 응원과 격려로 내부 감염자 발생없이 잘 마무리할 수 있었다.

2015.7.17 손실보전 파일럿 대상병원으로 선정되면서 보건복지부 설명회에 참석하였고, 이를 토대로 원내협의를 통한 자료준비 후 질병관리본부와 심평원에서 주관하는 파일럿 조사에 참여하였다.

2015.7.18 메르스 확진환자가 퇴원한 후에도 간호부는 손실보전 자료준비로 계속 메르스의 영향권에 있었다.

2015.7.29 환자분류소, 선별진료소와 음압컨테이너 등을 모두 철거하였고, 현장은 본래의 응급의료센터 주차장으로 복귀되었다. 우리 병원에서 메르스는 종식되었지만 연장선 상으로 계속하여 2015년 8월 실제 손실보전 실사자료를 준비하였다.

2015.9.08 09:00~22:00 보건복지부와 심평원 주관 실사에 감염관리팀, 의료정보팀, 기획팀, 간호부가 참여하여 늦은 시간까지 실사를 받고서야 쌓여있는 메르스 관련 자료들에서 해방되었다.

" 다양한 구호품에서 느껴지는 지역 주민들의 격려에 큰 감동 "

지나고 보니 5월 말부터 7월 말까지 2개월 동안 선별진료소와 국가지정입원치료병상의 간호관리자 근무표는 상황에 따른 다양한 변수로 22회가 변경되었고, 질병관리본부의 확진자 경유병원과 발생병원이 실시간 고지되면서 업무지침이 29회나 변경되기도 했다. 이렇게 잦은 변경에도 간호관리자들은 당연하듯 소리없이 대처하였고, 간호부장님은 간호관리자들이 잘 수행할 수 있도록 적정한 상황판단과 따뜻한 리더십으로 이끌어 주었다. 우리 병원을 지켜온 20년 지기의 간호관리자들의 동료애와 단합된 사명감이 느껴지는 순간이었다.

초창기에 뚜렷한 가이드라인 없이 방호복과 N95 마스크에 의지한 채 일했던 현장에서, 점차 부서간 협의로 상황별 지침이 수립되면서 더욱 끈끈한 동료애가 생겼다. 2015년 5월 말부터 7월까지는 메르스 선별진료실을 총괄하느라, 8월부터 9월 초까지는 실사 자료준비로 대부분의 일상 업무는 뒤로 미루어졌다. 이제 3개월 동안 미루었졌던 일들을 시작하려 한다. 행복하고 뿌듯한 마음으로...

직원 여러분! 자랑스럽고 사랑합니다. 함께 근무하는 인연에 감사드립니다.

환자가 아닌 함께였기에 극복할 수 있어

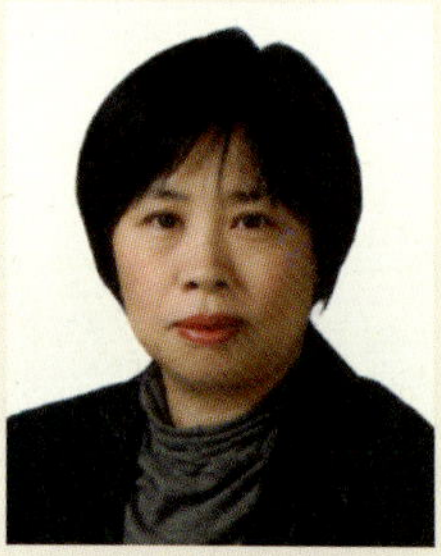

간호부 특수간호팀장
(현 외과간호팀장)
백승숙

어느 날 메르스라는 너무도 낯선 단어를 만나게 되었다. '나의 일상에는 별 상관이 없겠지?' 하며 지냈는데, 연일 매스컴에서는 메르스 환자 확진 및 확산에 대하여 보도되고 있었다. 이제는 나의 일상과 무관하지 않다는 것을 체감하는 순간, 간호부장님으로부터 주말 긴급 팀장회의 소집 문자를 받았다. 인근 평택지역에 메르스 환자 발생으로 우리 병원에 현재 입원환자가 있으며, 확산에 대비한 비상근무체제가 요구된다는 내용이었다. 회의 결과 24시간 근무체제로 운영하기로 했고, 외래간호팀장과 함께 선발대가 되어 5월 31일 오후 2시부터 국가지정입원치료병상에서 근무를 시작했다.

방호복 입는 방법에 대해 감염간호사에게 교육을 받았고, 3명의 환자가 입원해 있는 상황이었다. 1명의 양성 환자와 검사결과를 기다리는 2명의 환자가 있었다. 이들은 메르스 발생병원에서 환자를 담당했던 간호사들이었다. 병실로의 입실은 긴장 그 자체였다.

환자들의 상태는 비교적 양호한 편으로 수액요법과 항생제, 항바이러스 치료를 주 치료로 했다. 방호복을 입을 때에는 긴장감과 두려움이 공존했으나 막상 방호복을 입고 격리병상의 환자를 만나게 되면 긴장감과 두려움은 눈 녹듯 사라졌고 환자분들에게 필요한 간호를 하나라도 더해주고 병실을 나와야 할 것 생각에 주위를 살피고 있는 나를 발견하곤 했다. 환자를 간호하고 방호복을 벗는 순간에 온 몸은 땀으로 범벅이 되었지만 경험하지 않고서는 느낄 수 없는 환희였다.

처음 일주일 동안은 정부가 치료병원에 대한 비공개 정책을 고수해 가족에게도 내가 지금 격리병동에서 환자를 간호하고 있다는 것을 말할 수 없었다. 2명의 결과를 기다리던 환자들은 다행히 검사결과가 음성으로 나와서 퇴원했고, 1명의 양성 환자는 지속적인 치료가 이어졌다.

처음 비상체계로 근무를 시작할 때에는 24시간씩 2~3일 정도 근무하는 것으로 생각했는데 그사이에 메르스는 확산되고 있었고, 임시진료소 설치로 격리실 밖의 상황도 녹록치는 않아 격리실의 근무가 일주일로 연장되었다. 여담이지만, 고혈압약을 복용하고 있던 우리 둘은 약을 충분히 준비하지 못해서 더 많이 준비해 온 외래간호팀장의 약을 나누어 먹기도 했다.

입원해 있는 환자들도 두려움과 싸우고 있었다. 온통 매스컴에서는 메르스의 확산내용과 중증환자의 발생 등 불안을 야기시키는 정보들 때문에 두려움이 더 컸던 것 같다. 입원환자 중 한 명은 따뜻한 커피 한 잔과 과일이 먹고 싶다는 소원을 전했고, 우리는 그 소박한 소원을 들어주며 기뻐했다. 그러던 어느 날 추가로 환자가 발생했는데, 그 환자는 본인이 메르스 발생병원에 면회갔던 정보를 입원 당시 제공하지 않았고 입원 후 면담과정에서 확인되어 병원을 긴장시켰다. 그러나 그 또한 환자이기에 미워 할 수는 없었다. 그 역시 항바이러스제 복용으로 식사를 제대로 하지 못하는 등 많은 어려움을 겪었고, 본인으로 인해 동료직원의 격리 소식을 듣고 정신적 스트레스를 경험해야 했다. 그러던 중 외부기관에서 발생한 환자가 우리 병원으로 오게 되었다. 그 환자는 암 투병 중이던 부인을 간호하다가 감염이 된 것이다. '내가 치료를 받고 울 할멈을 다시 만나러 갈수 있으려나?'하는 혼잣말 속에서 얼마나 많은 두려움을 경험하고 있는지를 미루어 짐작할 수 있었다.

" 나의 일상과 무관하지 않다는 것을 체감 하는 순간, 병실로의 입실은 긴장 그 자체였다 "

너무도 낯설었던 메르스는 우리에게 친숙한 존재가 되었고, 이로 인해 우리는 우리가 존재하는 이유와 우리가 얼마나 많은 역량을 가지고 있었나를 체감할 수 있었다. 두려움을 뛰어 넘으니 기쁨과 환희를 만나게 되었고, 존재의 의미를 다시금 생각하게 되었다. 혼란은 또 다른 지혜를 가르쳐 주었고 하나 됨을 알게 해주었다. '이 또한 지나가리라'는 말은 우리의 삶에서 어려움을 만나게 될 때 그 어려움을 견뎌내기 위한 자기 암시라고 한다. 그렇게 메르스는 지나갔고 우리에게는 상처가 아닌 신뢰를, 지역사회에는 우리 병원의 존재를 다시금 일깨워주는 기회가 된 것 같다. 나의 격리병동에서의 7일은 그렇게 지났다. 혼자가 아닌 함께였기에 든든했고, 함께이기에 행복했던 정말 의미 있는 시간이었다.

나는 세상을 많이 살았으니…

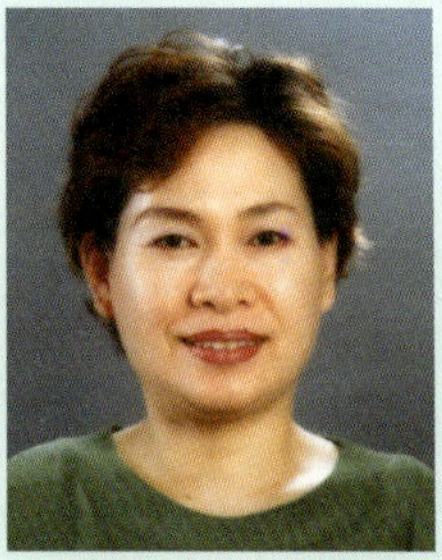

간호부 외과간호팀 31병동
Unit Manager
(현 특수간호팀장)
백형숙

5월 30일 토요일, 친정에 도착한 지 불과 2시간이 지났을까? 간호부장님께 연락이 왔다. 병원으로 오면 자초지종을 말할 것이며, 오후 여섯 시까지 병원으로 모여달라는 메시지였다. 전남 순천에 계신 친정어머니 생신이라 정말 오랜만에 형제들이 모였는데 반가운 마음도 잠시, 나는 풀었던 짐을 다시 챙겨 서둘러 집을 나섰다. 휴일에 병원으로 나오라는 연락은 몹시 불길했다. 병원 인근에 대형사고가 발생해 응급실과 중환자실에 환자들이 몰렸나? 아니면 혹시 요즘 언론에서 연일 보도되고 있는 메르스 때문인가? 여러 생각이 스쳐 지나갔다.

주말이라 천안으로 가는 기차는 이미 매진이었다. 순천에서 광주로 가는 버스를 타고, 광주에서 다시 천안행 버스로 갈아탔다. 버스에 앉으니 여러 생각이 겹쳤다. 혹시 우리 병원에 메르스 환자가 입원해 메르스 환자를 돌볼 사람으로 적절한 사람을 뽑는다면 '바로 나겠구나!' 싶었다. 아이들도 많이 컸고, 한겨울에도 감기 한 번 안 걸리는 튼튼한 체질, 중환자실과 응급실을 두루 거친 임상경력, 그리고 무엇보다 젊은 사람보다 세상을 많이 살았다는 안도감 때문에 이런 생각이 들었던 것 같다. 그래서 메르스 환자 간호는 내가 하겠노라 결심을 굳혔다.

천안에 도착하니 오후 일곱 시가 넘었다. 벌써 메르스 사태를 짐작하고 병원에서 취식을 할 생각으로 도착한 팀장들도 여럿 있었다. 먼저 도착한 두 명의 팀장은 메르스 환자가 격리 입원중인 국가지정입원치료병상에 1순위로 들어가겠다고 자원했다. 나는 다음 순번에 들어가기로 하고 먼저 들어가는 그들을 격려했다.

그리고 일주일 후, 국가지정입원치료병상에서의 생활이 시작됐다. 한밤중에 잠시도 눈을 붙일 수 없는 긴장의 연속이었다. 주사제를 비롯하여 인공호흡기와 에크모 등 각종 의료장비를 주렁주렁 달고 있음에도 건강상태가 쉽게 좋아지지 않는 환자들이 큰 걱정이었다. 먹지 못하는 환자에게는 음식을 조금씩이라도 먹도록 격려했고, 두려워하는 환자들의 안위를 위해 정서적으로 지지하며 있는 힘을 다했다. 하지만 여러 겹으로 착용한 보호복 때문에 가깝게 다가가지 못했던 거리만큼이나 아쉬움도 남는다.

한 환자의 사망을 눈앞에서 지켜봐야 했다. 아이의 탄생만큼이나 중요한 생의 마지막 시간을 격리실에서 혼자 겪어야하는 어르신을 보았을 때 차오르는 죄송함과 절망감에 많이 힘들었던 시간이기도 했다. 돌이켜보면 두려움이 없지는 않았지만 그보다는 간호사 생활을 하면서 겪었던 내 생의 특별한 경험이자 긍지를 느꼈던 시간이었다. 그리고 진정 봉사하고 헌신하는 것이 무엇인지를 깨닫는 시간이었다.

내 가슴 속
외침!
메르스 환자
간호는
내가 하겠다

만약 이런 시간이 또 다시 온다면 나는 그때 역시 환자들을 위해 격리병동에서의 근무를 자원할 것이다. 간호부 식구들을 비롯하여 여기저기서 응원해 주신 많은 분들께 진심으로 감사드린다.

음압격리병동 24시간 근무 지원

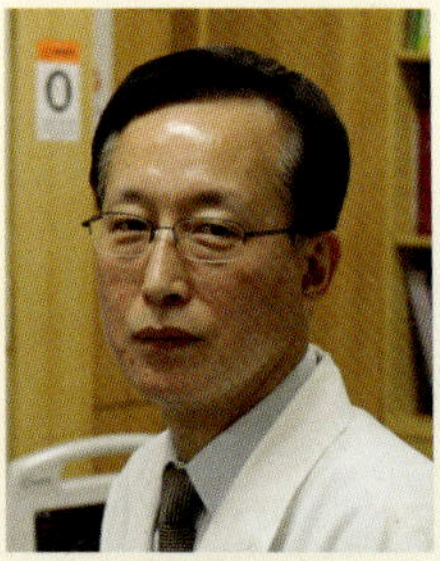

영상의학과 팀장
이종구

5월의 마지막 주. 평소와 다름없이 바쁘게 돌아가는 검사실의 업무를 체크하고 주말에 예정되어 있는 영상의학과 행사(산행) 준비사항을 점검하던 중 부원장님의 긴급회의 소집 소식을 듣게 되었다. 회의내용은 놀랍게도 언론보도로만 접했던 메르스와 관련된 내용이었다. 메르스 환자를 위한 음압격리병동의 운영과 메르스 확산을 대비한 비상근무체계, 흉부촬영을 위한 이동촬영기의 준비 그리고 환자 및 직원들의 동요를 우려한 비밀유지 등이 지시되었다. 지시사항은 조용하면서도 빠르게 진행되었다. 전담의료진이 구성되었고, 환자 보호를 위해 13병동에 가벽이 설치되었다. 환자검사를 위한 이동 촬영기가 배치되었고 근무자를 위한 숙소도 배정받았다. 숙소까지 배정받고 나니 24시간 내내 격리병동을 지원해야 일이 걱정되기 시작했다. 인력 부족과 피로감에 의한 감염관리의 실패, 감염 확산과 이로 인한 혼란이 우려되었다. 또한 많은 직원이 감염원에 접촉해야 하는 것도 걱정되었다. 이런저런 고민 끝에 나는 음압격리병동의 24시간 근무를 자원하게 되었다. 사실 나에게는 근무 자원 결정보다도 산행 중인 직원들과 가족에게 이 사실을 비밀로 해야 된다는 것이 더 난감했다.

격리병동 근무를 시작하기 전 개인보호구 착용과 탈의 방법, 이동촬영기의 감염관리 방법 등에 대한 교육을 받았다. 교육을 받으면서 막연한 두려움이 더 커지는 것은 어쩔 수가 없었다. 첫 번째 격리병동의 출입. 불편함을 예상하고는 있었지만 개인보호구를 착용 후 흉부촬영을 하는 것은 정말 어려웠다. 부자연스러운 움직임, 숨이 막히고 땀이 비 오듯 흘러 시야확보도 어려웠다. 그렇게 끝을 기약할 수 없는 24시간의 근무는 시작되었다.

격리병동에 메르스 확진 환자 1명과 의심 환자 2명이 입원하였고, 임시진료소도 설치되었다. 임시진료소에도 흉부촬영을 위한 이동촬영기가 설치되었고 원활한 진료지원을 위해 직원들의 순환근무가 시작되었다. 모두가 정신없이 메르스와의 전쟁에 동참하게 되었다.

메르스는 빠르게 확산되었고 사망률 40%라는 통계로 우리 모두를 불안과 공포에 빠지게 하였다. 우리 병원도 메르스 환자가 경유하면서 영상검사를 하다가 접촉한 직원들이 자가 격리 및 능동감시 결정이 내려지면서 공포는 가중되었다. 또한 음압병동의 환자들도 매스컴의 메르스 확산과 중증환자의 발생 등 불안과 공포를 부르는 정보들 때문에 두려움이 커져가는 가운데에서도 하나, 둘 메르스 음성 판정을 받고 퇴원하는 환자들 소식을 접하면서 많은 용기와 희망을 얻는 듯이 보였다.

> "메르스는 사망률 40%라는 통계는 모두를 불안과 공포에 빠지게 했다"

6월의 시간은 멈춘 듯 모든 상황들은 더디고 어렵게 진행되었다. 그럼에도 불구하고 그 긴 시간동안 불평 한 마디 없이 방호복의 불편함을 참으며 임시진료소, 환자분류소, 방문객 명부 작성, 열 감지측정 등의 지원업무를 묵묵히 수행해 준 영상의학과 직원들에게 감사할 따름이다. 나의 음압병동 근무는 마지막 환자가 음성판정을 받고 일반병동으로 옮기면서 무사히 마무리되었다. 그렇게 끝나지 않을 것 같은 소리 없는 메르스와의 전쟁은 끝이 났다. 마지막으로 밤을 새우며 메르스와 사투를 벌인 감염관리팀에게 감사의 말씀을 전한다.

"응급실 간호사니까 당연히 해야지요"

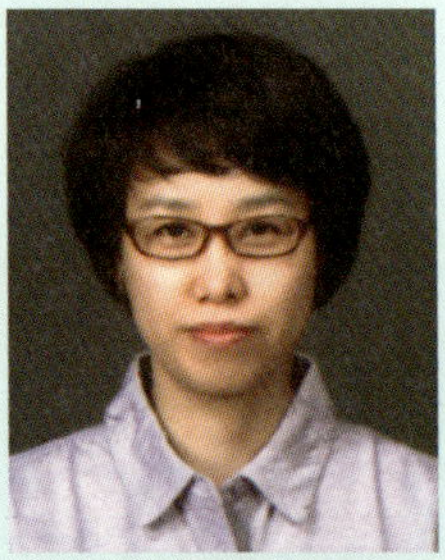

간호부 특수간호팀
응급실 Unit Manager
(현 내과간호팀 22,3병동 UM)
김금숙

메르스 당시 응급실은 내원 환자의 메르스 감염 여부를 전혀 모르는 상황에서 감염원의 유입을 차단하고 방패막이를 하는 것이 최대 역할이었다. 6월 2일 응급실 앞 주차장에 임시 진료소가 마련되었고, 응급실 방문 환자도 병원을 들어오기 전에 메르스 의심 환자로 분류하는 것이 맞겠다 싶어 환자분류소도 응급실 주차장 구역으로 이동했다. 또 우리말과 영문 메르스 선별 문진표를 만들어 사용했고, 매일매일 메르스 발생병원 경유 리스트를 보면서 확인하고 또 확인했다. 간호사들은 재난상황으로 인한 비상체제를 유지하며 천안 근거리에서 대기하도록 했으며, 수시로 부서 SNS를 이용하여 공지사항 전달, 건의사항, 피드백 등을 받았다. 그리고 환자분류를 위해서는 아무래도 예상치 못한 다양한 상황에 주도적으로 대처할 수 있는 경험 많은 선임간호사를 배치하였다. 환자분류소 간호사들은 더운 날씨에 방호복을 입고 고글, N95 마스크를 쓰고 환자를 대하다 보니 땀이 비 오듯 쏟아졌고 시야도 흐렸으며, 의사소통이 제대로 되지 않아 어려움을 겪었다. 또 방호복을 입고 벗기가 어렵고, 화장실에도 자유롭게 다닐 수 없다보니 물도 마음대로 마실 수 없어 탈진한 모습을 자주 볼 수 있었다.

메르스 의심 증상이 있거나 평택에 거주하는 환자들은 여러 병원에서 거부당하기도 했고, 인근 병원에서 열 있는 환자는 무조건 단국대학교병원으로 가라고 해서 왔는데 응급실로 환자를 빨리 들여보내지 않는다며 불만을 토로했다. 무조건 응급실로 밀고 들어오려는 환자들로 인해 환자분류소에서는 실랑이를 벌이는 일들이 다반사였고, 매일매일 새로운 상황들에 대한 조정과 대처들로 참 고생이 많았다.

아이 엄마인 간호사들은 TV에서 나오는 메르스 피해자들처럼 아이를 맡길 곳이 없었다. 엄마가 단국대학교병원 응급실에서 일한다는 이유로 다른 아이들과 따로 앉아서 공부하기도 했고, 선생님이나 친구들로부터 학교에 나오지 않았으면 좋겠다는 얘기까지 들었다며 눈물을 글썽이기도 했다. 임신 중인 간호사는 출근하기 위해 택시를 타고 단국대학교병원에 간다고 하니 기사분이 "단국대학교병원 직원이냐? 거기에 메르스 환자가 있다는데, 갈 수 없겠다."며 승차를 거부해 마음에 상처를 많이 받았다고 했다. 처음에는 당연히 해야 하는 일이었기에 크게 걱정하지 않았는데, 각종 방송을 접한 주변 사람들과 가족들의 걱정으로 6월 한 달 동안은 다른 병동으로 파견 근무를 나갔고, 분만휴가를 1개월 정도 앞당기기도 했다.

응급 치료과정에서 직원 간의 의견 대립도 있었지만 여러 부서와 협의하며 잘 헤쳐나갔다. 심폐소생술이 필요한 중증 응급환자는 응급실 안에서 치료를 해야 하는데, 열이 나거나 폐렴 증상이 있거나, 메르스 발생 병원에서 전원을 온 경우에는 딜레마에 빠지기도 했다. 그래서 평택 지역에서 온 환자나 메르스 의심 환자 중 중증 응급환자는 응급실 내부로의 진입을 제한하고 심폐소생술이 필요한 경우에는 열의 유무만 확인하고 임시진료소 텐트 내에서 심폐소생술 및 응급처치를 하는 것으로 협의했다.

폐렴이나 메르스 의심 증상이 있는 환자 또는 메르스 발생 및 경유 병원에 다녀온 경우에는 음압격리실에 배치하고 매번 감염내과 교수나 감염관리전문간호사에게 확인 후 중환자실 음압격리실, 12병동, 1인실 등으로 입원하도록 했다. 어떤 때에는 입원 병실이 부족하여 환자가 응급실에 장시간 체류하는 경우도 있었는데, 좁은 음압격리실에서 방호복을 입고 간호 및 청소 등의 업무를 하는 것이 일반 환자 몇 명을 보는 것보다 더 힘들었다. 또 인공호흡기를 달고 있는 환자가 12병동이나 외상음압격리실로 입원하는 경우에는 환자 전신을 비닐가운으로 싸고, 모니터링을 하면서 사람들의 시선을 피해 병원 밖의 경로를 통해 입원시키는 것이 참 어려웠다.

"환자분류소 간호사들은 더운 날씨에 방호복을 입고 탈진한 모습"

응급실에서 두 번에 걸친 메르스 환자 간호, 응급실 폐쇄, 격리조치 등을 겪으면서 작은 메르스 의심 증상들까지 발견하기 위해 나름 꼼꼼하게 체크했지만, 환자들은 오히려 화를 내는 경우가 많았다. 이로 인해 간호사들이 상처를 많이 받았지만 응급실 간호사이니까 당연히 해야 할 일이라며 서로를 격려했다. 비 온 뒤에 땅이 더 굳는 것처럼 메르스 이후 더욱 돈독해진 동료애를 느낄 수 있었다. 그리고 우리 병원 직원 중에 단 한 명의 감염사례도 없었고, 응급실이 병원의 최전선인 만큼 메르스에 많이 노출되어 불안했을텐데도 불평 한 마디 없이 묵묵히 함께 해 준 응급실 가족들과 도와주신 분들께 감사의 마음을 전한다.

메르스, 출구는 반드시 있다

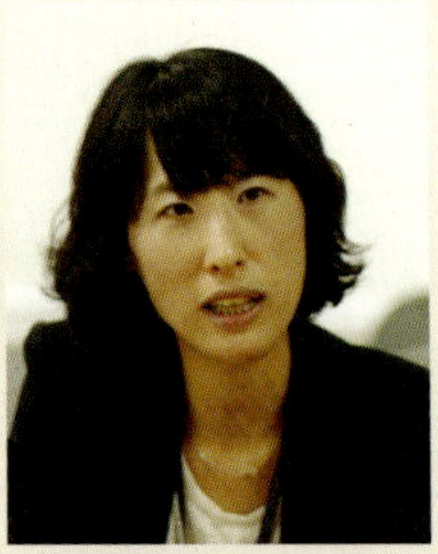

감염관리전문간호사
한시현

국가지정입원치료병상 가동 준비 통보를 받았던 5월 20일 오후, 그 때 난 '설마'하는 마음으로 음압격리병상 가동을 준비하였다. 5월 20일 이후 메르스 확진 · 의심 환자는 평소 알고 있던 메르스 전파기전에 비해 빠르게 발생하였다. 메르스 관련 정보를 질병관리본부, 감염관리 관련 학회 등을 통해 수집하면서 준비하고 있던 중 5월 26일 오전, 충청남도청의 전화 한 통으로 상황은 급반전되었다. 첫 환자의 입원이었다. 첫 환자의 모든 입원 치료는 비공개로 진행되었기 때문에, 격리병실 입실은 감염내과와 감염관리팀에서만 이루어졌다. 긴급하게 모든 것이 결정되었다. 2003년 사스와 유사한 전파양상(전파속도, 발생지역)이면서 대규모로 발생되었고, 무엇보다 메르스 사망률이 40%이기에 대한민국을 대혼란으로 빠지면서 내 인생의 시계는 드라마틱하게 멈추었다.

5월 26일, 누군가 나에게 질문했다. 목표가 무엇이냐고. "의료기관 내 메르스 발생 0%, 치료 환자 100% 완치입니다"라고 대답은 했지만 솔직히 자신없었다. 그땐 너무나 급했다. 환자 발생도, 환자 상태도 하루가 다르게 변하는 그땐. 그렇게 나의 퇴근은 아주 긴 싸움이 될 것이라는 예감으로, 그리고 '출구는 반드시 있다'는 믿음으로 잠시 미루었다. 다만 감염관리전문가로서 의료기관 내 환자 및 직원의 발생은 차단해야 했다.

1인실이 부족한 상황에서 밀물처럼 밀려오는 환자, 6월 3일과 6월 10일 메르스 환자 경유, 6월 7일 메르스 환자 경유 병원발표, 6월 10일 메르스 치료 지역거점병원 발표, 메르스 환자에 노출된 직원 발열 발생 등이 꼬리를 물고 이어졌다. 그때마다 "어떻게 해요?"라는 질문에 빠르고 정답에 가까운 판단이 필요했다. 질병관리본부도 '정답'을 주지 못하는 상황에서 가장 보수적인 시스템을 만들고 그것이 최선이라는 확신으로 바로 실행에 옮겨야 했다. 질병관리본부의 메르스 대응지침은 계속 수정되었고, 그 수정된 지침을 근거로 의료장비 투입, 진료과 확대, 환자 · 보호자 문진절차, 내원객 제한절차, 환자 입원절차 등을 마련했다. 전동식호흡장치가 전국적으로 부족한 상황에서 질병관리본부와 관련 회사에 요청했지만 아직 수입이 되지 않았다는 답변만 돌아왔다. 전동식호흡장치가 필요한 상황이면 전동식호흡장치를 들고 응급실, 음압격리병실로 뛰었다. 6월 중순부터 전동식호흡장치의 공급이 원활해져 조금은 숨통이 트였다.

메르스 환자 기도삽관에 흔쾌히 응해주신 응급의학과, 어느 병원보다 빠르게 기관지내시경을 결정하고 시행해 준 호흡기내과, 한걸음으로 달려와 준 흉부외과 에크모팀, 30분 만에 병실을 중환자실로 개조한 의공학과, 적은 인력으로 처음부터 끝까지 모든 환자의 치료과정에서 묵묵히 자리를 지키면서 간호한 간호부, 밤늦게까지 혈장분리를 해준 진단검사의학과, 그리고 매일 환자 흉부선 촬영에 임해준 영상의학과 등 모든 직원들에게 감사함을 전한다. 또 의료진이 아닌데도 겁내지 않고 응급실 문을 굳건하게 지켜주고 병원 환경 청소와 방역에 힘써주신 총무팀과 협력업체들에게 감사하다. 그 자리에서 도망가지 않고 있어 준 것만으로.

> *목표는 의료기관 내 메르스 발생 0%, 치료 환자 100% 완치*

끝이 보이지 않을 때 마다, 그리고 병원을 탈출하고 싶을 때마다 힘이 되어주고 내 편이 되어 준 많은 분들에게 감사를 전한다. 2015년 메르스 유행의 커다란 교훈은 원칙 속에서 인내와 끈기, 지구력을 가지고 전 직원이 다함께 했기에 좋은 성과가 있었다는 것이다. 감사하다. 불평보다 불편을 참아준 모든 분들로 인해 나의 멈추었던 시계는 다시 돌아가기 시작했다.

메르스 치료는 선택이 아닌 나의 의무

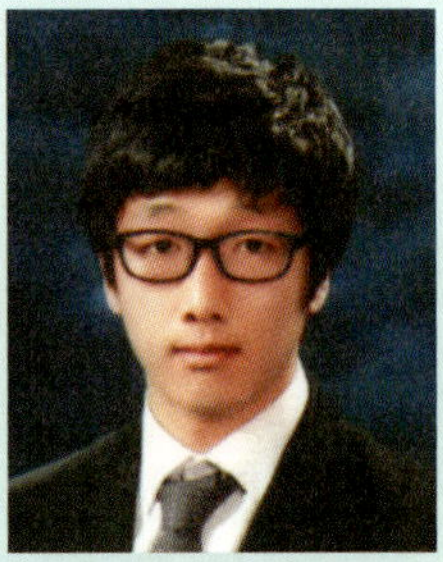

흉부외과 전공의
한 선

나는 흉부외과 의사다. 우리 병원의 중환자는 내가 또는 우리가 해결할 수 있다는 생각을 가지고 있었고, 그때도 그런 마음으로 13병동에 모였다. 이미 메르스 환자가 원내에 있다는 사실을 들었고, 환자 상태가 급격히 안좋아질 수도 있어 에크모 삽입이 필요한 상황도 생길 수 있다는 이야기를 류경민 교수님께 들었다. 물론 중환자실과는 매우 다른 불편하고 겁이 나는 환경이었지만, 우리 흉부외과 에크모팀(류경민, 이욱기, 김영화, 한선)은 성공적으로 에크모를 거치했다. 시설의 부족함이나 인력의 부족함 등을 안고 치료를 시작했고, 여러 사람이 아무도 모르는 격리 병동에서 일사 분란하게 자신의 역할을 수행했다.

그때까지만 해도 매우 즐거운 일이었다. 아침마다 환자의 가슴사진을 기다리고, 들어갈 때마다 조금은 좋아졌을지 기대하며 피검사를 했다. 혼자서 할 수 있는 일이 결코 아니었다. 보이지 않는 곳에서, 여러 사람들이 모두 같은 마음으로 메르스와 싸웠다. 매일 같은 시간마다 사진을 찍어주시고 여러 시설을 정비해주신 이종구 팀장님, 가장 최전선에서 환자를 간호했던 정예진 간호사 등 많은 사람들이 한 병동 안에서 고군분투 했다. 오직 하나의 목적인 환자의 완쾌를 위해서 각자 자신의 역할을 묵묵히 해냈다. 최고의 멤버들과 최선의 치료를 할 수 있었다. 이만한 치료를 다시금 해낼 수 있을까?

하루하루 환자는 조금씩 아주 조금씩 호전되었고, 어느새 에크모 없이도 유지할 수 있게 되었다. 다음날 에크모를 빼기로 계획하고, 그 동안의 시간을 자축하고 잠자리에 들었다. 다음날 들뜬 마음으로 일어나 일을 하려는데 으슬으슬한 기분에 혹시나 하는 마음으로 체온을 봤더니 미열이 있었다. '별것 아니겠지'하는 생각에 격리본부로 가서 다시 한 번 열을 측정했더니 38.6도가 나왔다. 아픈 것보다 오늘이면 마지막인데 마무리하지 못하고 격리되어야 한다는 사실이 너무 서운했다. 게다가 전공의를 치료에 포함해서는 안 된다는 암묵적인 룰 때문에 내가 메르스에 걸리면 문제된다며 모두가 우려했다. 죄인 같은 마음으로 격리병실에 격리되었다.

열은 났고, 마음은 무거웠다. '내가 주제를 모르고 까불어서 일을 그르쳤구나, 그저 열심히 하려고 했었는데, 이렇게 일을 그르치는 구나', '혹시 나도 메르스에 진짜로 걸린 건 아닐까? 이대로 죽을 수도 있겠구나'하며 밤새 뒤척였다. 오전에 문자가 하나 도착했다.

"축하한다, 아니란다."

류경민 교수님이었다. 3일 정도의 휴식시간을 더 받게 되었고, 집에 돌아와서 긴장이 풀린 채 침대에 주저앉았다. 나에겐 1년 같이 길었던 2주가 그렇게 끝났다. 다시 메르스 같은 상황이 오더라도 우리는 다시 해낼 수 있을 것이다.

"혹시 나도 메르스에 걸린건 아닐까? 1년 같이 길었던 2주가 그렇게 끝났다"

환자의 사망 앞에 흐르는 눈물

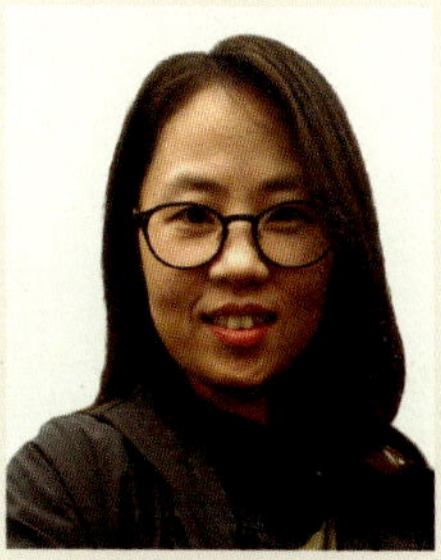

간호부 특수간호팀
응급실 간호사
김기애

상당한 속도로 확산되는 메르스로 인해 뉴스와 인터넷 기사에는 매일 같이 의심환자, 확진환자, 접촉자, 해당의료기관 방문자, 자가격리자, 능동격리자 등의 숫자가 집계되고, 온통 중동 박쥐와 낙타, 메르스 소식으로 국민을 불안에 떨게 하였다. 응급실에서 함께 일하는 동료들도 하나 둘 자가격리자 또는 능동격리자로 분류되기 시작했다. 상황이 진정되지 않자 정부는 환자 및 발생 · 경유 의료기관 등의 정보를 미공개에서 공개로 방침을 바꾸었다.

우리 병원 응급실 입구에는 환자분류소와 임시진료소가 차려졌고, 메르스 지정병원이자 안심병원으로서 모든 의료진 및 직원들이 메르스의 원내 및 지역확산을 막기 위해 최선을 다했다. 발열 환자는 물론이거니와 메르스 발생 및 경유병원 방문자로 확인되면 원내 출입을 통제하고, 임시진료소에서 진료가 이루어졌다. 메르스가 사그라질 기미조차 보이지 않던 어느 날, 낮번 근무 선임으로 인수인계를 받았다.

인근 지역 병원에서 교통사고에 의한 중증외상환자(60대, 남)의 전원 문의가 있었으나, 삼성서울병원에서 간이식을 받고 외래 통원진료 중인 환자로 메르스 발생 기간에 삼성서울병원에 입원한 사실로 인해 우리 병원의 잔여 음압격리실 부재와 수술이 진행될 수 없는 상황으로 전원 불가함을 통보하였다는 소식을 듣고 업무를 시작하였다. 임시 분류소 간호사로부터 전원 의뢰되었던 그 교통사고 환자가 구급차로 도착했다는 연락이 왔다. 응급의학과 교수와 감염관리팀은 방호복을 입고 이리 저리 분주하게 움직이며, 환자를 적절히 치료할 수 있는 병원을 수소문하기 시작했다. 그 사이 구급차 안에서 심정지가 발생했다. 급히 방호복과 보호장구를 갖추고 응급의학과 교수와 함께 심폐소생술을 실시하였다.

환자의 흉부를 누르며 '의료진의 첫 감염이 될 수 있겠구나.' 하는 두려움도 잠시, 눈앞에서 메르스의 피해자가 되어버린 한 환자가 죽어가고 있다는 사실에 안타까움의 눈물이 흘렀다. 결국 환자는 사망했고, 사망 후 얇은 시트 한 장으로 몸을 가리고 이전 병원으로 돌아가야 했다. 심폐소생술 내내 환자의 딸은 오열했다.

"우리 아버지 메르스 아닌데, 우리 아버지 메르스 아닌데…"

뺑소니 사고였단다. 아버지에게 전화를 받았는데, 아버지가 제발 살려달라고 했단다. 전화기 너머로 들려오던 아버지 목소리가 마지막이었단다. 현장에서 환자를 살리기 위해 최선을 다하는 119 구급대원이었던 딸은 그렇게 아버지를 보내드려야 했다.

이러한 상황에서 JCI인증과 병원인증평가를 무사히 통과하고 환자 안전을 위해 부단히 노력하는 우리 병원에서 원내감염자가 단 한 명도 발생하지 않음에 너무나 다행스럽고 감사하다. 갑갑한 하얀 우주복을 입고 끝이 보이지 않는 뿌연 허공을 비행하는 듯한 느낌으로 두어 달을 보냈다. 환자 안전을 위한 감염관리의 중요함을 실감하며, 새로운 시작을 꿈꾼다.

> 정부는
> 환자 및 발생·경유
> 의료기관 등의
> 정보를
> 미공개에서
> 공개로 방침을
> 바꾸었다

누군가 그랬던가 사람은 망각의 동물이라고

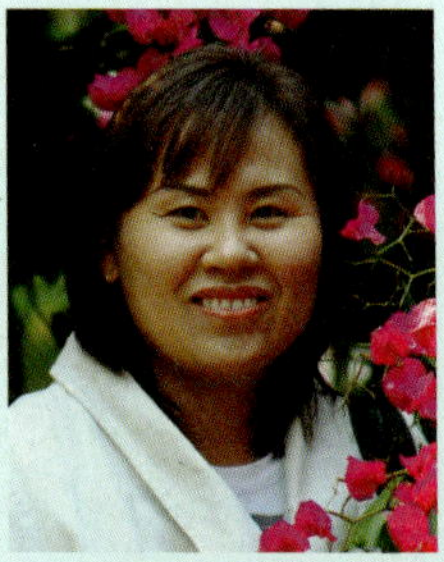

진단검사의학과
임상병리사
임승자

메르스 관련 이야기를 들려달라는데, 무슨 이야기를 하라는 건지…. 순간 2015년 여름 메르스와 희로애락을 함께 했던 기억이 떠올랐다. 메르스를 처음 접한 것은 TV 뉴스에서였다. 그리고 어느 병원에 감염환자가 몇 명이네, 여기 병원도 몇 명이네. 저기 병원도 전염되었다네…. 뉴스로 보도될 때까지만 해도 피부로 와 닿지 않았다. 하지만 우리 병원도 메르스라는 바이러스로부터 자유로울 수는 없었다. 급기야 우리도 '메르스 당직'이라는 명칭 아래 낮과 밤 12시간씩 교대로 팀장, 책임기사, 일반기사 순으로 방호복에 마스크를 쓰고 환자들의 신속한 검사를 위한 검체채취, 관리, 진단 치료를 위해 임시진료소에 투입되었다.

드디어 내게도 차례가 되어 당직 날이 다가왔고 잔뜩 긴장을 한 탓에 간밤에 잠도 설치고 현장에 도착했다. 현장에서 근무하는 직원 모두 가만히 있어도 더운 여름에 방호복에 마스크까지 착용하고 고생이 말이 아니었다. 메르스 검사에 필요한 객담 채취 설명 및 관리 업무를 성심껏 했다. 객담받기 힘들다고 꼭 해야 되냐고 짜증내시는 분에게는 자세한 설명으로 설득하고, 보호자 없이 휠체어 타고 오신 분에게는 신속한 메르스 검사를 위해서 검체채취 음압실에 모시고 들어가 객담을 받을 수 있도록 도움을 드렸다. 근무가 몇 시간 남지 않을 무렵 보호복을 벗고 잠시 쉬면서 하라고 같은 파트에 근무하는 동기가 음료수를 가지고 와서 잠깐 임시진료소를 떠난 사이에 팀장님한테서 급히 진료소로 오라는 호출을 받았다. 그 당시 우리 병원은 메르스 검사를 외부에 수탁의뢰하고 있었으며, 이미 그날 검체 의뢰는 끝난 상태였다. 그런데 갑자기 응급검체가 있어 팀장님께서 직접 검사센터에 가져가셔야한다는 것이다. 난 급히 보호복과 마스크를 착용하고 응급검체를 전해 받고 팀장님을 기다리고 있었다. 그때 감염관리 선생님이 검체 하나를 가지고 오셨다. 그 검체는 수송배지에 담겨 와서 메르스 검사에 적합한 용기에 담아야 했고, 감염관리 선생님과 함께 담는 과정에서 환자 검체가 내 눈에 살짝 튀었다. 급하게 보호복을 착용하는 바람에 고글 착용을 잊고 있었다. 팀장님께서 응급검체를 검사센터에 접수할 수 있도록 감염관리 선생님한테 받은 검체까지 같이 인계했다. 그리고는 급히 화장실에 가서 눈을 닦았다.

혹시나 하는 마음으로 환자등록번호와 이름을 적어놓았다. 나중에 결과를 확인해 보려는 마음에…. 당직을 서고 난 다음날이 되면 팀장님께서는 메르스 최전선에서 고생한 담당자들에게 검사한 환자들의 결과가 음성이니 안심하라고 알려주셨다. 그날도 아무 생각 없이 "어제 검사한 검체도 전부 음성이죠?" 라고 먼저 물어봤다. 그런데 팀장님이 한 사람은 보류라고 한다. 혹시나 해서 그 환자 이름이 무엇인지 물었고 내가 메모해 놓은 환자 이름과 일치했다.

아뿔싸!! 하필이면 내 눈에 튄 환자이다. 순간 마음을 다독이며 최종결과가 나오기를 기다렸다. 여러 잡다한 생각이 들었다. 계속 착용하고 있었던 고글을 그때 왜 착용하지 않았을까? 마음이 심란했다. 가족 모두에게는 메르스 당직근무로 인해 격리생활을 해야 한다고 과장되게 말하고 외부에서 집으로 들어오면 깨끗이 씻기를 당부했다.

"환자의 검체가 내 눈에 튀었다. 제발, 결과가 음성이기를…"

그리고 다음 날 뉴스에는 양성이 아니기를 바라는 내 마음과는 달리 낯익은 이름 세 글자와 메르스 119번 환자라는 것, 메르스 양성 확진자로 격리병동으로 옮겨져 치료중이라고 보도됐다. 난 건강하니 별것 아니라고 마음을 다독였지만 마음은 복잡했다. 내가 감염되면 우리 가족들, 나와 함께 근무하는 병원 직원들, 또 그 가족의 가족들. 또 뉴스에 보면 양성 환자가 발생하면 그 사람의 며칠간의 이동동선이 전부 공개되면서 여러 사람들로부터 따가운 시선과 그 가족들이 겪어야 할 일도 걱정이었고, 또 나 한 사람의 부주의로 인해 병원 이미지가 나빠지지는 않을까? 상상만 해도 아찔했다. 같이 근무하는 사람들에게 알렸고 그들도 나를 위로해 주었다. 괜찮을 거라고.

다행히도 난 건강체질이라 내가 상상했던 일은 일어나지 않았으며, 하루하루 시간이 지나 메르스 양성 확진판정을 받고 상태가 악화된 그 환자도 최선을 다하는 의료진의 치료로 완치판정을 받아 퇴원했다. 메르스 대란이라는 어려운 시기에 동료들과 가족들이 함께여서 위로가 되고 힘이 됐다. 지금도 그때의 기억들이 내 머리에 차곡차곡 쌓여 있어 행복하다.

나보다 나를 더 걱정해준 동료들

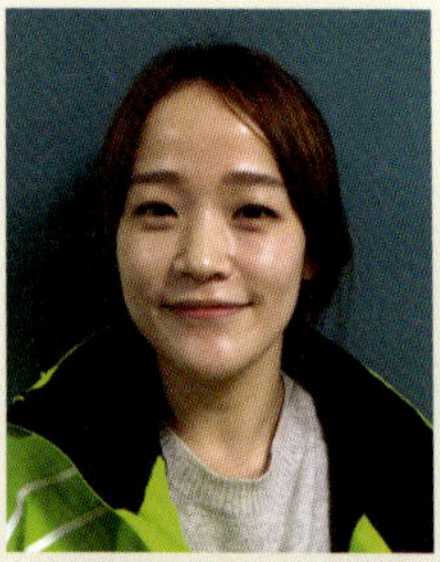

간호부 특수간호팀
응급실 간호사
조아해

5월 20일 최초 메르스 감염자를 시작으로 6월 1일 첫 사망자가 생기면서 모두의 관심이 집중되고 있을 무렵, 폐렴 소견서를 들고 우리 병원을 내원한 환자의 담당간호사가 되었다. 2주 전부터 열이 났고 평택굿모닝병원에서 외래치료를 받아오다가 증상이 호전되지 않아 전원되어 온 경우였다. 나이가 48세로 젊은 편이라는 것 외에는 특이증상이 없던 사람이었다. 기침을 동반한 폐렴 환자는 하루에도 몇 명이나 볼 수 있기 때문에 대수롭지 않게 생각했다. 심지어 그 환자는 TV에서 알려주는 메르스 환자의 전형적인 증상인 기침과 가래, 열도 없었다. 거주지가 평택이라는 표식인 파란 도장을 찍고 응급실에 들어온 그 사람을 음압격리실로 안내하면서 멋쩍게 웃었다. 마스크를 건네받은 그 사람도 모두 이해한다고 웃어줬기에 마음은 한결 가벼웠다. 근래에 예민한 환자나 보호자들에게 여러 가지 핀잔 섞인 소리를 들었기에, 구구절절한 이유를 늘어대며 격리실에 있어야하는 필요성을 설명할 일이 없게 되서 더 그랬다.

원래 저혈압이 있던 사람이 아닌데 혈압이 지나치게 낮았다. 재차 재도 변화없는 혈압을 담당의에게 보고했다. 하지만 우리는 그 사람을 격리실 밖으로 뺄 수 있는 결정권이 없었다. 결국 하루에 백 통화가 넘게 걸려오는 전화를 받을 것 같은 감염관리팀 선생님에게 전화를 했다. 그 환자는 평택굿모닝병원에 다녀온 날짜를 정확하게 기억하고 있었고, 우리 병원에서 기준하고 있는 날짜와는 하루, 이틀 차이로 비켜 지나갔다. 보호자와 환자가 마스크를 착용하는 조건으로 격리실에서 밖으로 환자를 옮길 수 있었다. 흉부촬영 후 자리로 안내된 그 환자에게 부랴부랴 수액을 연결했다. 몇 분 수액치료 중임에도 혈압이 제자리걸음인 그 환자를 다음 근무 간호사에게 인계를 주었다. 그게 내가 기억하는 마지막이었다.

6월 1일부터 3일간 내리 낮번 근무를 하면서 가장 스트레스는 전화문의에 일일이 응대하는 것이었다. 메르스 검사가 가능한지, 단체 검사가 가능한지 등 여러 가지 문의가 있었지만 우리 병원에 메르스 확진환자가 있느냐는 전화가 제일 스트레스였다. 개인정보보호법을 얘기할 새도 없었다. 사람들은 SNS를 통해 일파만파로 퍼진 그 이야기 하나만을 확인받고 싶어 했다. 3일에는 그 전화가 극으로 치달아서 일을 할 수 없을 정도였다. 응급실도 평소와 다르게 분주하지는 않았으나 내원객들이 모두 날카롭게 벼려진 칼 같은 느낌이었다. 우리가 응대하고 있는 전화 하나하나를 모두 귀담아 듣고 언제든지 반발할 준비가 되어있다는 듯이. 익숙하지 않은 수술복을 입은 것보다, N95 마스크를 쓰고 답답함에 몸부림치는 것보다, 차라리 바빠서 정신없이 일을 할 때가 낫다고 생각했다. 그렇게 낮번 근무가 끝났는가 했다.

그러다가 생각지도 못한 일이 발생했다. 역학조사반이 나온다고 했다. 1일에 내가 담당했던 환자가 메르스 의심으로 격리병동에 격리중이기 때문이었다. 이틀이나 지난 그날의 일을 되감기 하듯 여러 번 생각하고 떠올려야 했다. 심지어 나는 밀접 접촉자로 분류되어 여러 명의 친구들과 함께 살고 있는 기숙사로 퇴근하지 못했다. 수간호사님과 책임간호사님도 마찬가지였다. 밤늦은 시간까지 퇴근하지 못하고 갑자기 우리 병원에 밀려들어온 메르스라는 놈에 맞서 싸울 만반의 준비를 하고 계셨다. 떠올리기조차 싫은 정신없는 하루가 지나가고 나는 당직실에 격리되었다.

6월 4일 당직실에서 맞이한 아침. 문고리에 간식을 걸어두었다는 선생님의 문자로 아침에 잠이 깼다. 당직실에서 혼자 눈을 뜬 것보다 더 내가 격리됐다는 사실이 가슴에 와 닿았다. 혼자 있으니 온갖 생각이 다 떠올랐다. 내가 대처를 잘못해서 일이 커졌는지, 그로 인해 병원 전체에 피해를 준 건 아닌지 불안하고 답답했다. 외상학회를 가기로 몇 주 전부터 계획했던 날이었는데, 병원에만 있으니 나중에는 억울하고 그 환자가 괘씸하다는 생각까지 들었다. 여러모로 나를 밖으로 내보내려 애써주시는 수간호사님의 격려로 견디다 저녁이 다돼어서야 병원을 벗어날 수 있었다. 기다리던 아버지와 함께 차를 타고 도망치듯 대구집으로 내려갔다.

> 빨아서 사용할 수 있는 마스크와 체온계, 자가격리 통지서… 길고 긴 자가격리가 시작되었다

아침에 일어나면 마스크가 잘 씌워져있는지 먼저 확인했다. 밤사이 일어났을 일을 알기 위해 TV를 켜고, 다른 격리대상자들과 메시지를 주고받았다. 다행히 그동안 나에게 특별한 증상은 나타나지 않았다. 함께 생활하는 언니의 안부를 확인하는 것도 중요한 일과였다. 나를 만나기 전에는 메르스에 대해 대수롭지 않게 생각하던 언니는 상황의 심각성을 뒤늦게야 알아챈 듯 했다. 방을 따로 사용하고, 마주보고 이야기하는 것을 피하는 나를 보고 유

난스럽다며 혀를 차던 모습은 사라졌다. TV에서는 수그러들 기미가 없는 메르스 확산 및 사망자수 증가를 24시간 내내 알려주고 있었고 상황은 점점 심각해지는 것 같았다. 여기저기서 감염자가 속출했고 그에 따라 자가 격리자들도 배로 늘고 있었다. 당연히 괜찮을 거라고 생각하다가도 혹시나 하는 불안감은 언제나 나를 따라다녔다.

하루 종일 TV만 들여다보던 나에게 드디어 올 것이 왔다. 보건소에서 전화가 온 것이었다. 이제부터 격리해제일까지 매일 하루에 세 번 전화를 할 것이라고 알려주었다. 지역마다 약간의 차이가 있는 듯 했다. 간단한 물품을 전해주기 위해 방문도 한다고 했다. 물품을 전해주는 담당자를 만났을 때엔 내가 감염자가 된 것 같은 막막한 기분이 들었다. 몇 걸음 벗어나 시선을 피하며 손끝으로 봉투를 건네주던 그 사람의 모습이 아직도 떠오른다. 봉투를 받아들자 그 사람은 황급히 자리를 떠났고 격리 장소를 벗어나지 말라는 조그만 당부도 잊지 않았다. 봉투 안에는 빨아서 사용할 수 있는 마스크와 체온계, 자가격리 통지서가 들어 있었다. 길고 긴 자가격리가 이제 시작된 기분이었다.

"메르스 관련 뉴스는 언제나 긴급속보였고, 나도 뉴스거리가 될 것 같아 불안했다"

6월 8일 응급실 선생님들에게 메시지를 보냈다. 환자 주변 사람들이 메르스 검사에서 음정판정이 나왔다. 자가격리자가 보기에 TV는 너무 부정적이라는 생각이 들었다. 화면 한 편에는 늘어가는 사망자수와 격리자수, 감염자수를 언제나 볼 수 있게 해 놓았고 메르스 관련 뉴스는 언제나 긴급속보였다. 자가격리 수칙을 지키지 않고 외출을 한 사람들의 이동경로를 그리고 분석하는 뉴스는 매일 쏟아져 나왔다. 바로 앞에 있는 편의점에 한 번 가보지도 못한 나이지만 이런 나라도 뉴스거리가 될 것 같이 불안하고 초초했다.

한편으로는 응급실 단체 채팅방에 올려진 근무표가 마음에 걸렸다. 하루가 지나면 근무가 변경되고 오프가 잘리는 건 예삿일이었다. 나 때문이기도 했지만 나는 해줄 수 있는 게 없다는 생각에 마음이 답답했다. 집에서 편하게 있는 동안 다른 선생님들이 겪고 있을 사건이나 고충들 하나하나를 모두 내가 직접 해결해줘야지만 속이 풀릴 것 같은 기분이었다. 오전 내내 말을 고르고 고르다가 오후가 되어서야 응급실 식구들에게 하나하나 메시지를 남겼다. 고맙고 미안하고 염치가 없었다. 하고 싶은 말이 많아도 배부른 투정일까 걱정하며 말을 줄였다. 하지만 너나 할 것 없이 하나하나 진심으로 되돌아오는 애정 어린 답장들에 내가 괜한 걱정을 했다고 생각했다. 내 생각보다 사람들은 나를 아껴주었고 오히려 위로해주었다. 매일 안부를 물으며 누구보다 나를 걱정해주던 수간호사님의 반가운 문자도 받을 수 있었다. [김○○ 환자 주변에 있던 환자들의 메르스 검사가 모두 음성으로 나왔다]. 나는 이 날 며칠간의 불안함을 모두 잊고 진심으로 웃을 수 있었다.

아침에 눈을 뜨자마자 기분이 좋았다. 격리가 해제되는 날이었다. 내일이면 원래대로 출근하고 드디어 내가 바라던 대로 응급실에서 메르스에 맞서 싸울 수 있다. 보호장비는 있는 대로 착용하고 확진자 바로 앞에 서있을 준비가 되어있었다. 지난번에는 내가 부족했노라고 얘기하고 이번에는 준비가 되었다고 소리치고 싶었다. 아침 일찍 기차를 타고 천안으로 돌아왔다. IV를 놓으려면 몇 번 실패할 것 같다고 유난을 떨면서 출근할 마음에 들떠있었다. 오랜만에 만나는 선생님들께 건넬 선물을 사면서 마음은 이미 응급실에 가있는 기분이었다.

다음날 이브닝 출근을 위해 준비하던 나에게 두려운 연락이 왔다. 출근을 잠시 대기하라는 수간호사님의 전화였다. 반가운 목소리만큼 반가운 소식은 아니었기에 눈물만 나왔다. 메르스에게 출입을 용납하지 않았던 병원의 높은 문턱이 내 앞에 더 높이 놓여 있는 것 같았다. 다시 격리를 할 생각에 답답함보다는 동료들에게 미안한 마음이 앞섰다. 근무표가 또 변경될 것이고 내가 쉬는 만큼 다른 사람은 일을 해야 하는 당연한 일이 생기기 때문이었다. 가만히 넋 놓고 있을 수 없어 어제 준비한 선물을 사들고 무작정 응급실을 찾아갔다. 마스크를 쓴 내가 환자인 줄 아는 사람들에게 여러 번 가로막힌 뒤에야 응급실 안으로 들어갈 수 있었다. 반가운 얼굴들을 보자마자 그동안 겪은 일들이나 걱정들은 생각나지도 않았다. 내가 생각했던 것보다 더 속상한 일도 있었고 안타까운 일도 있었다. 그 착잡한 사건사고들을 접하고 견뎌냈을 동료들에게 미안한 마음뿐이었다. 갈 때가 되어서는 선물로 산 커피 박스에 '아프지 마세요' 라는 글만 미련스레 남기고 돌아설 수밖에 없었다.

> "격리가
> 해제되는 날,
> 내일이면 드디어
> 응급실에서
> 메르스에 맞서
> 싸울 수 있다"

6월 22일 드디어 출근했다.

'메르스, 함께 이겨낼 수 있습니다'라는 말은 아직 진행 중이었다. 메르스가 남기고 간 여파는 크고 아직 넘어야 할 고비가 많이 있지만, 한 번의 고비를 넘긴 나에게는 아무런 문제가 되지 않았다. 다사다난한 시간들이 지나고 드디어 다시 응급실 간호사가 되어 출근했다.

가족처럼 배려하고, 환자를 치료했던 병원

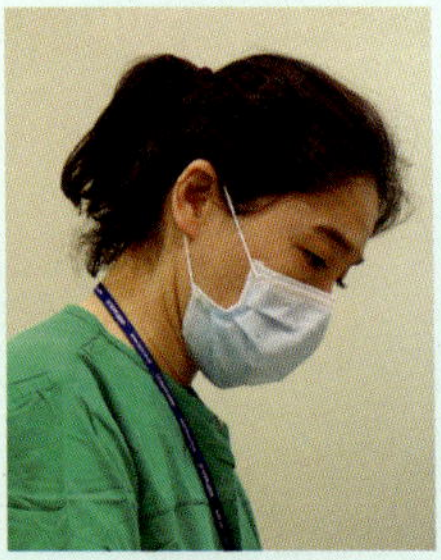

국립중앙의료원
파견간호사
허영미

어느 날 가족과 함께 TV를 보던 중 메르스라는 낯선 바이러스에 감염된 환자에 대한 소식을 접하고, 막연한 걱정에 내가 도울 수 있는 일이 없을 지 생각했다. 마침 보건복지부 중앙메르스대책본부에서 간호 인력을 모집한다는 소식을 듣고 메르스대응 간호사에 지원하게 되었다. 6월 16일 국립중앙의료원에서 일련의 교육과정을 이수 후 곧바로 단국대학교병원에 도착했다.

나를 포함한 8명의 간호사가 환자분류소와 격리병동에 나뉘어 업무를 배정받았다. 내가 간 곳은 메르스 환자를 치료중인 격리병동으로 당시 3명의 환자가 치료받고 있었다. 그곳의 환경은 외부에서 말로만 듣던 상황보다 훨씬 심각했다. 격무에 시달리던 의료진들의 몸과 마음은 이미 지칠 대로 지쳐 있었고 환자들의 상태도 불안정했다. 하지만 '환자를 살려야 한다.'는 의료진들의 강한 눈빛에 나도 모르게 눈물만 쏟아졌다. 시간이 지나면서 환자의 상태는 호전과 악화를 반복했고, 응급상황이 올 때마다 긴장할 수밖에 없었다.

응급상황이 되면 의료진들은 서둘러 보호복과 보호장구를 착용하면서 병실로 급한 발걸음을 옮겼고, 다른 한 쪽에서는 환자의 마음을 진정시키기 위해 인터폰으로 "○○님, 의료진이 들어가고 있어요. 가족들이 모니터로 보고 있고 혼자가 아니니 안심하세요."하며 목소리를 높였다. 격리병동은 메르스 바이러스에 노출되기 쉬운 환경이지만 우리 의료진들은 일상생활에서처럼 익숙하게 기관 삽입 등의 시술을 하고 덤덤하게 나왔다. 병실 밖 전실에서 기다리는 의료진들은 눈빛으로 수고했다는 말을 대신했다.

에크모 치료를 한 환자는 적절한 시점에서 시술이 시행되었기에 기대 이상으로 빠른 속도로 호전을 보여 우리 의료진에게는 또 다른 희망이 되어주었다. 환자가 호전될 무렵 우리는 환자의 빠른 회복을 돕기 위해 '가족과의 만남'을 결정했다. 비록 같은 공간에서 만날 수는 없었지만 의료진이 대신 아내의 편지를 읽어줬고, 가족사진을 환자의 침상 옆에 붙여놓아 혼자 지내던 병실을 편안하게 꾸며주었다. 환자는 7살, 3살 된 두 아들과 아내와 함께 찍은 가족사진을 바라보면서 눈물을 글썽이고 내내 사진을 만지작거렸다. 다행히 환자는 완치돼 퇴원할 수 있었다. 착하고 선량한 시민으로 살아온 환자와 가족들에게 너무 혹독한 시간이었다. 하지만 이제 환자도 알 것이다. 가족과 의료진, 온 국민이 한 마음이었다는 것을….

"누나, 퇴원하면 소주와 불고기 사드릴게요. 이 병실에 오래 있지 말고 빨리 가서 조금 쉬세요." 환자는 도리어 우리를 걱정했다. 머리부터 발끝까지 착용한 보호장구 때문에 환자에게 환하게 웃어주지 못한 게 못내 아쉬움으로 남는다. 단국대학교병원은 내가 잠시 파견나왔다가 돌아가는 곳이기도 하지만 내가 살아가는 동안 기억 속에 오래 간직할 곳이다. 이곳에서 환자를 치료하고자 하는 의료진들의 굳은 결의와 가족처럼 서로 배려하고 마음으로 소통하는 현장을 보았다.

> "'환자를 살려야 한다'는 의료진들의 강한 눈빛에 나도 모르게 눈물만 쏟아졌다"

단국대학교병원은 철저한 방어체제를 운영하며 감염 확산을 조기에 차단했고, 단 한 명의 환자도 발생하지 않았다. 정확한 판단을 바탕으로 적절한 시점에 이루어진 시술과 치료, 간호사들의 전인간호에 환자들이 치료를 무사히 마치고 퇴원하는 모습을 보니 참 뿌듯하다. 그리고 그러한 과정을 함께 지켜보고 동참할 수 있음에 행복했다. 메르스와 사투를 벌이고 있는 격리병동에 파견 나온 한 명의 간호사로서 메르스를 성공적으로 치료한 단국대학교병원 의료진에게 찬사를 보낸다.

치료하는 의료진 보며 회의감 씻어내

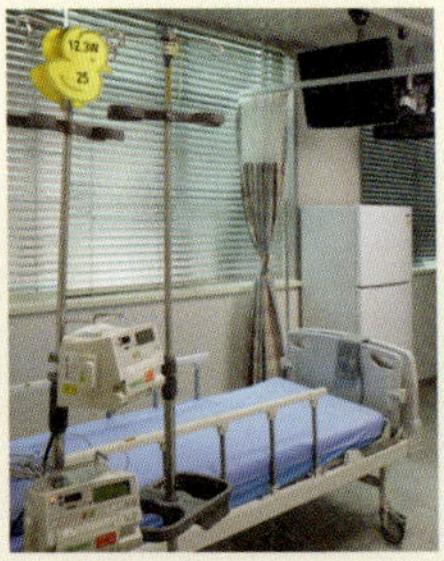

8번 확진환자

김○○

(국내 첫 번째 메르스 환자 치료병원 의료진)

메르스 첫 감염 환자가 처음 진료받은 병원이 내가 일하고 있는 병원이었다. 2015년 5월 22일 시작된 격리, 처음에는 대수롭지 않게 여겼다. 그러던 것이 25일 오후부터 열과 근육통이 밤새 가라앉지 않았다. 다음날 아침, 화장실에서 갑자기 정신이 아득해지면서 주위가 캄캄해지고, 아무소리도 들리지 않고 목소리조차 낼 수 없었다. 잠깐이었지만 정말 죽을지도 모르겠다는 생각에 너무나 무섭고 겁이 난 나머지 나도 모르게 손을 들어 뺨을 한대 힘겹게 후려치고 겨우 정신을 가다듬었다.

정말 며칠만 있다 올 것이란 생각에 짐도 싸지 않은 채 병원에 갈 준비를 했다. 앰뷸런스가 오후에 도착하고, 방진복을 입은 선생님들이 마스크를 씌운 나를 이송하자 온 동네 관심거리가 되었다. 걱정하는 가족들을 남겨둔 채 도착한 단국대학교병원에서 방진복을 입은 한시현 감염관리팀 선생님이 나를 맞이했다. 한시현 선생님의 안내로 보안문 몇 개를 통과하니, 블라인드에 테이프로 붙여놓은 하얀색의 음압병실이 나타났다. 늘 환자들 곁에 있던 내가 환자가 돼 버렸다.

첫날 힘겹게 검사한 결과 음성 판정이 나왔다. 식구들, 지인들, 몸담고 있는 병원의 병원장님 내외분, 그리고 직원들 모두 얼마나 안도하고 기뻐했는지 모른다. 그러나 그것도 잠시, 2차 검사에 양성판정이 나왔다. 보건소에서 통보를 받은 남편의 전화에 얼마나 크게 절망했는지 어찌할 바를 모르고 울음이 터져 나왔다. 한시현 선생님이 달려와 위로해 주었지만 순간적으로 혈압은 170mmHg까지 상승했다. 이 복잡하고 답답한 상황에서 어떻게 해야 하나 싶었지만 '피할 수 없으니 받아들이자, 하느님께 의지하고 기도하며 시간이 가길 기다리자'하고 마음을 다졌다. 우선 잠복기간에 만났던 지인들에게 내가 처한 상황을 설명하고 죄송한 맘을 담아 연락을 했다. 모두 용기를 주고 위로해 주며 완쾌를 빌어 주었다.

친정 엄마께서는 '하필 내 새끼 일하는 병원엘 다녀갔냐!'며 첫 환자를 원망하셨다. 하지만 그 역시 자기 의지와 상관없이 걸린 질병일텐데 누구 탓을 할까? 그 와중에 군에 간 큰 아이에게서 연락이 왔는데, 부대원들은 격리되고 자신은 군 수도병원(성남)으로 이송되어 격리 검사를 받게 되었다고 했다. 아들은 휴가를 나왔다 복귀하는 날, 내가 일하는 곳에 잠시 들러 인사를 하고 간 것이 다였는데 이해는 갔지만 참 많이 속상하고 괴로운 시간이었다. 메르스 양성 판정을 받고 나자 투약치료가 시작되었다. 항생제를 비롯한 수액, 끼니 때마다 먹어야 되는 한 주먹씩이나 되는 약, 매일 아침마다 채혈에 X-ray 검사, 주사 때문에 손은 퉁퉁 붓고 먹는 약 때문에 속이 울렁거려 누워만 있어야 했고 냄새에 민감해져 먹을 수가 없었다. 먹성 좋은 내가 음식을 보기도 싫어하는 그런 초유의 사태가 발생했다. 너무나 고역스런 시간이었다. 6월에 접어드는 바깥의 날씨는 덥다고 하는데 음압병실의 온도는 일정하여 잘 느끼지 못했다. 한시현 선생님 혼자 힘든 상황이 생겼는지 다른 선생님들이 팀을 이뤄 투입되었다.

> 열과 근육통이 밤새, 갑자기 정신이 아득해지면서 주위가 캄캄, 목소리조차 낼 수 없는 그런 순간

나도 나중에 입어봐서 더 자세히 알게 되었지만 입으면 체온이 절로 상승하여 땀이 줄줄 나는 보호복과 마스크 때문에 숨이 차고 뿌옇게 서리 끼는 고글, 장갑 낀 투박한 손으로 채혈을 했던 선생님들, 치료에 고심했던 교수님들…. 보호복을 입고 그런 상태로 답답하고 불안했을 터인데, 친절로 환자를 돌보고 위로하고 집에도 며칠씩 가지도 못하시고, 새삼 그 수고와 노고에 감사드린다. 이들을 보며 메르스 사태로 병원 근무에 회의를 느끼고 있었는데 다시 나를 돌아보고 잘해보리라 다짐했다.

음압병실, 블라인드 사이로 내다보이는 풍경과 일상의 사람들의 모습이 그렇게 그립고 부러울 수가 없었다. 각자의 의지대로 자유롭게 무언가 하고 있다는 것이 그토록 감사한 줄 모르고 살았던 것 같아 하느님께 절로 기도를 드리게 되었다. 많이 아프니 주사 두 대 놔달라는 할머니도 이제는 반갑고, 말이 왔다 갔다 하는 아주머니도 예뻐 보이고, 어른 대접 받길 원하는 할아버지도 이해가고, 목소리 큰 아저씨들도 새삼 다시 보인다.

온 나라가 몇 달 동안 공포로 가득하고 유언비어에 잘못된 정보와 불신, 참으로 힘든 시간을 보냈다. 사실 지금도 '메르스' 이야기를 꺼내면 나도 모르게 움찔하는 경우가 있다. 위로해 주시고 걱정해 주시는 분들이 많지만 더러 감염자 취급을 하시거나 죄인같이 대하는 분들도 있었다. 이제 메르스는 종식됐고, 그런 시선과 말들은 이제 그만했으면 하는 바람이다. 메르스를 힘겹게 이겨내신 분들, 앞으로도 힘내시길 바란다.

한 눈에 보는 메르스 주요일지

5.20(수)

- **메르스 확진자 발생**(아산 거주자)
- **13병동 음압격리실**(5개 병실) **가동 준비**

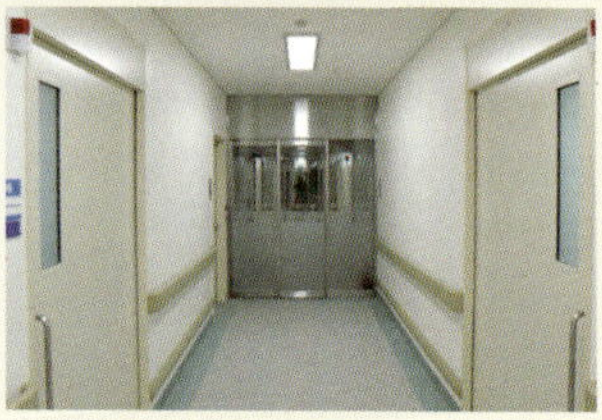

- **질병관리본부, 국가지정입원치료병상 운영 통보**
- **입실환자 타병실 전실 후 빈병상 운영, 시설**(음압 포함) **확인, 개인보호장구 준비 등**

5.22(금)

- **응급실 의료진 및 직원 대상 메르스 의심환자 방문 시 절차 교육**

5.26(화)

- **메르스 의심환자 첫 입원**
  - 충청남도 통보, 아산시보건소에서 환자 이송
  - 1305호 입실, 객담 채취 (질병관리본부 송부)

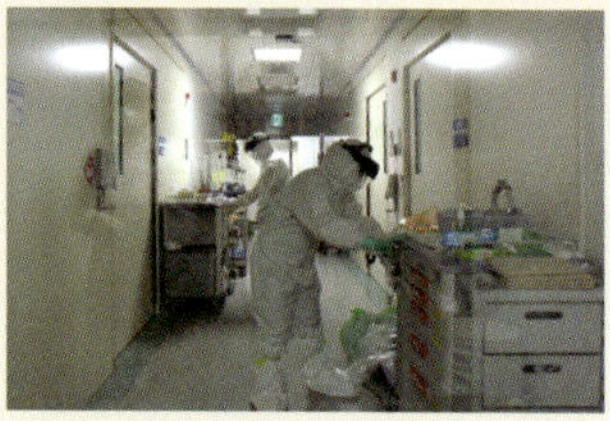

- **질병관리본부 메르스 대응지침**(3-1판)
- **단국대학교병원 감염관리 치료 수정** **(의심환자 치료기준, 퇴원기준, 감염관리지침 강화)**

6.02(화)

- **환자분류소, 선별진료소 및 환자대기장소 설치**(1층 응급실 앞 주차장)
  - 환자분류소 : 응급실 의사, 간호사 및 응급구조사가 담당
  - 선별진료소 : 진료과 교수, 간호사, 임상병리사, 방사선사 순환 배정

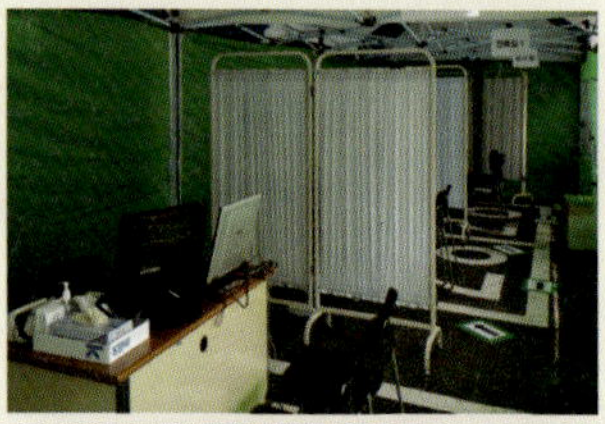

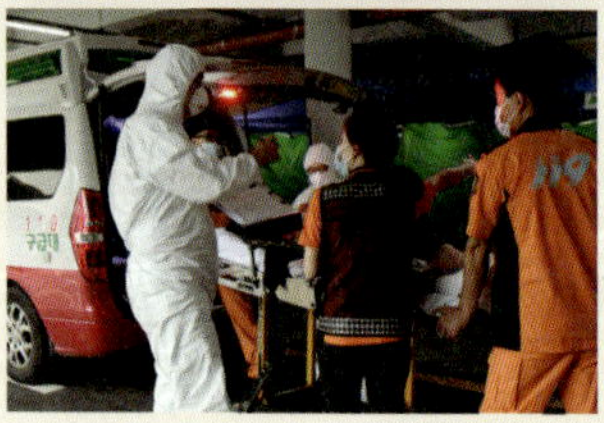

6.03(수)

- **33번 메르스 환자 단국대학교병원 경유**
  - 6.01 : 응급실 경유해 2202호 입원
  - 6.02 : 내과 전공의(이두혁) 메르스 확진환자 접촉력 확인 후 감염관리팀에 통보, 메르스 PCR 검사 실시 후 1303호 전실
  - 6.03 : 검사결과 '양성' 통보
- **국가지정입원치료병상으로서 메르스 확진환자 치료에 대한 병원의 공식입장 언론 발표**
- **1차 중앙역학조사 실시**
  - 역학조사 요청 후 오후에 방문 (관련 부서 : 응급실, 22병동)
  - 조치사항 : 노출자(직원, 환자) 관리, 방역 등
- **12병동 격리병실 운영**(8병상)
  - 입실 대상 : 시설격리자, 메르스 의심환자, 중증 폐렴 환자 입실 (격리해제 감염내과)
  - 12병동 의료진 교육
  - 의료진 개인보호구 착용 재교육
  - 입원 환자 및 면회객 타병원 방문객 조사

- **단계별 메르스 감염관리지침 강화**
  - 폐렴환자 1인실 선제격리 (격리해제기준 강화)
  - 개인보호구 착용 강화 : 폐렴환자 격리실 입실 시 N95 마스크, 레벨D 착용
  - 환자/보호자 문진 단계 강화
  - 간호부관리자 교육 : 개인보호구(레벨 D) 착용 및 탈의 실습
- **선별진료소 운영 시작**
  - 선별진료소(음압설치) : 원무, triage, 진료실, 검사실(객담채취실, 흉부선촬영) 등
  - 발열환자 기록지 개발
  - 음압격리입원실(컨테이너) 2병상 운영
- **방문객 관리**
  - 발열 환자 및 내원객 screening 및 문진
- **진료과 교육 및 회의**
  - 진료과장회의 : 메르스 의심사례 정의, 진료지침, 선별진료소 운영, 메르스 발생병원 등

5.28(목)

· **메르스 의심환자 2명 음압격리병상 입원**
- 질병관리본부 통보, 평택시/송탄시보건소에서 환자 이송
- 1303호 및 1304호 입실, 객담 채취(질병관리본부 송부)

5.29(금)

· **메르스 유전자검사(PCR) 확진 통보**
- 8번 메르스 환자(5.26 입원) 메르스 PCR 결과 : 5.26(음성), 5.28(양성)
- 8번 메르스 환자에게 항바이러스 치료 시작

· **단계별 메르스 감염관리지침 강화**
- 의료진 : 감염내과, 호흡기내과 2주 진료
- 간호부 : 관리자 중심으로 파견
- 감염관리팀 : 감염관리지침 강화, 13병동 폐쇄(가벽설치), 공조시스템(완전배기) 강화
- 영상의학과 : 이동식 X-ray 장비 배치 및 촬영
- 개인보호구 착용 강화 : 응급실 근무 직원 마스크 착용(폐렴환자 시 N95 마스크), 폐렴 환자 및 보호자 마스크 착용
- 응급실 : 폐렴환자는 1인실에서 진료
- '질병관리본부-충청남도-관련 보건소' 연계 시스템 구축
- 내원환자 문진 단계에서 발열, 호흡기증상, 폐렴 환자는 감염관리팀으로 통보

5.31(일)

· **메르스 확진/의심환자 개인정보 강화**
- 특별관리 대상자 관리절차 마련 : 감염내과분과장, 감염관리팀, 의료정보팀, 전산팀 (환자 관련 모든 의무기록 조회 차단)

· **책임간호사급 간호관리자 대상 레벨 방호복 착탈의 교육 및 실습 실시**

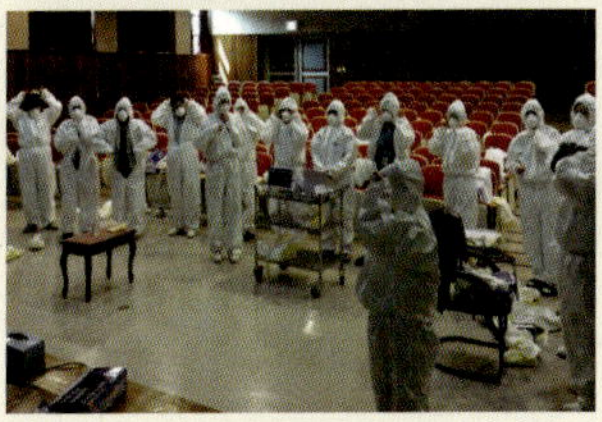

6.04(목)

· **2차 중앙역학조사(33번 메르스 환자 경유)**
- 재조사 후 자가격리자 및 능동감시자 확정 : 자가격리자(35명), 능동감시자(72명)

6.05(금)

· **질병관리본부 메르스 대응지침(3-2판)**
- 단국대학교병원 감염관리 치료 강화 (확진/퇴원환자 퇴원기준, 개인보호구 착용 강화 등)

· **선별진료소에서 30명의 메르스 의심환자 진료**

· **중동호흡기증후군 대응 병원기반형 폐렴 감시체계 운영 (질병관리본부 감염병감시과)**
- 중증 폐렴 환자(메르스 유전자 검사건수 포함) 일일보고 : 의료정보팀, 감염관리팀

· **메르스 관련 교육**
- 대상 : 직원, 환자, 보호자
- 방법 : 병원 홈페이지, 인트라넷 탑재

6.06(토)

· **45번 메르스 환자 건양대병원에서 전원되어 음압격리병상 입원**

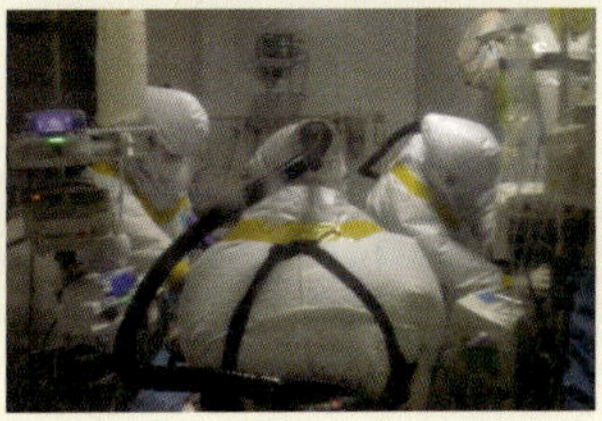

한 눈에 보는 메르스 주요일지

6.07(일)

- **정부, 메르스 발생 및 경유병원 발표**
  (단국대학교병원은 경유병원으로 발표)
- **질병관리본부 메르스 대응지침(3-3판)**
  - 단국대학교병원 감염관리 치료 수정
    (환경관리, 수술실, 식기, 린넨 등 강화)
- **메르스 의심환자 검사결과에 대한 게시물 부착(6월 6일~7월 27일)**

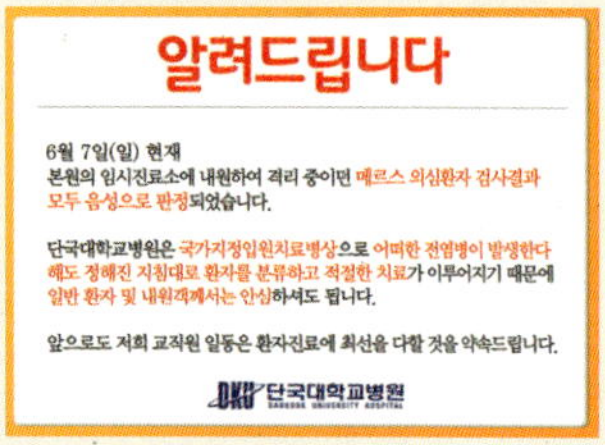

알려드립니다

6월 7일(일) 현재
본원의 임시진료소에 내원하여 격리 중이던 메르스 의심환자 검사결과 모두 음성으로 판정되었습니다.

단국대학교병원은 국가지정입원치료병상으로 어떠한 전염병이 발생한다 해도 정해진 지침대로 환자를 분류하고 적절한 치료가 이루어지기 때문에 일반 환자 및 내원객께서는 안심하셔도 됩니다.

앞으로도 저희 교직원 일동은 환자진료에 최선을 다할 것을 약속드립니다.

DKU 단국대학교병원 DANKOOK UNIVERSITY HOSPITAL

6.08(월)

- **안희정 충청남도시자 방문 및 격려**
  - SNS(페이스북, 카카오스토리 외)에 단국대학교병원 격려글 게재
  - 단국대학교병원 선별진료소 방문 및 의료진 격려

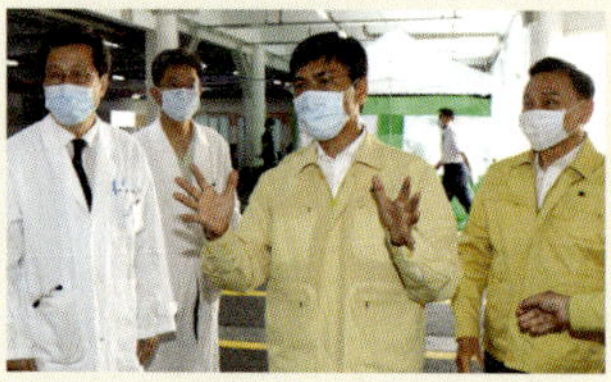

- **선별진료소에서 53명의 메르스 의심환자 진료**

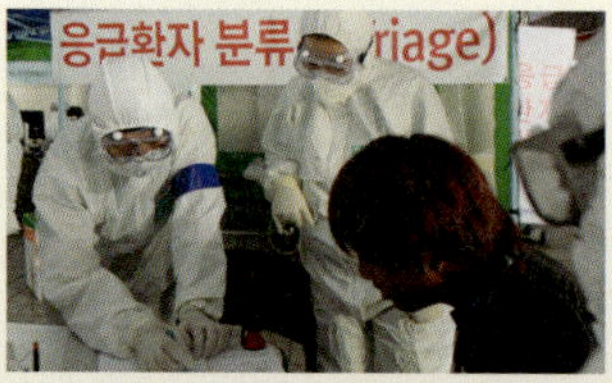

6.09(화)

- **92번 메르스 환자 음압격리병상 입원**
- **격리실 부족으로 메르스 의심환자 입원 대기 중 심폐소생술 시행**
  - 음압격리실 마련 :
    45번 메르스 환자(남)와 8번 메르스 환자(여)에게 양해 후 1304호(2인실)에 남녀혼실 운영
  - 음압병실 준비(1305호, 1인실) :
    장비소독, 병실 소독 및 청소 등
  - 기관삽관 참여 의료진 재교육 :
    전동식호흡장치(PAPR) 착용, 이동방법 및 경로 등
  - 음압텐트 기관삽관 준비 :
    모든 의료장비, 침대 일회용 비닐로 커버함
  - 이송차량 준비 및 이송팀 교육
- **선별진료소에서 35명의 메르스 의심환자 진료**
- **열감지 카메라 설치 및 운영**

6.12(금)

- **확진환자 치료경과 발표**
  - 119번 메르스 환자 ECMO 치료 (6.12~6.18)
  - 1305호 음압병실 의료가스 및 의료장비 확충
  - 의료시설 확충
- **음압격리병상(컨테이너) 추가 설치 및 운영**

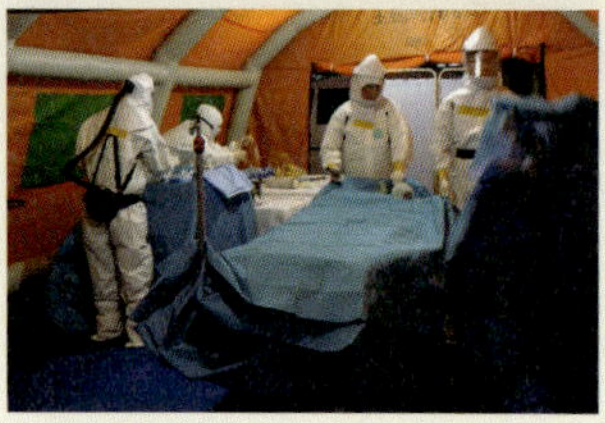

- **선별진료소에서 39명의 메르스 의심환자 진료**

6.13(토)

- **확진환자 치료경과 발표**
  - 119번 메르스 환자 회복기 혈청치료 (첫 성공사례)
  - 119번 메르스 환자에게 금기 시술인 기관지내시경 타병원보다 빠르게 실시

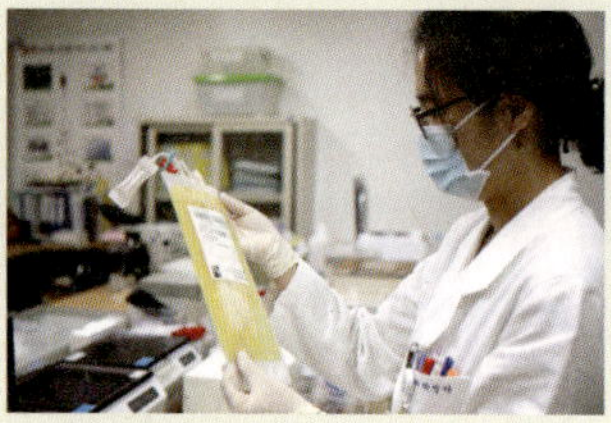

- **선별진료소에서 29명의 메르스 의심환자 진료**

6.14(일)

- **메르스 확진환자(2명) 퇴원 및 격리해제**
  - 퇴원 : 33번 메르스 환자(회복기 혈청 헌혈 후 기증), 충남 첫 완치 사례
  - 격리해제 : 8번 메르스 환자
- **선별진료소에서 17명의 메르스 의심환자 진료**

6.10(수)

· **119번 메르스 환자 메르스 확진 판정 후 음압격리병상 입원**
- 6.09 : 응급실 경유 5102호(1인실) 입원
- 6.09 : 내과 전공의(류성혁)가 환자의 메르스 유전자 검사 음성(2회) 및 메르스 접촉력 없으나 중증 폐렴으로 의심해 감염관리팀에 통보
- 6.09 : 메르스 유전자 검사 의뢰
- 6.10 : 검사결과 '양성' 통보

· **중앙역학조사 시행**
- 역학조사 요청 후 오후에 방문
- 관련 부서 : 응급실, 51병동, 호흡기-알레르기내과 외래
- 조치사항 : 노출자(직원, 환자)관리, 방역 등

· **메르스 감염관리지침 강화**
- 개인보호구 착용 강화 : 보안면 추가 착용
- 환자/보호자 문진 방법 강화 (메르스 발생병원)
- 전 입원 환자 및 보호자를 대상으로 타병원 경유여부 조사
- 노출장소 방역 후 10시간 폐쇄

· **선별진료소에서 47명의 메르스 의심환자 진료**

· **메르스 지역 거점 병원 선정 (음압시설 추가 설치 결정)**
- 음압병실 추가 설치(4병상)
- 음압수술실 마련(1층 기관지내시경실변경)
- 음압 분만장/신생아실 마련(1508호)
- 음압신생중환자실 마련
- 메르스 유전자 검사실 가동

· **병원직원 관리**
- 병원 직원 가족 중 메르스 확진환자 접촉 자가격리 중 증상 발현 상태 : 감염관리팀 접촉 기간, 접촉 시 증상 유무 등 확인
- 병원직원 능동감시 시작
- 직원 가족 메르스 검사 결과(2회 음성)

6.11(목)

· **최경환 경제부총리 천안(천안시 동남구보건소) 방문 및 관련 의료진 격려**
- 참석자 : 이지영 감염내과 분과장, 김영은 간호부장
- 장소 : 천안시 동남구보건소
- 내용 : 메르스 관련 현장 실무자 건의사항 수렴

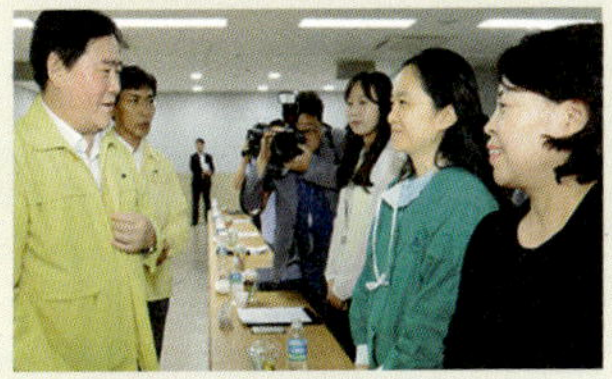

· **확진환자 치료경과 발표**
- 119번 메르스 환자 인공호흡기 치료 (6.11~6.23)

· **메르스 치료 확보 위한 병상 확대 (선별진료소 내원 환자 증가)**

· **7.12까지 22병동 전 병실 1인실 병상 운영(치료병상 9병상, 빈병상 27병상 운영)**

6.15(월)

· **선별진료소에서 43명의 메르스 의심환자 진료**

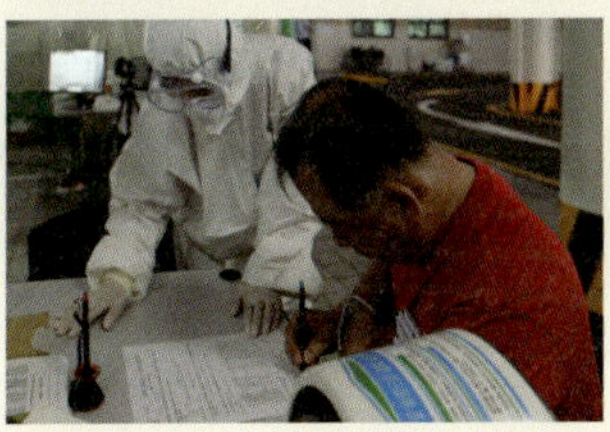

6.16(화)

· **국립중앙의료원 간호사(8명) 파견**

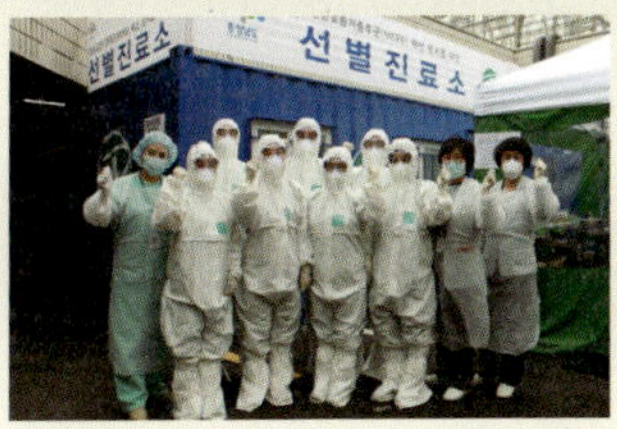

· **직원 감염관리 재교육**
- 개인보호구 착용 범위, 발열 및 호흡기증상 발생 시 보고체계 등

· **선별진료소에서 57명의 메르스 의심환자 진료**

6.17(수)

· **메르스 걱정없이 진료받을 수 있는 '국민안심병원' 지정**

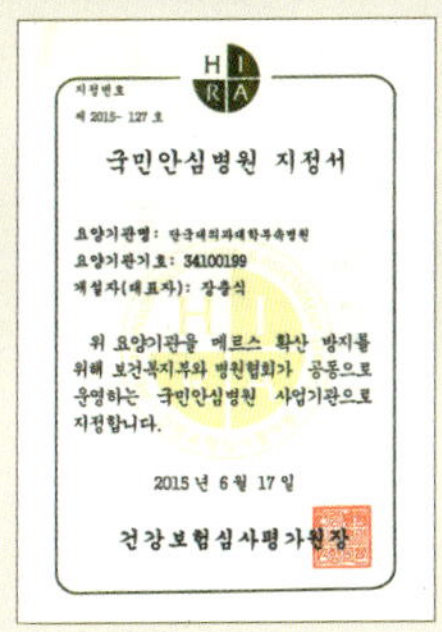

지정번호
제 2015-127 호

국민안심병원 지정서

요양기관명: 단국대의과대학부속병원
요양기관기호: 34100199
개설자(대표자): 장충식

위 요양기관을 메르스 확산 방지를 위해 보건복지부와 병원협회가 공동으로 운영하는 국민안심병원 사업기관으로 지정합니다.

2015 년 6 월 17 일

건강보험심사평가원장

· **면회객 관리 강화**
- 모든 면회객 대상 방명록 작성 (입원, 외래, 응급실)
- 중환자실 환자 및 면회객 관리 강화

· **8번 메르스 환자 퇴원**

· **선별진료소에서 42명의 메르스 의심환자 진료**

한 눈에 보는 메르스 주요일지

6.18(목)

· **메르스 접촉 의료진 관리**
- CS 전공의(메르스 확진환자 치료 참여) 발열 증상으로 입원
- 6.21 퇴원(메르스 유전자 검사 2회 음성)

· **선별진료소에서 44명의 메르스 의심환자 진료**

6.19(금)

· **선별진료소에서 37명의 메르스 의심환자 진료**

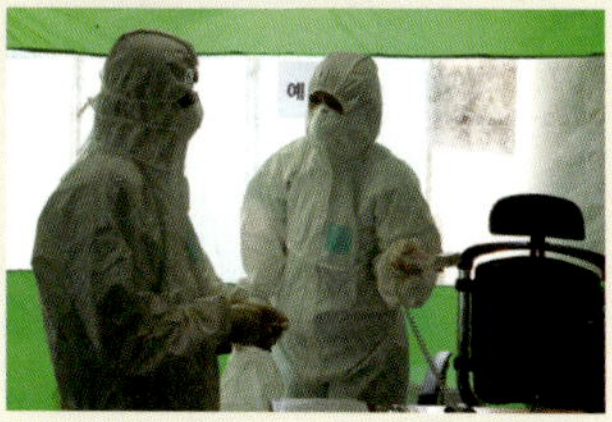

6.20(토)

· **확진환자 치료경과 발표**
- 45번, 119번 메르스 환자 기관지내시경 시행

· **황교안 국무총리 취임 첫 주말 단국대학교병원 방문 및 의료진 격려**
- 선별진료소, 13병동 음압격리병동 외

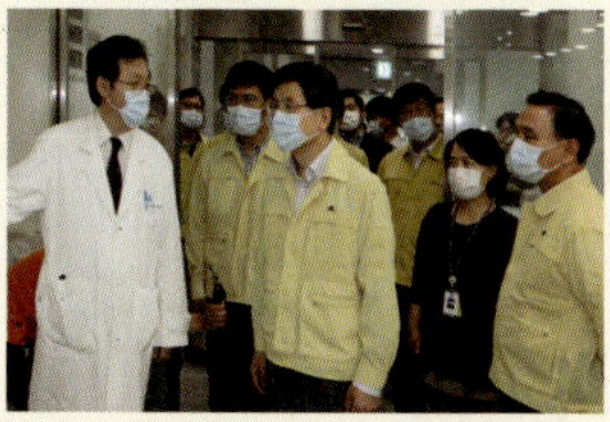

· **메르스 노출 의료진 관리**
- 51병동 간호사 발열 증상으로 선별진료소 방문 후 입원
- 6.23 퇴원(메르스 유전자 검사 2회 음성)

· **선별진료소에서 29명의 메르스 의심환자 진료**

6.24(수)

· **국군의무사령부 군의관(5명) 파견**

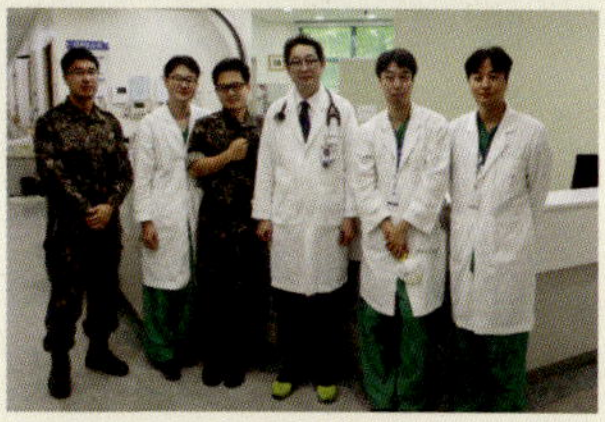

· **45번 메르스 환자 치료 중 사망**

· **선별진료소에서 37명의 메르스 의심환자 진료**

6.25(목)

· **메르스 치료 확보 위한 병상 확대**
(삼성서울병원 암환자 내원 증가)
- 7.05까지 42병동 전 병실 1인실 병상 운영(치료병상 9병상, 빈병상 27병상 운영)

· **선별진료소에서 23명의 메르스 의심환자 진료**

6.26(금)

· **92번 메르스 환자 퇴원**

· **선별진료소에서 25명의 메르스 의심환자 진료**

6.21(일)

· 선별진료소 음압격리실 강화
  - 음압격리입원실(컨테이너) 3병상 추가운영(충청남도 지원)

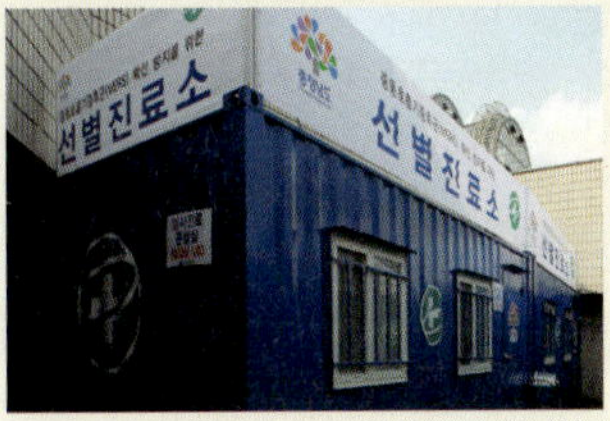

· 선별진료소에서 19명의 메르스 의심환자 진료

6.22(월)

· 윤성규 환경부장관 방문 및 메르스 격리폐기물 안전관리 실태 점검

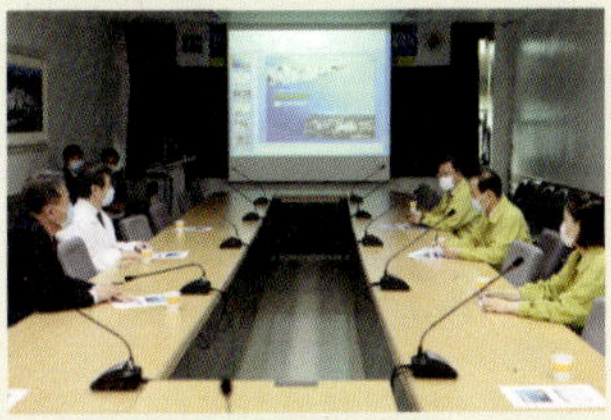

· 선별진료소에서 37명의 메르스 의심환자 진료

· 병원 로비에 '의료진에게 보내는 응원메세지' 보드판 설치

6.23(화)

· 확진환자 치료경과 발표
  - 119번 메르스 환자 인공호흡기 제거 성공

· 선별진료소에서 37명의 메르스 의심환자 진료

6.27(토)

· 국민안심병원 운영실태 1차 자율점검 실시
  - 국민안심병원 자율점검 결과 보고서 작성 제출 : 자율점검팀 운영, 7개 항목 (외래/응급실 시설, 입원실, 중환자실, 의료진방호, 면회객제한, 접촉자조회, 감염관리강화)

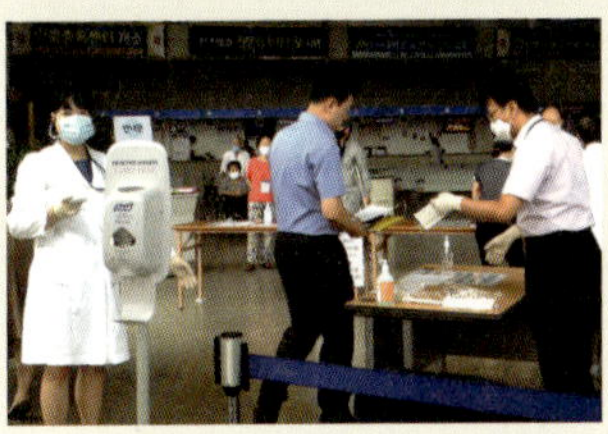

6.29(월)

· 평택 및 아산지역 수술예정 환자 전용 '수술전 검사실' 운영 개시 (진료동 1층)

· 안종성 육군본부 의무실장 방문 및 파견 군의관 격려

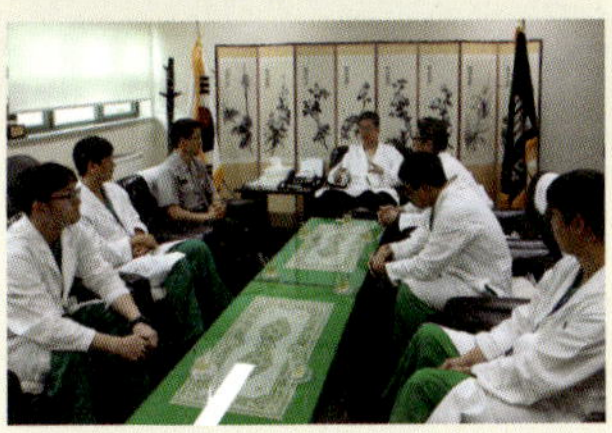

6.30(화)

· 선별진료소에서 25명의 메르스 의심환자 진료

한 눈에 보는 메르스 주요일지

7.01(수)

- **선별진료소에서 22명의 메르스 의심환자 진료**

7.06(월)

- **확진환자 치료경과 발표**
  - 119번 메르스 환자 격리 해제(3회 음성)
    : 일반 격리실로 전실
- **메르스 환자 치료한 파견의료진 (군의관 5명, 간호사 8명) 해단식**
- **단계적 감염관리 지침 완화**
  - 13병동 가벽 완전 철거
  - 음압격리실 : WHO 기준에 따라 메르스 유행 종료 선언때까지 가동 유지
  - 음압격리실 : 간호부, 감염관리팀 방역 완료
  - 확진환자 사용물품 : 간호부, 감염관리팀 소독 및 멸균 실시
- **선별진료소에서 20명의 메르스 의심환자 진료**

7.07(화)

- **메르스 극복에 따른 교직원 위로 및 감사의 '메르스 극복 Cool 중식 이벤트' 시행**
- **메르스 유전자 검사실 구축 및 가동**

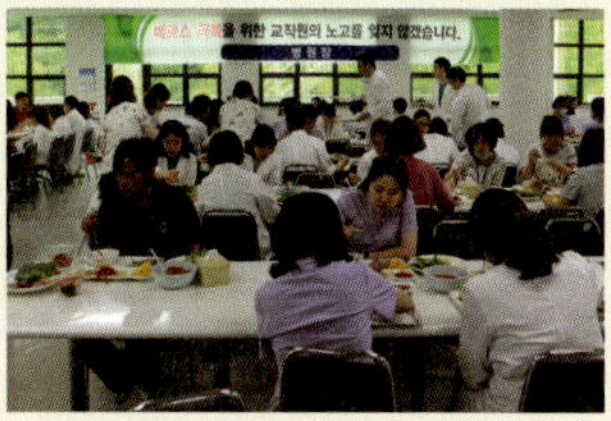

7.17(금)

- **메르스 손실보전 파일럿 대상병원으로 선정되어 메르스 설명회 참석**

7.18(토)

- **확진환자 치료경과 발표**
  - 119번 메르스 환자 퇴원

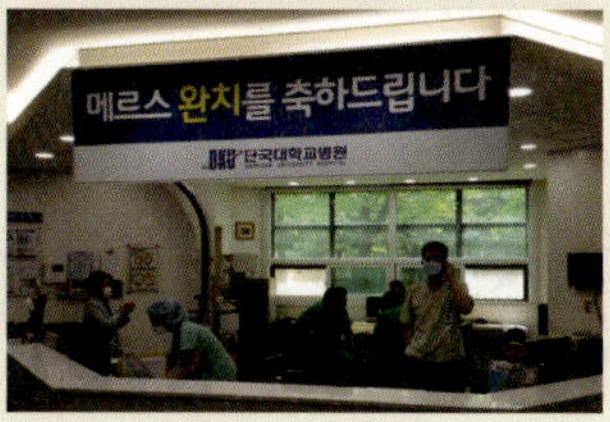

7.20(월)

- **단계적 감염관리 지침 완화**
  - 12,3병동 격리실 병동 해제 :
    1, 3인실 운영
  - 폐렴환자 : 일반 1인실 격리 유지

7.09(목)

· **단계적 감염관리 지침 완화**
- 개인보호구 종류 및 착용 범위 완화
- 입원환자 : 자가문진표 완화
- 환자 이송 : 환자 마스크 착용 후 병원복도 이용하여 입원

· **메르스 안내문 게시**

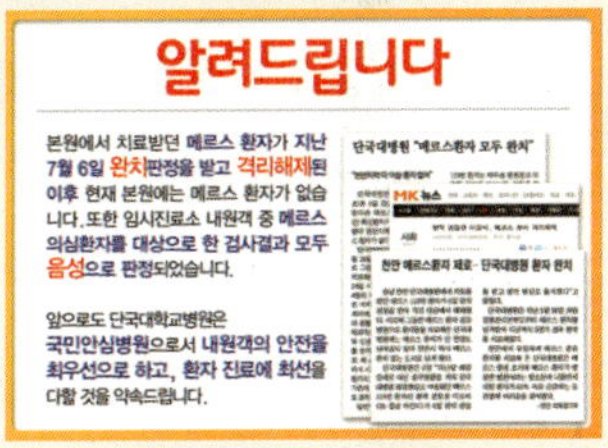
알려드립니다

본원에서 치료받던 메르스 환자가 지난 7월 6일 완치판정을 받고 격리해제된 이후 현재 본원에는 메르스 환자가 없습니다. 또한 임시진료소 내원객 중 메르스 의심환자를 대상으로 한 검사결과 모두 음성으로 판정되었습니다.

앞으로도 단국대학교병원은 국민안심병원으로서 내원객의 안전을 최우선으로 하고, 환자 진료에 최선을 다할 것을 약속드립니다.

단국대병원 "메르스환자 모두 완치"

천안 메르스환자 제로… 단국대병원 환자 완치

7.15(수)

· **단계적 감염관리 지침 완화**
- 외래환자 : 호흡기내과, 가정의학과만 실시
- 입원환자 : 자가문진표 완화 및 축소 예정
- 선별진료소 : 폐렴환자 진료

· **선별진료소에서 1명의 메르스 의심환자 진료**

7.16(목)

· **단국대학교 의과대학 응급의학과 동문 일동, 메르스 치료감사 후원금(1천만 원) 전달**

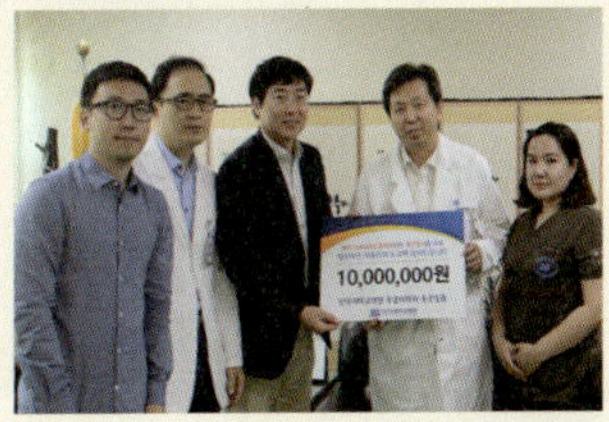

7.21(화)

· **포시즌 앙상블, 메르스 힐링 음악회 개최**

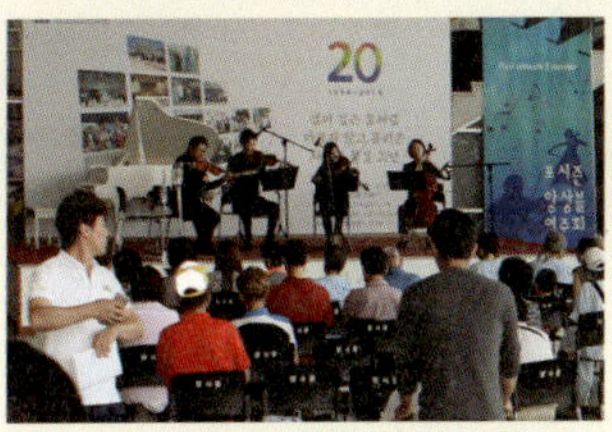

7.27(월)

· **질병관리본부 메르스 대응지침(3-4판)**
- 단국대학교병원 감염관리 치료 보완 (메르스 의심환자 사례 정의 및 접촉자 범위 강화)

· **선별진료소에서 2명의메르스 의심환자 진료**
(선별진료소에서의 마지막 환자)

7.28(화)

· **메르스 손실보전을 위한 파일럿 조사 실시**
(질병관리본부, 건강보험심사평가원)
- 자료검토, 전산확인, 환자분류소, 선별진료소, 국가지정입원치료병상, 15병동 산모음압병동 시찰

· **황교안 국무총리, 메르스 대응 범정부 대책회의에서 '메르스 사실상 종식' 선언**

7.29(수)

· **국민안심병원 기준 완화**
- 국민안심병원 선별진료소 운영 종료
- 면회객 관리 : 자율적 기록
- 응급실 : 별도의 선별진료소 운영, 내원객(보호자) 출입 관리 지속

· **단국대학교병원 메르스 비상대책위원회 비상체제 종료 선언**

· **장호성 단국대학교 총장, 메르스 치료 의료진 등 대처팀 격려**

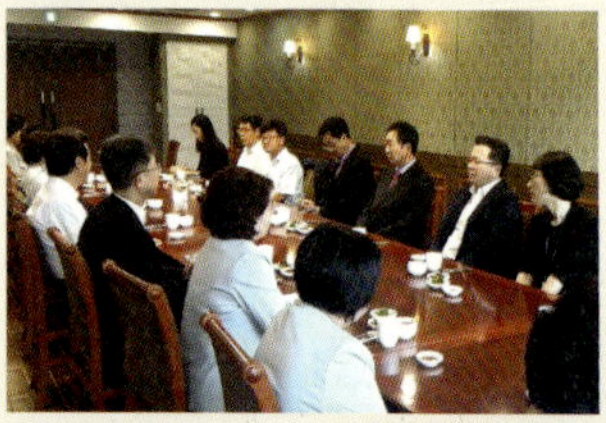

8.06(목)

· **박상근 대한병원협회장, 메르스 사태 노고 치하 및 감사장과 격려금(5백만 원) 전달**

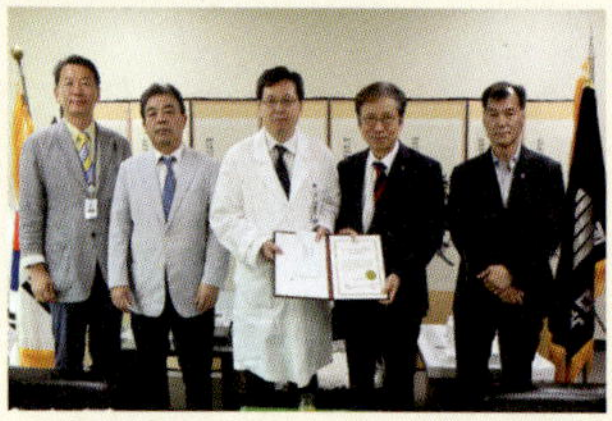

8.25(화)

· **메르스 대응과 확산방지 기여한 공로로 박우성 병원장, 천안시의회 감사패 수상**

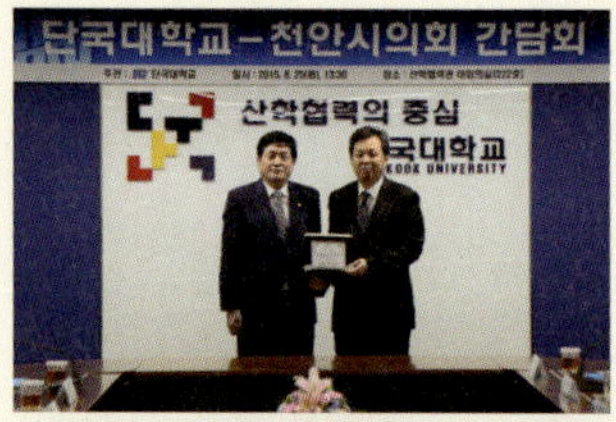

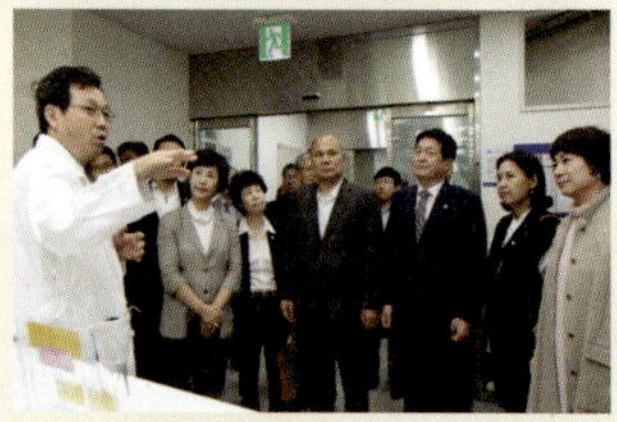

9.16(수)

· **국가지정 음압입원치료병상 확대 설치 사업 참여**
- 감염관리팀, 기획팀, 시설팀

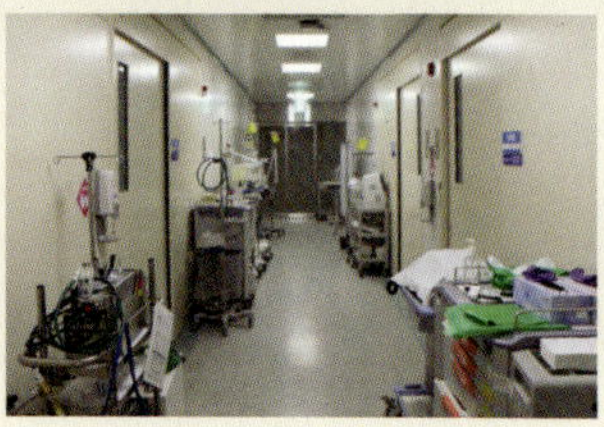

9.23(수)

· **선별진료소 보조금 신청**
- 감염관리팀, 기획팀, 구매관리팀, 시설팀

9.25(금)

· **정진엽 보건복지부장관 방문, 국가지정입원치료병상 등 병원 시찰 후 의료진 격려**

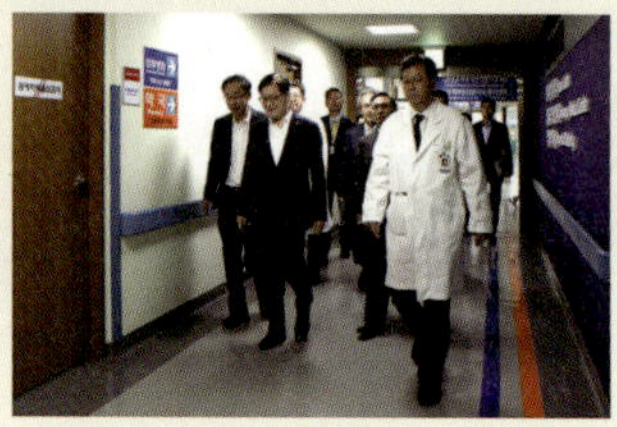

9.01(화)

· **메르스 진료 전담 의료진, 메르스 확산 방지 공로 천안시장 표창**
(이지영 감염내과 교수, 정예진 간호부 책임간호사, 한시현 감염관리전문간호사)

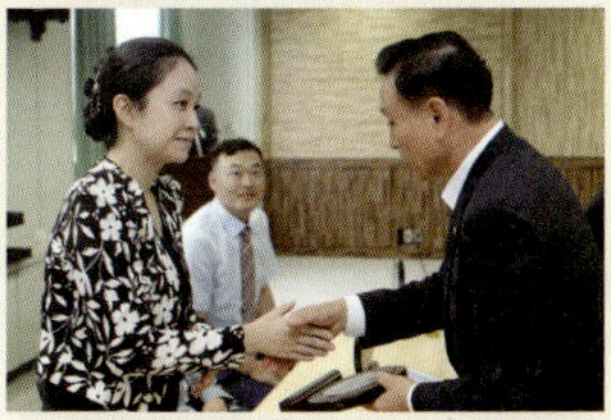

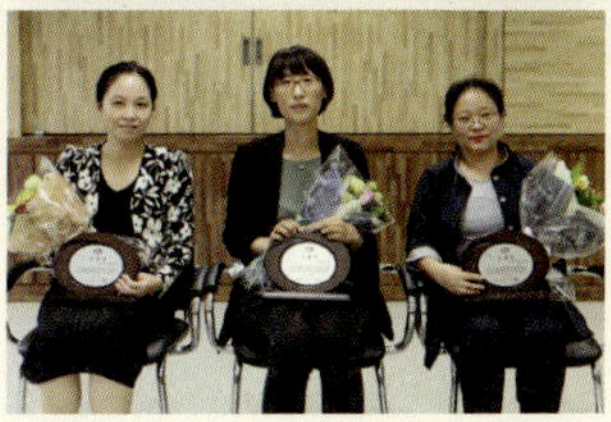

9.08(화)

· **메르스손실보상금 현지 실사**
(보건복지부, 건강보험심사평가원)
- 감염관리팀, 의료정보팀, 기획팀, 간호부

9.14(월)

· **메르스 관련 장비 지원 사업 참여**
- 감염관리팀, 기획팀, 구매관리팀

12.18(금)

· **충청남도 공동, 메르스 극복 신종 감염병 위기관리 교육·훈련 실시**

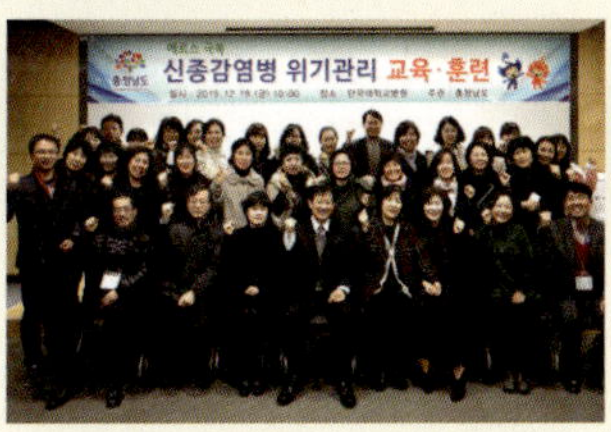

12.31(목)

· **메르스 환자치료 및 확산방지 공로로 박우성 단국대학교병원장, 2015년 자랑스러운 충남인상 수상**

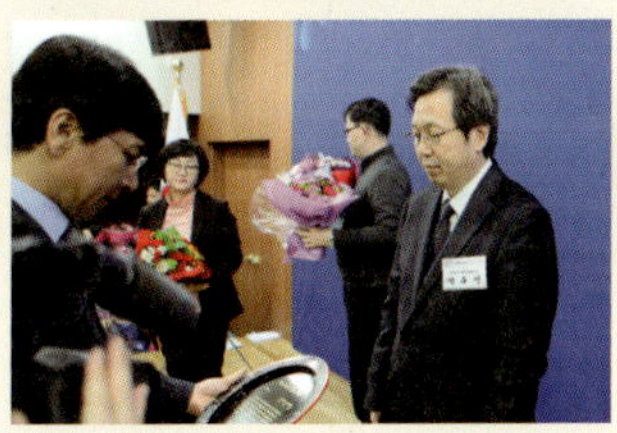

· **메르스 극복 유공 충청남도지사 표창**
(기관 : 단국대학교병원, 류경민 흉부외과 교수)

충청투데이 2015년 6월 3일

"병원 가지말자" 하루평균 500여명 감소

외래환자 감소·예약취소 봇물
병원측 "환자 별도공간서 치료"

시민의 메르스 불안감이 확산되면서 대전 지역 병원의 외래환자가 줄고 예약 취소 요구가 빗발치고 있다.

3일 지역 의료계 등에 따르면 대전에서 '3차 감염'이 발생한 것으로 밝혀진 지난 2일, 국가지정격리병상이 마련된 한 종합병원의 하루 평균 외래환자 수는 평소보다 500명가량 줄었다. 진료 연기뿐 아니라, 건강 검진을 예약하고서 날짜를 변경해달라는 요구도 속출하고 있다.

병원 관계자는 "전염 방지 시설을 완벽히 갖추고서 치료를 진행하고 있음에도 내원자들이 눈에 띄게 줄었다"고 말했다. 메르스 확진자가 거쳐 간 것으로 알려진 한 병원도 외래 환자가 큰 폭으로 준 것으로 파악됐다. 질병관리본부가 감염 환자가 치료받은 병원을 공개하지 않는다는 원칙을 고수하고 있지만, 사회관계망서비스(SNS)를 통해 관련 정보를 공유되고 있기 때문이다. 거짓 소문도 퍼지면서 메르스와 전혀 관련 없는 병원도 유탄을 맞고 있다. 대전 서구의 한 소아전문 병원 관계자는 "인터넷 카페에 메르스 환자가 치료받았다는 잘못된 글이 병원 실명과 함께 올라와 예약을 취소해달라는 전화가 계속 오고 있어 대책 마련에 고심하고 있다"고 말했다. 이에 지역 병원들은 불안감 해소를 위해 적극적으로 대응하기 시작했다. 한때 '메르스 확진자 3명이 입원했다'는 루머가 돌았던 천안의 한 대학병원은 이날 '확진자는 외부와 접촉이 차단된 상태서 내원했으며, 의심 환자도 별도 공간에서 진료가 이뤄져 일반환자들은 안심해도 된다'는 내용의 보도자료를 발표했다. 대전지역 종합병원 두 곳도 오는 4일 오후 공동으로 기자회견을 열고 메르스 환자 발생현황과 대응책 등 정확한 정보를 전달, 병원에 대한 막연한 공포 확산을 막겠다는 계획이다.

연합뉴스

대전·충남도의회 "메르스 확산방지 전념"

대전시의회 국외연수 취소

대전시의회 복지환경위원회가 15일로 예정됐던 공무국외연수를 전격 취소했다.

시의회 복지환경위는 3일 메르스 확산방지 긴급 대책회의를 갖고, 이 같이 결정했다. 복지환경위는 메르스 확산방지를 위해 의회 차원에서 비상체계를 갖추고, 시민계도 및 현장점검 등 적극적인 활동을 하기로 의결했다. 또 시의 대책을 예의 주시하고, 모든 조치에 대한 감시·감독을 강화하겠다고 밝혔다. 안필응 복지환경위원장(새누리당·동구3)은 강철구 보건복지여성국장으로부터 대전시의 메르스 확산에 대한 대책 및 추진사항 등을 청취한 뒤 "시민의 불안감이 증폭되고 있는 상황에서 확산방지를 위해 최선을 다해달라"며 "확산에 대한 모든 가능성을 열어두고, 예방수칙 등 홍보에도 노력을 기울일 것"을 당부했다.

이와 함께 대전시의회는 제220회 정례회에 대비해 각 위원회별로 계획했던 교육위 소관 대구세명학교 현장방문과 행자위소관 무주천하마을 현장방문도 모두 취소했다.

이한성 기자 hansoung@cctoday.co.kr

충남도의회 긴급 대책회의

충남도의회는 3일 의장실에서 메르스 충남지역에 확산 방지 및 예방을 위한 긴급 대책회의를 가졌다. 김기영 충남도의회 의장을 비롯한 각 상임위원장, 새누리와 새정치민주연합 대표 등은 충남도, 충남교육청 관계자들을 불러 메르스 확산에 따른 예방 및 대책 보고를 받았다. 이 자리에서 도 관계자는 "메르스 확산방지를 위한 감염, 지원, 대책 등 3팀으로 지역재난안전본부 T/F팀을 구성하고 지난달 22일부터 본격적인 업무에 돌입했으며 감염가능성이 있는 도민 100여명에 대해 상시 모니터링 체계를 갖추고 있다"며 "대부분 메르스 확진환자의 가족이나 친지 등 주변인으로 의심증상은 없는 것으로 확인됐다"고 밝혔다.

도교육청도 "이날 오전까지 유치원 2개교, 초등학교 6개교, 중학교 1개교 등 총 9개교가 휴업중"이라며 "6월 이후 계획된 수학여행도 취소나 연기를 검토하고 있다"고 밝혔다. 이에대해 김 의장은 "메르스 질병의 확산이 매우 빠르게 진행하고 있다"며 "도의 예방대비체계를 현재의 23명으로는 부족하므로 확대 운영하여 총력 대응해야 한다"고 강조했다.

유익환 충남도의회 부의장은 "보다 적극적인 정보공유와 현실적인 대책마련이 절실하다"고 말했다.

전홍표 기자 dream7@cctoday.co.kr

충청매일 2015년 6월 3일

대전 3차 감염자 3명으로 늘어

천안서도 확진 환자 발생
충북 의심 교사 '음성' 판정
6일 2차검사까지 격리 조치

중동호흡기증후군(메르스)으로 충북에서 정밀검사를 받은 의심자 2명 모두 음성 판정을 받은 반면 대전과 충남에서는 의심자들 가운데 각 1명씩 확진 판정을 받았다.

3일 충북도는 "확진 전 사전 접촉자와 중동으로 출장을 다녀온 자진 신고자 등 2명에 대해 검사한 결과 이들 모두 음성 판정이 나왔다"고 밝혔다.

확진 전 사전 접촉자인 한 초등학교 교사 A씨는 "메르스 확진 판정을 받은 아버지를 병문안했다"며 지난 2일 보건소에 자진 신고해 검사를 받았다.

A씨는 지난달 23일 경기도의 한 병원에 노환으로 입원한 아버지를 병문안했고 그의 아버지는 지난 2일 메르스 확진 판정을 받았다. 아버지의 메르스 확진 사실을 확인한 A씨는 곧바로 보건소를 찾아 검사를 의뢰했고, 같은 날 오후 늦게 '음성' 판정이 나왔다.

보건환경연구원은 잠복기를 고려해 그러나 아버지를 병문안한 날로부터 2주일이 되는 오는 6일 2차 검사를 실시할 때까지 A씨에 대해 자가 격리 조치를 유지할 계획이다. 지난달 30~31일 A씨와 접촉한 도내 4개 학교 교사 4명에 대한 자가 격리도 당분간 유지된다.

앞서 지난달 15일부터 21일까지 두바이 출장을 다녀왔다고 자진 신고한 B씨도 지난 1일 보건소를 찾아 검사를 의뢰한 결과, 같은 날 오후 늦게 '음성' 판정을 받았다. 2주간의 잠복기가 모두 지난 B씨는 3일 진행한 2차 검사에서도 음성 판정이 나와 격리 조치가 해제됐다.

충북도 관계자는 "현재까지 도내에서 보건복지부가 정한 격리대상에 포함되는 확진 환자나 밀접 접촉자는 없는 것으로 확인됐다"며 "청결 상태를 철저히 유지하고, 이상 징후가 발생하면 신속히 신고해 달라"고 당부했다.

반면, 대전에서는 3차 감염자 1명이 추가로 확진 판정을 받았다.

3일 보건복지부 '중앙메르스관리대책본부'는 추가 확진자가 대전에 있는 B종합병원에 있던 16번 확진 환자와 지난달 22~28일 동일 병실에 입원했던 환자로 확인됐다고 밝혔다.

이에 앞서 확진 판정을 받은 또 다른 환자 2명 역시 16번 확진 환자와 지난달 28~30일 대전 C종합병원에서 같은 병실을 썼던 환자로 확인됐다. 이로써 3차 감염자만 현재까지 3명, 전체적으로 4명이 확인됐으며, 모두 대전에서 발생했다.

충남 천안에서는 환자와 접촉해 충남 A병원으로 이송됐던 의심환자가 3일 메르스로 확진됐다. 40대 여성으로 알려진 이 환자는 메르스 환자와 접촉, 의심환자로 분류돼 국가지정입상치료병상인 A병원에 치료를 받고 있다.

현재 A병원에는 확진 환자와 함께 지난 2일 질병관리본부로부터 의뢰받은 메르스 환자와 접촉자 1명이 정밀검사를 받고 병원에 별도로 마련된 격리병동에서 검사 결과를 기다리고 있다. 앞서 A병원에서는 지난 2일 메르스 증상을 보여 질병관리본부로부터 의뢰받은 의심환자 2명에 대한 정밀검사에서 모두 음성으로 나와 귀가했다.

A병원 관계자는 "이 환자가 내원 당시 병원의 주 출입구가 아닌 국가지정입원치료병상 출입구로 이동해 외부와의 접촉이 완전히 차단된 상태로 내원했으며, 현재 건강은 양호한 상태로 관찰중"이라고 설명했다.

첫 감염자가 나온 것으로 알려진 경기도 평택과 인접한 천안과 아산지역에서는 이날 현재 20여곳의 유치원과 초·중학교에서 운영위원회 등을 통해 휴업이 늘어나고 있으며 지역 내 예정된 각종 행사도 연기되고 있다.

지역종합

뉴·스·충·청·인 CNDNEWS

2015년 6월 7일

단국대병원, 국가지정입원치료병상 음압병실 운영… 전염병 치료에 만전

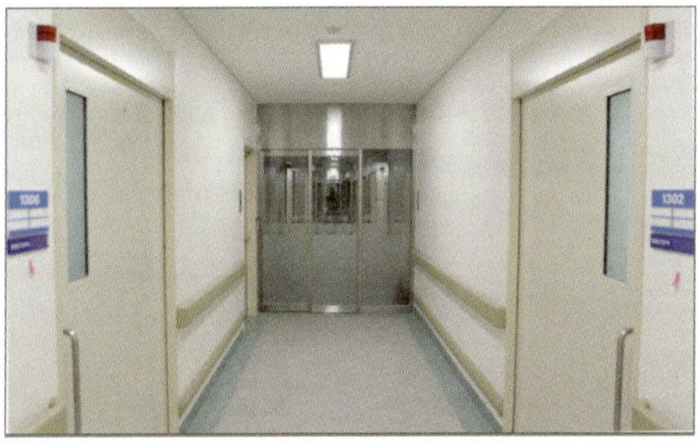

[천안=뉴스충청인] 충남지역에서 유일하게 국가지정입원치료병상을 운영하고 있는 단국대병원은 지난 3일(수)부터 환자 및 내원객의 안전을 위해 모든 응급실 방문 환자를 포함해 발열(37.5도 이상의 고열), 기침·가래·호흡곤란 등의 호흡기 증상, 오한 및 근육통이 있는 환자는 응급의료센터 입구에 설치되어 있는 환자분류소를 거쳐 임시진료소에서 진료를 하고 있다.

현재는 발열과 호흡기 증상, 확진 환자와 접촉력이나 여행력(중동 방문) 등 질병관리본부의 기준에 적합할 시 메르스 진단 검사를 시행하고 있다.

지난 3일과 4일 양일간 임시진료소를 다녀간 환자 및 격리 상태로 입원치료중인 5명의 의심환자 등 50여 명이 메르스 진단 검사를 받았다.

이후 6일 질병관리본부로부터 50여 명 모두 음성으로 결과를 통보받았다. 이중 의심환자로 분류되었던 5명은 질병관리본부의 '메르스 의심환자 관리 기준'에 따라 잠복 기간인 2주간 격리가 더 필요한 상태이다.

단국대병원 관계자는 "메르스 감염에 대한 두려움이 증폭되고 있는 가운데 본원에서 검사를 받은 환자들의 결과가 모두 음성 판정이 나온 것은 매우 희망적이라 할 것"이라며, "천안을 포함하여 인근지역 주민들은 막연한 불안감은 갖지 않으셔도 될 것"이라고 밝혔다.

이어서 "예방을 위해서 자주 비누로 손을 씻고, 씻지 않은 손으로는 눈, 코, 입을 만지지 않아야 하며, 기침할 때는 입과 코를 휴지로 가리고, 발열이나 기침이 있는 사람과는 접촉을 피해야 한다"고 당부했다.

2015년 6월 8일

Good morning 충청

[포토뉴스] 충남 메르스 치료 최전선 '천안 단국대병원'을 담다

기사승인 2015.06.08 16:26:44

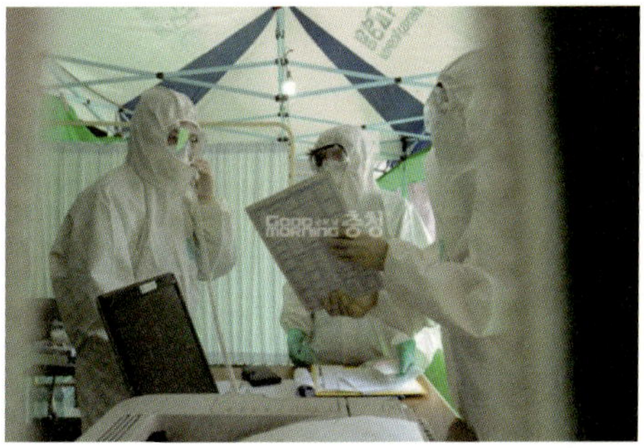

천안 단국대학교 병원은 중동호흡기증후군(메르스) 국가지정 입원치료 병원이다. 충남지역 메르스 환자들은 모두 단국대 병원으로 모인다. 말하자면 충남 메르스 입원치료의 최전선인 셈이다. 메르스가 확산되면서 천안 단국대 병원도 눈코뜰새 없는 일상을 보내고 있다. 의료진들은 언제 자신들도 감염될지 모르는 위험 속에서 메르스 확진환자에 대한 치료는 물론 시민들의 보다 안전한 건강을 위해 총력을 기울이고 있다. 메르스 국가지정병원인 천안 단국대 병원의 전쟁같은 일상을 앵글에 담아봤다.

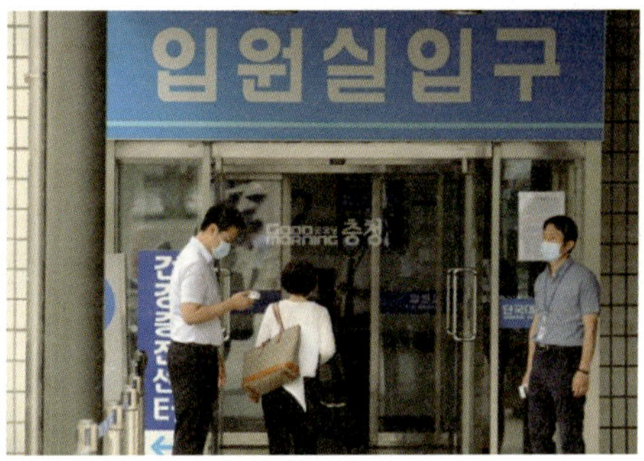

Dailymedi
보건의료문화를 선도하는 데일리메디

2015년 6월 8일

안희정 충남지사 "천안단국대병원 고맙다"

SNS서 의료진 응원, "메르스환자 치료 의무 다한 대가 너무 혹독해"

2015.06.08 11:20 입력

> 안희정
> 19시간 ·
>
> 천안 단국대 병원에 감사드린다.
> 현재까지 단 한 차례의 2차 감염발생도 없었다. 묵묵히 메르스 격리병동과 음압치료실을 운영해주고 계신다. 현재 3개의 음압병실에서 메르스 환자가 안전하게 치료받고 있고, 감염 의심 환자가 격리병동에서 치료받고 있다.
>
> 그러나 단국대 병원이 의료기관으로서의 의무를 다한 대가는 너무 혹독하다. 내원객이 50% 이상 급감되었기 때문이다.
> 이렇게 얼마나 더 운영할 수 있을지 모르겠다는 병원장님의 말씀에 어떻게 위로와 응원을 드려야할지 가슴이 아팠다.
>
> 이 외에도 지역 일선 의료기관에서 수많은 선생님들이 의료인으로서의 의무를 묵묵히 수행하고 계신다.
> 감사 인사 올린다.
>
> 모두가 환자를 회피할때 엄격한 격리시설과 절차에 따라 운영하여 자체 감염전파를 일으키지 않은, 단국대 병원 등 지역사회의 격리 치료 병원들을 믿고, 응원해주시길 시민 여러분들께 부탁드린다.
>
> 좋아요 취소 · 댓글 달기 · 공유하기

안희정 충남도지사가 중동호흡기증후군(메르스) 치료에 힘쓰고 있는 천안단국대병원에 대한 감사의 뜻을 전하며 응원을 부탁했다.

안 지사는 7일 자신의 SNS를 통해 "묵묵히 메르스 격리병동과 음압치료실을 운영하고 있는 천안단국대병원에 감사드린다"며 "현재까지 단 한 차례의 2차 감염발생도 없었다"고 말했다.

안 지사는 "현재 3개의 음압병실에서 메르스 환자가 안전하게 치료받고 있고, 감염 의심 환자가 격리병동에서 치료받고 있다"고 언급했다.

안 지사는 "그러나 천안단국대병원이 의료기관으로서 의무를 다한 대가는 너무 혹독하다"며 "내원객이 50% 이상 급감됐기 때문"이라고 안타까움을 표했다.

MK 뉴스

2015년 6월 8일

"2차감염 No" 동탄성심 · 단국대 천안병원 비결은

가족면회도 불허…철저한 격리 치료

◆ 메르스 비상 ◆

경기도 화성시 한림대 동탄성심병원은 첫 번째 메르스 사망자가 발생한 곳이다. 57세였던 이 여성 환자는 평택성모병원에서 퇴원한 뒤 평택 굿모닝병원을 거쳐 지난달 25일 한림대 동탄성심병원 응급실로 이송됐다. 이송 당시 이미 심각한 상황이었다. 15번 환자도 평택성모병원과 평택 굿모닝병원에 이어 동탄성심병원에 있다가 확진 판정을 받았다.

상황이 심각한 환자와 확진 환자가 이 병원에 오래 머물렀지만 이 병원에서 추가 감염은 아직까지 나오지 않고 있다. 이 병원 관계자는 "감염 의심 환자가 들어오면 이를 전 의료진에게 알리고 철저하게 격리했다"며 "가족들의 접근까지 차단했다"고 설명했다.

단국대 천안병원에서도 메르스 환자와 의심 환자가 치료를 받고 있지만 단 한 건의 2차 감염도 발생하지 않고 있다. 비결은 잘 관리되고 있는 격리병동과 음압병실이다. 단국대 천안병원에는 음압병실 3개가 있어 이곳에서 메르스 환자가 치료받고 있고 의심 환자들도 격리병동에서 별도로 관리되고 있다. 음압병실이란 병실 안 기압이 외부보다 낮아 병원균이나 바이러스가 밖으로 빠져나갈 수 없도록 만들어진 격리 시설이다. 음압병상에 머물면 메르스 바이러스의 외부 전파를 막을 수 있다.

역시 메르스 환자가 거쳐 갔지만 전염 환자가 1명도 발생하지 않은 경기 지역 A병원은 기존 응급실을 2개로 나누고 출입문도 별도로 설치했다. 이 병원 관계자는 "다른 병원 감염 사례를 보면 응급실에서 전염되는 것이 가장 많았다"며 "메르스 환자용 응급실에는 허가된 의사와 간호사 외에 출입을 전면 통제하고 있다"고 말했다.

大田日報

2015년 6월 9일

단국대 천안병원 외래환자 60% 감소

SNS 등 무분별한 유언비어 직격탄

중동호흡기증후군(메르스) 국가지정 입원 치료병원인 단국대학교 천안병원이 메르스 관련 무분별한 유언비어나 막연한 불안감으로 인해 직격탄을 맞고 있다. 8일 단국대 천안병원에 따르면 메르스 확진 판정을 받은 환자 2명이 각각 5월 26일과 6월 1일 입원했으나 병세가 빠르게 호전돼 이번 주 중 퇴원할 예정이다. 특히 지난 3일과 4일, 임시진료소를 다녀간 환자 및 격리 상태로 입원 치료중인 의심환자 등 50여 명을 대상으로 진단검사를 실시했으나 지난 6일 질병관리본부로부터 모두 음성이라는 결과를 통보 받았다.

병원 관계자는 "국가지정 입원 치료병상을 운영중이다 보니 평택 등 외지에서 온 메르스 확진자 3명이 입원해 있는 것은 맞지만 이들 중 2명은 모두 퇴원을 앞두고 있고 병원 내 2차 감염도 없는 상황"이라고 말했다. 다만 이들 중 1명은 지난 6일 진료권역이 다르다는 이유로 타 지역 병원에서 이송돼 현재 내원 중으로 심한 폐렴과 고열 증상을 보이고 있으며 항바이러스와 인터페론, 항생제 치료 중이다. 그러나 SNS 상에는 마치 단국대 병원 내에서 메르스가 집중적으로 확산되고 있는 것처럼 호도되고 있어 내원객 급감 등 큰 피해를 보고 있는 실정이다.

지난 2일 인터넷 카페나 SNS에는 '2층 병실에 메르스 환자 3명이 입원해 있으니 병원에 가지 말라'는 내용이 급속히 퍼지기 시작하면서 당일 날 예약취소 건수만 100건이 넘었다. 이 후 지난 3일 병원을 찾은 외래환자는 1300명선으로 평소의 40%에 그쳤고 다음 날인 4일 역시 1230명에 불과했으며 지난 5일에는 1100명선 그치는 등 외래환자가 급격히 감소, 병원 경영 피해가 우려되고 있는 상황이다. 단국대 병원 이날 보도자료를 통해 ""어떠한 전염병이 발생한다 해도 지침대로 환자를 분류, 적절히 치료하기 때문에 일반 환자의 감염 위험이 전혀 없다"며 밝혔다. 황진현 기자

중앙매일 2015년 6월 9일

단국대병원 "메르스 병원 내 감염 없어"

음압격리병상 · 임시진료소 등 운영으로 메르스 완전 차단

정부가 중동호흡기증후군(메르스) 확진환자 발생 · 경유(방문) 병의원을 7일 발표한 가운데 환자가 다녀간 경유 병원 중 충남지역에서는 2곳의 병원이 포함돼 있었다. 다행히도 2개 병원은 더 이상 병원내 감염 등으로 메르스 환자가 추가 발생하지 않았다.

충남지역에서 유일하게 국가지정입원치료병상을 운영 중인 단국대학교병원은 현재 메르스 환자가 철저하게 격리된 상태로 음압병상에서 치료받고 있으며, 병원 내 감염없이 더 이상의 추가 환자도 발생하지않고 있다.

단국대학교병원은 충남지역에서 유일하게 국가지정입원치료병상을 운영하고 있으며, 신종 전염병 등 어떠한 전염병이 발생한다 해도 정해진 지침대로 환자를 분류하고 적절한 치료를 하기 때문에 전염병 환자와 일반 환자가 접촉할 기회가 없다. 일례로 타지역을 포함하여 충청지역에서 이송되어 오는 메르스 환자는 병원의 외래나 응급실을 이용하지 않고 보건소 및 질병관리본부 직원과 동행해 완전히 외부와 차단된 상태에서 별도의 출입구를 통해 입원한다.

또한 이번 메르스처럼 국가지정입원치료병상을 갖춘 병원에서만 치료가 가능한 신종 전염병을 치료하기 위해서는 완전 음압과 별도의 환기시설을 갖추고 있어야 한다. 단국대학교병원은 현재 3병실 규모로 음압병상을 운영하고 있고 현재 3명의 메르스 확진 환자가 음압병상에서 치료받고 있다.

메르스, 결핵 등 각종 감염병 환자를 치료하는데 쓰이는 음압병상은 기압 차를 이용해 공기가 항상 병실 안쪽으로만 유입되도록 설계된 특수 병상이며, 병실 안의 공기는 천장과 벽의 공조시설을 통해 자체 필터가 되어 깨끗한 공기로 재순환한다. 이런 원리로 병실내 공기가 밖으로 나올 염려가 없기 때문에 타 병동 및 병실 환자는 매우 안전하다.

이번에 문제가 된 평택과 서울 소재 병원 등과 같이 입원 중인 환자에게서 다수의 병원내 감염이 발생한 의료기관과 달리 단국대학교병원은 질병관리본부의 추적관리 결과 1건의 병원내 감염도 발생하지 않은 의료기관이다.

실제 지난 7일 중앙메르스대책본부가 발표한 보도자료에 따르면 "공개한 24개 의료기관 중 4개를 제외한 20개 의료기관은 확진환자 발생 이후 밀착접촉자 추적관리에서 1건도 추가 감염도 발생하지 않은 기관인 만큼, 해당병원 방문자들은 크게 걱정할 필요가 없다"고 밝힌바 있다.

단국대학교병원은 지난 3일부터 환자 및 내원객의 안전을 위해 모든 응급실 방문 환자를 포함해 발열(37.5도 이상의 고열), 기침 · 가래 · 호흡곤란 등의 호흡기 증상, 오한 및 근육통이 있는 환자를 대상으로 응급의료센터 입구에 설치되어 있는 환자분류소를 거쳐 임시진료소에서 진료를 하고 있다.

3일부터 6일까지 임시진료소를 운영한 결과 3일에는 20명, 4일에는 52명, 5일에는 30명, 6일에는 20명(전체 122명)의 지역주민 또는 환자가 임시진료소를 다녀갔으며, 이중 메르스 양성으로 확진받은 사람은 단 한 명도 없었다. 단국대학교병원은 질병관리본부에서 검사 결과가 나오는대로 신속하게 대상자에게 결과를 통보해주고 있다.

실제 임시진료소를 다녀간 내원객 유성연(47 · 천안 거주) 씨는 "주변에서 격리병원에 가면 감염되는 것이 아니냐고 걱정했는데 직접 와서 보니 의료진들이 보호복장을 철저히 착용한 후 환자 진료에 임하고 있었고, 메르스 환자는 바이러스가 절대 외부로 나갈 수 없는 음압병상에서 안전하게 치료받고 있다는 설명을 들어 안심이 됐다"고 말했다.

병원은 감염병 예방을 위한 방역활동과 모니터링을 강화하고 있다.

병문안 등 불필요한 병원 방문을 자제할 것을 권고하고, 외래 및 병실마다 1회용 마스크와 손소독제 등 감염예방용품을 비치했으며 주기적으로 병원 곳곳을 소독하는 등 방역활동을 강화하고 있다.

또한 입원 환자들의 안전을 위해 병원 입구에서 전체 내원객을 대상으로 체온을 측정하고, 고열이 있는 경우 병원 출입을 제한하고 임시진료소로 안내할 예정이다. 아울러 메르스가 철저한 개인위생 및 감염병 예방수칙 준수로 예방할 수 있는 만큼 예방수칙을 알리고, 메르스와 관련한 각종 의문사항에 대해 의료진들이 설명해주고 있으며, 홈페이지 및 블로그 등에도 올려 홍보하고 있다.

박우성 병원장은 "일반 환자들에 대한 외래 및 입원진료, 수술, 검사 등이 정상적으로 이루어지고 있고, 메르스 환자와 직접 접촉이 없었다면 감염의 가능성이 크지 않은 만큼 지나치게 불안해하지 말고 제때 진료를 받는 것이 좋다. 오히려 꼭 치료받아야 할 이들이 치료시기를 놓쳐 병이 악화된 후에 병원을 찾을까 걱정된다"고 말했다.

이어 "병원 자체적으로 메르스대책본부를 구성하고 메르스의 지역사회 내 전파를 막고 더 이상의 확산을 방지하기 위해 보건복지부, 질병관리본부, 충남도 등과도 긴밀히 공조해 나가겠다"고 밝혔다.

김권웅 기자

chosun.com 오피니언 2015년 6월 9일

사내칼럼 · 종합

[사설] 메르스, 의료 기관들 더 분발하고 국민은 의료인 격려해야

정부는 7일 중동호흡기증후군(메르스) 확진 환자가 발생하거나 이들이 다녀간 병원 24곳 명단(名單)을 공개한 데 이어 8일 확진 환자가 다녀간 병원 5곳을 추가 공개했다. 정부가 발병 18일 만에 뒤늦게 병원 명단을 공개하는 바람에 여러 혼란과 부작용이 뒤따르고 있다.

무엇보다 선의의 피해를 보는 병원들이 속출하고 있다. 서울 중구 윤창옥내과 윤창옥 원장은 페이스북에 올린 글에서 '고열로 진료 받으러 온 환자가 삼성서울병원을 방문했었다고 하길래 바로 이송 조치하고 병원 소독도 실시했다'며 '정부가 전염병 확산을 위해 최선을 다한 저의 조치는 일절 언급 없이 명단을 공개해 메르스 병원이라는 낙인을 찍었다'고 했다. 천안 단국대부속병원은 격리 병동에서 바이러스 차단 시설을 갖춘 병실을 운영하며 메르스 환자들을 치료하고 있다. 안희정 충남지사는 "아직 2차 감염이 없을 정도로 철저히 관리하고 있는데도 '메르스 병원'으로 찍혀 외래 환자가 50% 이상 급감했다"며 "의료 기관으로서의 의무를 다한 대가가 너무나 혹독하다"고 했다.

최경환 총리대행은 병원 명단을 공개하면서 "환자가 다녀가기만 한 병원은 사실상 감염 우려가 없다"고 했으나 그런 말만으로 다른 환자들이 안심할 수 없다. 정부는 메르스 환자가 경유해 간 병원 가운데 격리(隔離) 절차를 엄격히 지키고 자체 방역을 잘해 추가 감염 우려가 없는 병원들에 대해선 그런 사실을 정확히 밝혀 다른 환자들이 안심하고 찾을 수 있게 해줘야 한다.

지금까지 확인된 환자들은 모두 병원에서 감염됐다. 의료 기관들이 어떻게 대처하느냐에 메르스의 추가 확산 여부가 달렸다고 봐야 한다. 방역 당국이 의료 기관들의 전폭적인 협력을 이끌어내기 위해서는 메르스 대처에 솔선해 나섰다가 되레 피해를 보는 병원이 생겨나는 일은 없게 해야 한다. 부득이하게 피해를 본 병원들에 대해선 차후 특별 지원도 검토해야 한다. 병원들도 환자를 서로 떠밀거나 하지 말고 의료 단체를 중심으로 병원 간의 협력 시스템을 구축하도록 해야 한다. 바이러스 차단 시설을 갖춘 병실을 운영하는 병원은 전국에서 50여 개뿐이다. 이런 병원들일수록 메르스 의심 환자 진료에 적극 나서야 한다.

충청신문 2015년 6월 9일

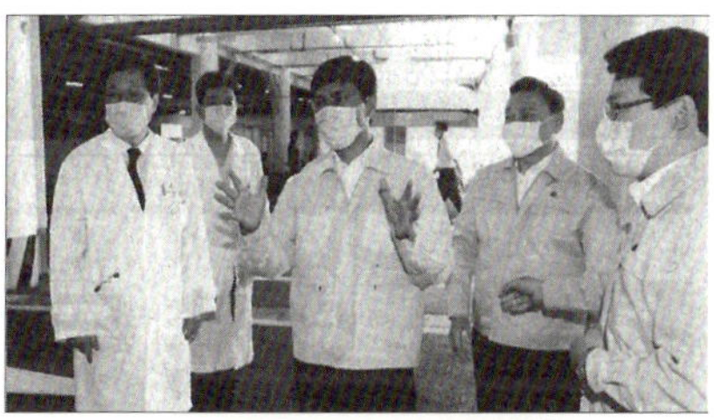

안희정 지사, 격리병원 의료진 위문

검사 · 진료 현장 살피고 의료물품 지원 약속

안희정 충남도지사는 8일 천안 서북구 보건소와 단국대병원, 천안의료원 등을 차례로 방문, 중동호흡기증후군(메르스) 검사 및 진료 현장을 살피고, 관계자들을 위로했다.

안 지사는 검사 및 진료 현장의 목소리를 듣고, 메르스 확산 방지를 위한 효율적인 대응 방안을 모색하기 위해 이날 각급 의료기관으로 발걸음을 옮겼다.

천안 서북구 보건소에서 안 지사는 소장을 비롯한 보건소 관계자들과 대화를 나누고, 보건소 내에 설치된 살균시설 운영 현황을 들었으며, 더 필요한 지원은 없는지 살폈다.

단국대병원에서는 병원 측 요청에 따라 외부에 설치된 음압텐트 인근에서 병원 관계자들을 만나 "불안해하는 도민 여러분들과 고생하는 의사선생님을 생각하면 눈물이 난다. 힘들더라도 조금만 더 버텨달라"며 메르스에 대한 불안감이 커지고 있는 상황에서도 예방과 치료에 앞장서 온 도내 의료기관과 의료진에 대한 감사의 뜻을 전했다.

안 지사는 특히 단국대병원에 설치된 음압텐트를 도내 의료기관에 확대 설치할 수 있는 방안은 없는지 살폈고, 단국대병원에서는 설치 희망 의료기관 등에 음압텐트에 대해 안내해 줄 수 있다고 전했다.

안 지사는 "어디서부터 첫 단추가 잘못 끼워졌는지 모르겠지만, 계속 문제가 엉키면 우리 모두 더 불행해질 수밖에 없다"며 "도민 여러분들이 의료진에 대한 신뢰를 보내고, 의료기관들은 현재처럼 적절한 위치를 잡아줄 때 이 질병과 싸워서 이길 수 있을 것"이라고 강조했다. 이성엽기자 leesy8904@dailycc.net

中都日報 2015년 6월 9일

천안 확산방지 '심혈'

단국대병원 환자 3명 격리 철저
버스·택시 등 1일 2차례씩 소독

천안시는 관내 주소를 둔 메르스 확진 환자가 없으며 철저한 의심환자관리와 예방에 만전을 기하고 있다고 8일 밝혔다. 전병욱 천안부시장은 이날 천안시청브리핑실에서 중동호흡기증후군 대응대책에 대한 기자회견을 갖고 이같이 밝힌 메르스에 관한 시민적 안심을 당부했다.

시에 따르면 천안에 주소를 둔 격리대상자 80명 중 시설격리대상자 1명과 능동관리대상자 50명, 자가관리대상자 29명 등으로 나타났다고 설명했다. 격리대상자 1명은 타지역에 입원한 환자로, 메르스와는 관련이 없는 것으로 알려졌으며 능동관리대상자는 현 증상 등을 모니터하는 한편, 자가관리자는 외출제한을 하고 있다고 덧붙였다.

시는 실질적 관리를 위해 경찰 1명을 포함한 3명이 1일 2교대 근무로 격리대상자 1명을 감시하고 있으며 사전에 접촉을 차단하고 있다고 밝혔다. 시는 또 지역적 확산 방지와 예방을 위해 대중교통수단에 대한 전방위적인 방역을 실시하고 있다며 시민들의 불안을 해소 시켰다.

시는 전체 360대의 시내버스에 대한 방역을 지난 7일 실시했으며 8일부터는 버스는 물론 택시 2186대에 대해서도 1일 2차례씩 소독을 실시할 방침이다. 또 다중이용시설에 방역관련 포스터 게첨과 손세정제 및 소독약품 배포, 유아시설 내 소독을 실시하는 한편 공동급식도 중지토록 요청했다.

국가지정입원치료병원인 단국대병원도 병원 내 감염 없는 안전한 병원임을 확신했다. 단국대병원은 현재 메르스 환자 3명이 철저하게 격리된 상태로 음압병상에서 치료받고 있으며, 병원 내 감염 없이 더 이상의 추가 환자도 발생하지 않고 있다고 설명했다.

아울러 메르스 이송환자는 병원의 외래나 응급실을 이용하지 않고 보건소 및 질병관리본부 직원과 동행, 완전히 외부와 차단된 상태에서 별도의 출입구를 통해 입원토록 하고 있으며 완전 음압과 별도의 환기시설을 갖춰 병원체가 전염되지 않는다고 강조했다.

천안=김한준 기자

忠淸日報 2015년 6월 9일

단국대병원, 메르스 치료 총력

122명 임시진료소 방문…모두 음성 판정

충남 유일 국가지정입원치료병상을 운영 중인 단국대학교병원이 중동호흡기증후군(메르스) 환자 관리에 만전을 기하고 있다.

8일 단국대학교병원에 따르면 음압시설을 갖춘 치료병상은 병원 내 감염이 발생할 수 없으며 신종 전염병 등 어떠한 전염병이 발생해도 정해진 지침대로 환자를 분류하고 적절한 치료를 하기 때문에 전염병 환자와 일반 환자가 접촉하지 않는다고 설명했다.

충청지역에서 이송된 메르스 환자는 병원의 외래나 응급실을 이용하지 않고 보건소와 질병관리본부 직원과 동행해 완전히 외부와 차단된 상태에서 별도의 출입구를 통해 입원하고 있다.

단국대학교병원은 현재 3병실 규모로 음압병상을 운영, 3명의 메르스 확진 환자가 치료를 받고 있다.

각종 감염병 환자를 치료하는 데 쓰이는 음압병상은 공기가 항상 병실 안쪽으로만 유입되도록 설계된 특수 병상이며 병실 안의 공기는 천장과 벽의 공조시설을 통해 자체 필터가 돼 깨끗한 공기로 재순환해 타 병동 및 병실 환자는 매우 안전하다는 평가이다. 단국대병원은 지난 3일부터 임시진료소를 운영해 모두 122명의 지역주민 또는 환자가 임시진료소를 방문했으나 양성으로 확진 받은 사람은 한 명도 없다. /천안=김병한기자

뉴데일리경제 2015년 6월 10일

이대목동병원, 의심환자 음압격리실 즉시 이동 조치

이대목동·단대·건대병원 '메르스 완벽 대응' 빛났다

천안 단국대병원,2차, 3차 감염 막은 대표 병원으로 명성
메르스 2차 감염 확산 철벽 대응에 시민들 찬사 '봇물'

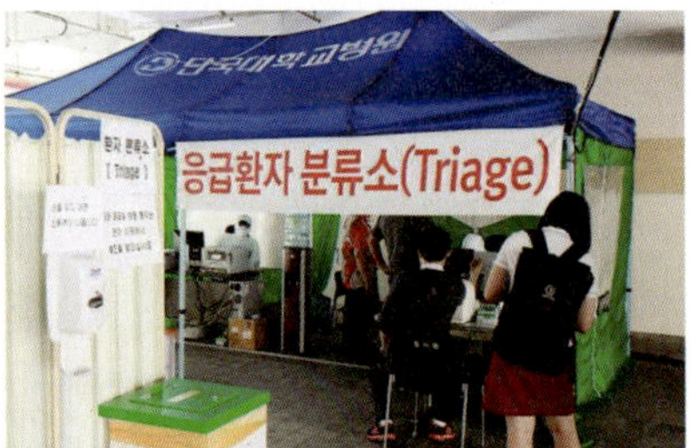

▲응급환자 분류소ⓒ단국대학교병원

이대목동병원뿐 아니라 천안 단국대병원 또한 메르스 대응에 대한 즉각 진료로 2차, 3차 감염을 막 대표적 병원으로 꼽히고 있다.

천안 단국대병원은 현재 국가지정입원치료병상을 운영 중에 있으며 10일, 확진자 2명의 건강상태는 호하며 2주 내로 퇴원을 검토하고 있다고 밝혔다. 이에 더해 9일 서울아산병원에서 전원된 27세 남 환자와 건양대학교병원에서 전원된 45번째 확진자(64.남) 또한 양호한 상태로 증상이 호전되고 있다 전했다.

이에 더해 천안 단국대병원이 앞서 받은 2명의 확진자의 경우 이들은 타 의료기관에서 진료를 거부 던 환자들로 밝혀져, SNS괴담에 따른 병원의 손해를 감수한 사연으로 찬사를 받고 있다. 이에 안희 충남도지사가 직접 병원을 찾아 격리의료진의 노고를 치하하고, 지난 7일 SNS를 통해 "현재까지 단 차례의 2차 감염 발생도 없었다. 천안 단국대 병원에 감사드린다"고 전한 바 있다.

또 안 지사는 "단국대 병원이 의료기관으로서 의무를 다한 대가는 너무 혹독하다. 내원객이 50% 이 급감됐다"며 "모두가 환자를 회피할 때 엄격한 격리시설과 절차에 따라 운영해 감염전파를 일으키 않은 단국대병원을 믿고 응원해주시길 부탁드린다"고 덧붙였다.

세계일보 | SEGYE.com 2015년 6월 11일

단국대병원 열 감지기 설치 메르스 확산방지

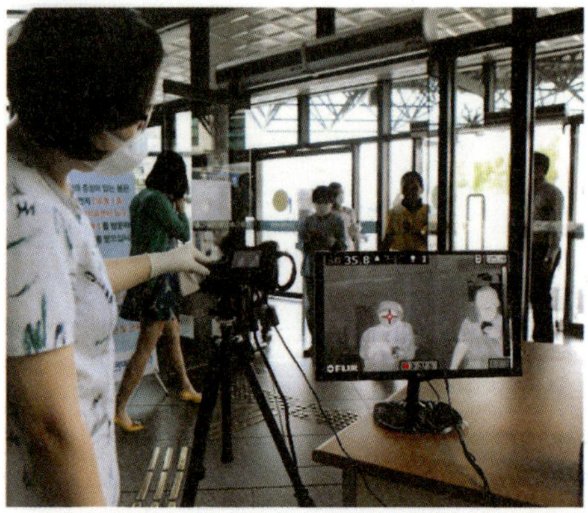

단국대병원이 병원 입구에 열감지 카메라를 설치하고 메르스 확산방지를 위해 모니터링을 강화하고 있다.

대형병원을 중심으로 메르스가 확산되고 있는 가운데 단국대학교병원은 내원객의 안전과 메르스의 확산 방지를 위해 자체적인 방역활동과 모니터링을 강화하고 있다.

11일 간국대 병원에 따르면 병원은 출입구 3곳에 열감지 카메라를 설치하고 손소독제를 비치해 놓고 있다. 열감지 카메라는 열이 높은 사람을 선별하는 첨단 장비다. 열이 높은 사람이 감지되면 응급의료센터 입구에 설치된 환자분류소와 임시진료소에서 상담한 후 필요 시 진료를 받도록 하고 있다.

또 초미립자살포기를 이용하여 인체에 무해하고 살균효과가 뛰어난 친환경 살균제를 병원 곳곳에 살포하는 등 방역활동을 강화하고 있다.

단국대병원은 지난 3일부터 환자 및 내원객의 안전을 위해 모든 응급실 방문 환자를 포함하여 발열(37.5도 이상의 고열), 기침·가래·호흡곤란 등의 호흡기 증상, 오한 및 근육통이 있는 환자를 대상으로 응급의료센터 입구에 설치되어 있는 환자분류소를 거쳐 임시진료소에서 진료를 하고 있다.

박우성 병원장은 "병원 입구에 열감지 카메라를 설치하고 방역활동을 강화하는 등 메르스 방역에 최선을 다하고 있지만 메르스 전파의 가능성은 항상 염두에 두고 있다"며 "환자들도 진료받을 때 의료진에게 증상과 함께 자신이 경유한 병원이나 지역 등을 꼭 전달해 주기 바란다"고 당부했다.

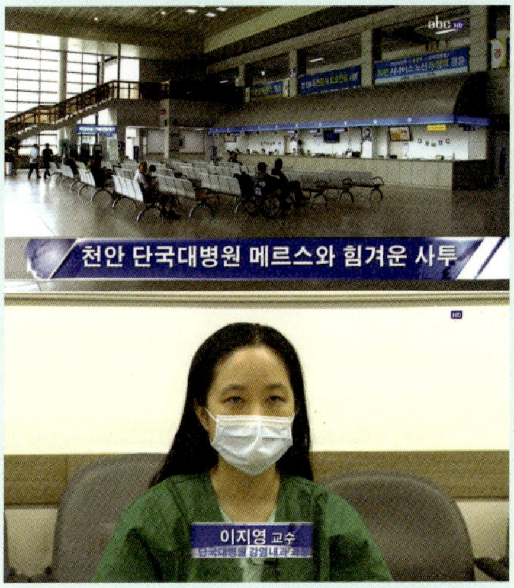
천안 단국대병원 메르스와 힘겨운 사투
이지영 교수

abc뉴스 / 2015년 6월 11일

중앙일보

2015년 6월 11일

사 설

메르스 지금이 고비 … 방심 말고 철저히 대처하라

전문가, "3차 유행 막으면 소강 상태" 전망
천안 단국대병원, 서울 성모병원 벤치마킹을
의사는 의료 윤리 확립, 정부는 지원 만전을

중동호흡기증후군(MERS·메르스)의 확산이 정점을 지나고 있다는 전문가 전망이 잇따르고 있다. 이번 주말까지 환자가 다수 발생하지 않으면 소강 국면으로 갈 수 있다는 이야기다. 평택성모병원의 1차 유행 불길이 진정된 데 이어 삼성서울병원 등의 2차 유행도 바이러스 노출 뒤 최대 잠복 기간인 2주가 곧 끝나기 때문이다. 하지만 감염병의 특성상 언제 정부의 방역 레이더망을 벗어난 미지의 장소에서 새로운 사태가 벌어질지 알 수 없다. 따라서 3차 유행의 가능성을 완전히 배제해서는 안 된다. 전염병 대응에선 방심은 절대 금물이다. 끝날 때까진 결코 끝난 게 아니다.

오히려 지금부터 메르스 '잔불 정리'에 나서야 한다. 잔불의 불씨 한 점이 언제 '불바다 천리'로 번질지, 얼마나 잠복했다가 갑자기 다시 활개 칠지 알 수 없기 때문이다. 2009년 거의 다 잡았다고 생각하던 신종플루 바이러스가 제대로 힘을 쓰지 못한다는 여름철에 다시 창궐했던 쓰라린 경험을 되살려야 한다. 정부와 의료계는 끝까지 긴장을 놓지 말고 할 일을 찾아 하면서 문제가 재발하지 않도록 잔불을 잡아야 한다.

의료계가 할 일 중 가장 중요한 것은 메르스에 성공적으로 대처해 피해를 최소화한 병원 사례를 다른 의료기관으로 확산하는 일일 것이다. 천안 단국대병원은 내원객이 50% 이상 급감하는 상황을 감수하면서 묵묵히 메르스 격리병동과 음압치료실을 운영했고, 지금까지 단 한 차례의 2차 감염 발생도 없었다. 감동한 안희정 충남지사가 최근 SNS에 이를 칭찬하는 글을 띄워서 화제가 됐다. 서울성모병원과 8일 이 병원을 찾은 105번 확진자(63)의 사례도 모범 답안이다. 병원 측은 옥외 환자 분류실을 마련해 그곳에서 보호장구를 착용한 의료진이 내원한 환자를 진찰하게 한 뒤 곧바로 음압격리병상으로 옮겼다. 이로써 접촉자가 한 명도 없는 모범 진료 사례를 만들었다.

반면 서울시가 운영하는 가장 큰 공공 의료기관으로 메르스 전문병동까지 갖춘 서울의료원에선 병원 간부가 의료진 90여 명에게 메르스 관련 환자를 진료하지 말자는 내용의 지침을 e메일로 회람시켜 물의를 빚고 있다. 위기일수록 병원들은 공적 의무를 앞세우면서 헌신적으로 의료 윤리를 다하는 모습을 보여야 한다. 이런 와중에 서울시가 8일 홈페이지를 통해 메르스 자가격리대상자 150명의 개인정보를 11시간 동안 유출한 사건은 비난을 받아 마땅하다.

현재 메르스에 대처하는 의료인들이 기진맥진한 상태라고 한다. 군 의료인력을 투입한다는데, 정부는 가급적 이른 시일 안에 효과적인 지원이 이뤄지도록 최선을 다해야 한다. 메르스 환자용 음압병실 부족에도 빈틈없이 대비해야 한다. 정부와 의료계는 긴장의 끈을 놓지 말고 작은 부분까지 세세하게 신경 써서 메르스 잔불 정리에 만전을 기해야 한다. '악마는 디테일에 있다'는 말도 있지 않은가.

忠清日報

2015년 6월 11일

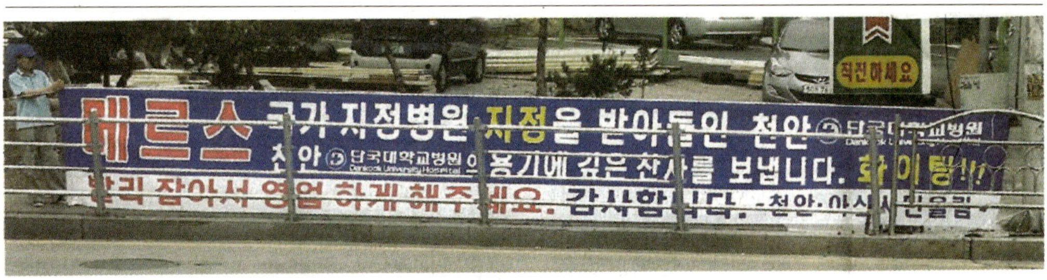
직진하세요
메르스
천안 단국대학교병원
용기에 깊은 찬사를 보냅니다.

단국대병원 격려 현수막 눈길

충남에서 유일하게 국가지정 입원치료병상을 운영하고 있는 단국대병원 의료진과 관계자들을 격려하는 현수막(사진)이 병원 인근 도로변에 게시돼 주목을 받고 있다. 11일 단국대병원 상가 주민들에 따르면 지난 1일 메르스 확진 환자가 첫 입원한 이후 병원을 방문하는 내원객들이 크게 줄면서 심각한 경제적 타격을 받고 있다. 실례로 병원 인근에는 식당 11개소, 약국 3개소, 제과점 2개소, 의료기상 등이 영업을 하고 있으나 메르스 발병이후 내원객들이 감소하며 30%에서 60% 이상 이용자가 감소한 것으로 나타났다. 이처럼 어려움을 겪고 있는 상가 주민들과 서북구 성거읍·백석동, 안서동 주민들은 최근 "국가지정병원 지정을 받아들인 천안 단국대병원의 용기에 깊은 찬사를 보냅니다. 화이팅!메르스 빨리 잡아서 영업하게 해주세요. 감사합니다"라는 현수막을 설치해 시민들의 시선을 모으고 있다.

/천안=김병한기자

공감언론 뉴시스 NEWSIS

2015년 6월 14일

천안 단국대병원 '메르스 확진 40대 남·여' 퇴원…충남 첫 완치 사례

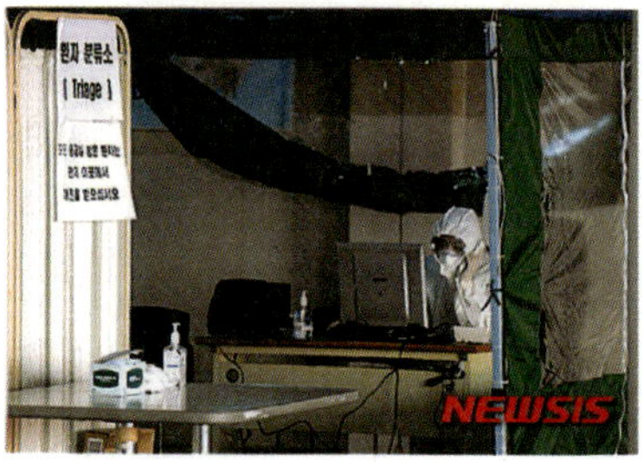

【천안·아산=뉴시스】 이종익 기자 = 충남지역 병원에서 메르스(MERS·중동호흡기증후군) 확진자 중 첫 퇴원자가 나왔다.

천안 단국대병원은 40대의 남성(33번) 1명이 확진판정 후 2차 검사에서 음성 판정에 이어 메르스 증상이 나타나지 않아 이날 오후 퇴원 수속을 진행 중이라고 14일 밝혔다.

이들은 지난 3일 메르스 환자와 접촉으로 단국대병원으로 이송돼 확진판정을 받은 후 음압과 별도의 환기시설 등을 갖추고 외부와 완전히 차단된 격리병동에서 항바이러스와 인터페론, 항생제 등의 치료를 받아왔다.

단국대병원으로부터 퇴원이 확정된 40대 남성은 현재 퇴원수속을 모두 마치고 자신의 혈장에 포함된 항체를 다른 환자에게 주입하기 위해 헌혈을 하는 것으로 알려졌다.

국가지정입원치료병상을 운영중인 단국대병원은 퇴원하는 40대 남성의 완치된 환자 혈장을 이용해 메르스 확진 환자 치료에 나설 예정이다.

세계일보

2015년 6월 15일

완치자 항체 활용 '혈장치료법' 효과 볼까

중증 환자에 투여 '항체' 생기게
2명에 첫 시도… 아직 차도는 없어
에볼라 땐 효과… 좀더 지켜봐야

김민순 기자 soon@segye.com

메르스에 대한 뚜렷한 치료법이 없는 상황에서 완치한 사람의 혈액을 중증 메르스 환자 치료에 활용하는 '혈장치료법'이 새로운 대안으로 주목받고 있다.

보건복지부 중앙메르스대책본부는 14일 메르스 완치 판정을 받고 퇴원한 공군 원사 김모(44)씨의 혈액을 뽑아 증세가 위중한 삼성서울병원 의사인 35번(38) 환자와 평택경찰서 경찰관인 119번(35) 환자에게 주입했다고 밝혔다.

대책본부는 혈장치료를 위해 식품의약품안전처에 혈액 안전에 관한 법안 적용을 예외로 해 달라며 협조 요청을 한 것으로 알려졌다.

혈장치료법이란 완치 환자의 혈액 중 적혈구와 백혈구, 혈소판을 제외한 액체 부분인 혈장을 환자에게 투여하는 것이다. 완치자의 혈액에는 체내에 들어온 메르스 바이러스를 극복하는 과정에서 바이러스에 대항하는 성분인 '항체'가 형성되는데 이를 중증 환자에게 투여해 메르스 바이러스를 공격하게 하는 것이다.

이 같은 치료법은 지난번 에볼라 완치자의 혈장을 추출해서 감염자를 치료하는 과정에 활용돼 효과를 본 적이 있다. 하지만 완치자의 혈장을 투여받은 두 환자가 현재 차도를 보이지 않고 있어서 효과를 입증하기 위해서는 시간이 필요할 것으로 보인다.

대책본부의 한 관계자는 "(혈장치료법이) 고전적인 방법이기는 하지만 증명된 치료법도 아닌 상태라서 좀 더 두고 봐야 할 필요가 있다"고 말했다.

충남넷 2015년 6월 17일

SNS 괴담 근거 없어…정확한 정보 전달해야

충남도 재난안전대책본부 현장 전문가 의견

의심환자 돌보는 시설 필요
권역별 전문 치료 병원 타당

■박재석 단국대병원 호흡기내과 교수

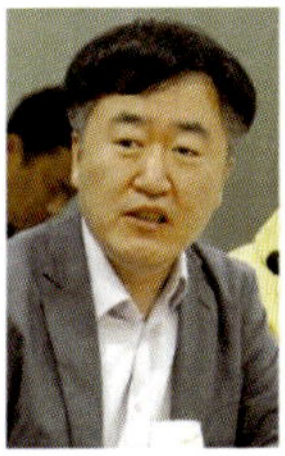

"국가지정 음압병실이 전국적으로 다 있다. 현재 일반 병원에는 메르스 환자가 없다. 문제는 메르스로 확진되지 않은 사람들이 문제다. 현재는 멀쩡한데 대부분 감기 환자다. 경미한 사람은 자가 격리를 하고 있다. 이들을 위해 특정 병원이나 연수원을 정해주면 되는 데, 문제는 지정 병원에 다른 사람들이 안 오게 된다는 것이다. 메르스가 의심되는 사람들을 대상으로 확진 검사 결과가 나올 때까지 모아주는 시설이 필요하다. 그런 시설이 지정되면, 의사가 가서 진단을 하고 증상이 심해질 경우 병원으로 옮기는 절차가 필요하다. 우리 병원의 경우 병원 밖에 별도로 진료소를 만들어 확진 검사를 한다. 확진 검사는 하루가 걸린다. 증상이 심하거나 격리가 필요한 환자가 있으면 우리는 곧 바로 질병관리본부에 연락을 취하고 입원을 시킨다. 이 과정에서 우리가 자체로 할 수 있는 것은 없다. 질병관리본부의 지시를 받고 있다. 충남도가 나선다면 도민이 걱정을 덜하도록 시설을 만들고, 의사를 배정하는 방안도 생각해볼 만하다."

충청신문 2015년 6월 22일

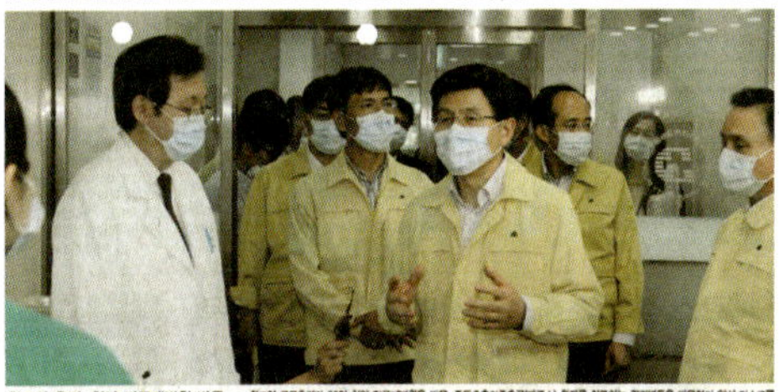

황교안 총리, 천안 단국대병원 방문 황교안 국무총리가 20일 천안 단국대병원을 방문, 중동호흡기증후군(메르스) 환자를 치료하는 격리병동을 방문하기 앞서 마스크를 착용하고 있다. 뒤로 안희정 충남도지사와 구본영 천안시장, 추경호 국무조정실장 등의 모습이 보인다. ▶관련기사 5면 연합뉴스

大田日報 2015년 6월 18일

"나도 완치… 겁먹을것 없어 의료진 믿고 고통 이겨냈다"

아산 확진자 18일만에 퇴원…본보 전화 인터뷰

메르스 확산 ▶3·5·6·9면

[아산]"저로 인해 가족이나 친구, 지인들이 혹시나 메르스에 감염됐을까봐 병원에서 한시도 마음이 놓이지 않았습니다."

천안 단국대병원에 입원해 있던 메르스(중동호흡기질환) 8번 확진자 A(46·여)씨가 17일 퇴원했다. 메르스 확진과 함께 지난달 29일 단국대병원에 입원한 A씨는 건강이 회복되며 15일 일반 병실로 옮겨졌다. 추가 검사에서도 이상이 없음에 따라 입원한 지 만 18일, 430여 시간 만에 충남 아산의 집으로 귀가했다. 병원에 있는 동안 가장 힘들었던 점으로 A씨는 주변 사람 걱정을 꼽았다. 아침마다 병실에서 TV 뉴스로 메르스 확산 소식을 접한 A씨는 "메르스가 확진되기 전 가족들과 생활은 물론 지인이나 친구들과도 만났다"며 "혹시나 그분들이 저 때문에 메르스에 감염됐으면 어떻게 하나 노심초사했지만 다행히 아무도 확진자가 발생하지 않아 겨우 마음을 놓았다"고 말했다. A씨는 "정말 운이 없어서 만에 하나라도 감염자가 있었으면 부담감 때문에 어떻게 했을까 지금 생각해도 끔찍하다"고 안도의 한숨을 쉬었다.

A씨는 메르스 1번 확진자가 처음 다녀간 의료시설인 아산시 둔포면의 서울의원에서 간호사로 근무하다가 메르스에 감염됐다. A씨는 주변에 감염자가 없었지만 메르스 확진자 통보 뒤 마음고생이 적지 않았다고 털어놨다. 그가 메르스 1번 확진자와 접촉하기 전 휴가를 나왔다가 군에 복귀한 아들은 한동안 부대에서 격리됐다. A씨는 "군에서 충분히 그럴 수 있다고 여겼지만 속상한 건 어쩔 수 없는 일"이라며 "지금은 선임이나 부대 간부분들이 신경을 많이 써 주셔서 오히려 고맙다"고 말했다.

1번 확진자 다녀간 의원 간호사 한때 39도 고열·근육통 시달려

"軍 휴가나왔던 아들까지 격리 가족·지인 등 감염 가장 걱정"

"정부 여전한 부실대응 답답해 주변 따가운 시선 없었으면…"

메르스 확진 무렵 39도에 달하는 고열과 근육통에 시달리던 A씨는 완치에 대한 기대를 늘 잃지 않았다. A씨는 "메르스 사망자가 증가할 시기에는 건강이 많이 회복된 상태라 숨 쉬는 것이 약간 불편했을 뿐 다른 두려움은 없었다"고 말했다. 가족과 단절된 채 2주 넘게 병원에 혼자 있으면서 외로움도 엄습했지만 신앙의 힘으로 기도하며 견뎠다.

건강을 되찾아 일상으로 복귀하게 된 A씨는 입원 기간 의료진의 헌신적인 진료에 깊은 고마움을 표했다. A씨는 "혼자 지내느라 스트레스도 큰 저를 배려해 항상 친절로 대하는 단국대병원 의료진들을 보며 같은 의료인으로서 저는 그렇게 할 수 있을까 생각했다"고 말했다. A씨는 2, 3일 집에도 못 가고 입으면 땀이 줄줄 흐르는 방진복을 착용하고 진료에 임하는 의료진들의 가족이 사회에서 오히려 따가운 시선에 고통받는다는 소식을 듣고 "사회가 어쩌면 그럴 수 있을까 분개했다"고 토로했다.

확진자로 메르스 사태의 복판에 섰던 A씨는 정부의 허술한 대처에 대해서도 일침을 가했다. A씨는 "정부의 대처가 답답했다"며 "초기 대응이 늦은 것은 차치하고라도 국민을 먼저 생각하는 정부라면 메르스 관련 병원 발표를 서둘러야 했다"고 지적했다. A씨는 "지금도 정부 대응이 여전히 늦다"며 "정부와 정치권이 공방이나 정치싸움을 그만두고 올바른 판단으로 메르스 사태를 해결해야 한다"고 강조했다.

이번 일을 겪으며 A씨는 한동안 의료인이라는 직업에 회의감도 들었다고 고백했다. 간호사라는 직업이 아니었다면 메르스 확진자를 만날 일도, 메르스에 감염돼 병원 격리생활을 해야 하는 일도 없었을 것이라는 후회다. 그러나 후회는 입원 생활 동안 잦아들었다. 매일 메르스와 사투를 벌이는 의료인들을 대하며 의료인의 사명감을 다시 한 번 각인하게 됐다. A씨는 "조만간 근무하던 의원으로 돌아가 더 열심히 성심성의껏 환자들을 돌보겠다"고 말했다. A씨는 "메르스 확진자 발생 뒤 지역사회에 흉흉한 소문이 돈 것을 잘 알고 있다"며 "지역사회도 따뜻한 시선으로 봐줬으면 좋겠다"는 바람을 드러냈다. 윤평호 기자

세계일보 2015년 6월 22일

주요 환자들 상태는

조병욱 기자 brightw@segye.com

첫 감염자 인공호흡기 떼… 의식 돌아와 한때 위독했던 30대 의사도 고비는 넘겨

메르스 국면에서 관심을 끌었던 환자들의 상태는 호전 중인 것으로 알려졌다.

메르스 사태를 촉발시킨 첫 번째 환자(68)는 지난 18일부터 상태가 호전돼 인공호흡기를 떼고 자가호흡을 하고 있다. 병원 관계자는 21일 "주변을 알아볼 수 있을 정도로 의식도 돌아왔다"고 말했다. 그는 지난달 20일 확진 판정 후 23일 오후 호흡곤란을 호소해 기도삽관과 기계호흡 치료를 받아왔다.

삼성서울병원을 초토화시킨 14번째 환자(35)도 혼자 걸어다닐 정도로 회복됐다. 병원 관계자는 "정상적으로 식사를 하고 병실을 걸어다닐 정도로 회복이 됐다"고 말했다. 하지만 여전히 가래에서 메르스 바이러스가 검출돼 완치 판정까지는 시일이 더 걸릴 것으로 보인다.

30대의 젊은 연령인데도 상태가 위중해 메르스 경각심을 높인 삼성서울병원 의사(35번째 환자·38)와 평택경찰서 경찰관(119번째 환자·35)도 고비는 넘긴 것으로 알려졌다. 천안 단국대병원 관계자는 "119번째 환자는 상태가 호전돼 19일부터 에크모를 제거한 채 치료를 받고 있으며 조만간 인공호흡기 제거도 고려 중"이라고 밝혔다. 이 환자는 지난 11일 확진 판정 전부터 상태가 악화돼 입원 직후부터 인공호흡기와 에크모를 장착했었다. 한때 위독했던 35번째 환자는 여전히 에크모 장치로 치료받고 있지만 고비는 넘긴 것으로 알려졌다. 서울대병원 한 관계자는 "위중하지만 안정적인 상태"라고 말했다. 보통 환자 상태는 '좋음-적정-심각-위중-사망' 5단계로 나눈다. 위중과 심각의 중간쯤이라는 얘기다.

대전 첫 번째 확진자인 16번째 환자는 상태가 호전돼 1차 검사에서 음성 판정을 받았으나 2차 검사에서 양성 판정이 나와 퇴원이 연기된 상태다.

보건복지부는 이날 현재 상태가 안정적인 환자는 87명이며 불안정한 환자는 14명이라고 밝혔다.

알림 세계일보는 그동안 메르스 확진 환자를 'O번 환자'로 표기해왔으나 이런 표기 방식이 환자들의 존엄성을 훼손할 수 있다는 판단 아래 21일부터 'O번째 환자'로 표기하기로 했습니다.

중앙매일 2015년 6월 22일

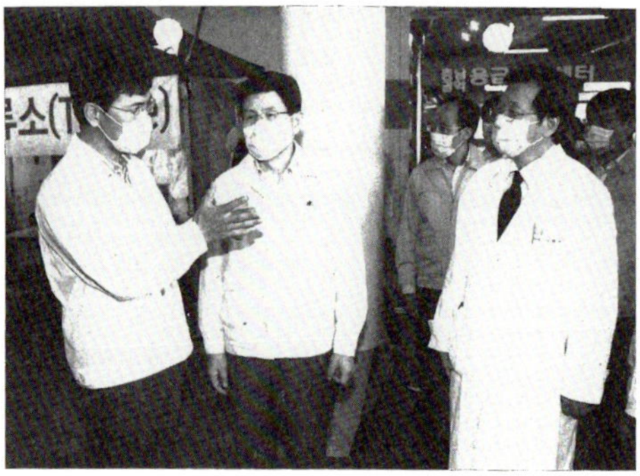

황교안 신임 국무총리(사진 왼쪽 두번째)가 지난 20일 단국대병원 응급실 앞 임시진료시설 등을 살핀 뒤, 병원측으로부터 확진자 치료 및 의심환자 진료 등 운영 현황을 들으며 관계자들을 위로했다.

안희정 지사 "의료기관 지원 · 보상을"

20일 천안 단국대병원 방문 황교안 국무총리에 건의

충남도 메르스 관리대책본부장인 안희정 지사는 지난 20일 천안 단국대병원을 찾은 황교안 신임 국무총리를 만나 메르스 확산 예방과 확진자 진료에 앞장서 온 의료기관 및 의료진에 대한 적극적인 지원을 요청했다.

안 지사는 이날 황 신임 총리와 단국대병원 응급실 앞 임시진료시설 등을 살핀 뒤, 병원측으로부터 확진자 치료 및 의심환자 진료 등 운영 현황을 들으며 관계자들을 위로했다.

이 자리에서 안 지사는 황 신임 총리에게 도내 확진자 및 격리자 관리 등 메르스 대응 현황을 설명하고 "단국대병원을 비롯, 도내 많은 의료기관과 의료인들이 메르스와 싸우느라 피해가 크다"며 "이들에 대한 지원과 보상 방안을 마련해 줄 것"을 건의했다.

안 지사는 이와 함께 ▲대체인력이 필요한 감염병 관리기관에 대한 신속한 의료 인력 지원 ▲요양원 등 감염병 취약계층 수용시설에 대한 관리 기준 마련 등을 서면을 통해 요청했다.

김권용 기자

忠淸日報 2015년 6월 24일

단국대병원, 메르스 극복 응원 캠페인

"환자·가족·의료진 모두 힘내세요"

메르스 환자와 의료진을 응원하는 게시판이 단국대병원 로비에 설치돼 내원객의 눈길을 끌고 있다.

단국대병원은 22일부터 병원 로비에 보드판을 설치하고 전국 각지에서 치료받고 있는 메르스 환자와 가족, 이들을 치료하는 의료진을 응원하는 캠페인을 벌이고 있다.

내원객 김주희씨(37) 는 "메르스 최전선에서 여타의 병원들이 손사레치며 환자를 거부하고 있을 때 두려움을 삭히며 묵묵히 환자들의 치료를 위해 애써주고 있는 단국대병원 의료진에 감사와 힘찬 응원을 보낸다"고 메모를 남겼다.

또 익명의 간호사는 단국대병원 블로그 게시판에 "단국대병원에 파견나온 간호사다. 국민안심병원에 서울에서 무조건 지원했는데 생각대로 안심할 수 있는 병원이었다"며 "의료인들이 최선을 다하는 것을 옆에서 보고 있다.

잠시 왔다가는 파견 간호사이지만 사랑을 실천하는 단국대병원 의료진들에게 찬사를 보낸다"고 메시지를 남겼다.

응원 메시지는 병원 홈페이지와 블로그 등에도 남길 수 있다.

/천안=김병한기자

단국대병원은 지난 22일부터 병원 로비에 설치된 보드판에 전국 각지에서 치료받고 있는 메르스 환자와 가족, 이들을 치료하는 의료진을 응원하는 캠페인을 벌이고 있다.

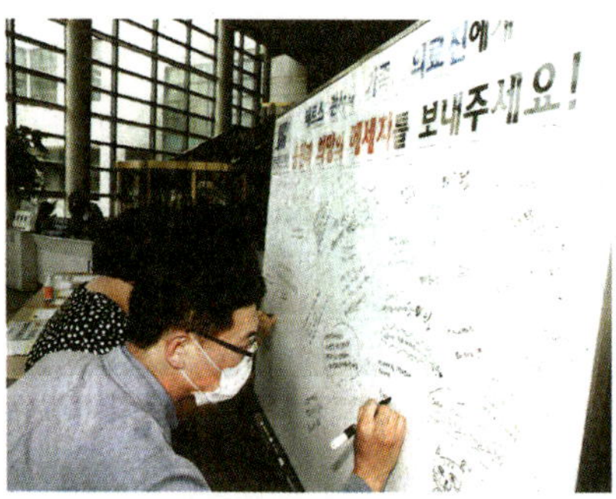

충청투데이

2015년 6월 24일

천안-아산 메르스 진정국면- 격리자 대거 해제

염원의 힘 뭉치니 무섭게 돌던 감염병 고개떨궜다

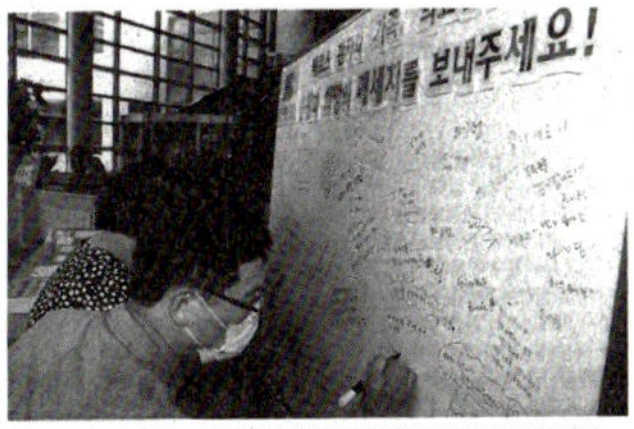

단국대학교병원 로비에 설치된 환자 및 의료진 응원게시판에 내원객들의 메시지가 이어지고 있다.
단국대병원 제공

단대병원 게시판 넘치는 응원글

"메르스 최전선에서 두려움을 삭히며 묵묵히 환자들의 치료를 위해 애써주고 있는 병원 의료진에 감사와 힘찬 응원을 보냅니다."

단국대학교병원 로비에 설치된 환자 및 의료진 응원게시판에 내원객들의 메시지가 이어지고 있다. 병원 측은 22일 보드판을 설치하고 전국 각지에서 치료받고 있는 환자와 가족, 의료진을 응원하는 캠페인을 진행 중이다. 게시판에는 "천안시민으로서 단국대병원이 정말 자랑스럽네요. 의료진도 건강조심하세요", "직원과 환자분들 모두 힘내세요. 우린 이겨낼 거에요" 등의 글들이 가득하다. 이러한 응원 메세지는 보드판 외에 홈페이지와 블로그 등에서도 찾아볼 수 있다. 익명을 요구한 간호사는 "지역사회와 국민을 위해 병원 의료인들이 간절한 기도로 하루하루를 맞이하고 최선을 다하는 것을 옆에서 보고 있다. 지역주민 여러분들도 함께 도와달라"는 메시지를 남기기도 했다. 천안=이재범 기자

천안 관리대상자 10명 이내로 줄어

천안지역 메르스 관리대상자가 24일 자정을 기해 10명 이내로 줄어들며, 남은 인원 역시 29일 전후로 관리대상 해제가 된다. 천안시 메르스관리 대책본부는 현재 상황이 유지된다는 가정 하에 지역의 메르스 확산은 더 이상 없을 것으로 전망했다.

23일 천안시에 따르면 한때 천안시 접촉관리자가 160명 선을 유지했으나 현재는 절반수준인 80명 정도로 줄어들었고 자택격리자와 능동감시자도 꾸준히 줄어드는 등 점차 안정세로 접어들고 있다. 특히, 천안시 관리대상자와 인근 아산충무병원의 관리대상자 모두 23일과 24일 자정(24시)을 기해 해제가 예상돼 관리자가 거의 남지 않게 된다. 시는 메르스 확산 시기 하루 1000건이 넘는 문의전화가 있었으나 지난 주말부터 100건 아래로 대폭 줄어 시민들의 우려 수준도 떨어진 것으로 분석하고 있다. 이에 따라 시는 지역 경기회복과 시민생활 안정을 위해 그동안 줄줄이 취소·연기했던 행사를 개최하는 방안을 검토하고 있다. 이와 함께 지역경기 활성화를 위해 농산물 직판장 운영 및 시청 구내식당 주1회 휴무 등을 선제적으로 시행했다. 천안=유창림 기자

아산충무병원 총 215명 관리해제

아산충무병원 발 메르스 사태가 점차 안정세를 보이며 아산을 덮친 메르스 악몽이 마무리되어 가는 것이 아니냐는 전망이 나오고 있는 가운데, 아산충무병원 관련 격리대상자가 속속 해제되고 있어 전망에 힘을 더하고 있다.

아산시메르스대책본부는 23일 자정을 기해 아산충무병원 관리 대상자 중 자가격리 36명과 능동 감시 14명 등 총 50명이 해제돼 일상 생활로 돌아갔다고 밝혔다. 이에 따라 시 대책본부는 아산충무병원 관련해 23일 오전 현재 병원격리 62명, 자가격리 102명, 능동감시 149명으로 총 313명이며, 기존 관리 대상자 16명을 포함해 아산시 메르스 관리자는 총 329명이라고 밝혔다. 한편 시 대책본부는 24일 자정을 기해 병원 격리 14명, 자가 격리 66명, 능동 감시 135명 등 총 215명이 해제된다고 밝혔다. 병원 격리자 14명에 대해서는 혹시 모를 상황에 대비해 현재 마지막으로 검체를 실시했고, 검체 결과 음성 판정이 나오면 24일 자정에 해제된다. 23일과 24일 자정에 265명이 해제되면 아산충무병원 관련 메르스 관리 대상자는 48명이 남게 된다.

아산=이봉 기자 lb1129@cctoday.co.kr

조선일보

2015년 6월 25일

[사설] 의사·간호사 월급 깎이며 메르스 환자 치료 의욕 나겠나

중동호흡기증후군(메르스) 환자를 치료 중인 병원들이 외래 환자가 크게 줄어 재정난을 겪고 있다. 진료 수입이 줄어 의료진과 직원들의 월급을 깎는 병원까지 생겨났다.

경주 동국대 병원은 정부에서 메르스 환자 3명을 배정받아 모두 완치시켰다. 그러나 메르스 환자가 입원한 사실이 알려지면서 외래 환자가 한때 90%까지 줄었다. 천안 단국대 병원도 메르스 환자들을 치료했다가 외래 환자가 50% 이상 줄어 큰 피해를 봤다. 두 병원은 감염병 차단 시설이 잘 돼 있어 정부가 메르스 환자를 위탁했던 병원이다. 메르스 환자가 발생했던 병원들도 사정이 어렵다. 건국대 병원은 외래 환자가 평소의 30% 수준으로 떨어져 의사와 교수들의 6월 월급을 20% 삭감했다. 다음 달엔 간호사와 일반 직원도 월급 삭감이 불가피하다고 한다.

메르스 사태가 이 정도나마 수습되고 있는 것은 사명감 하나로 버텨온 의료 기관과 의사·간호사들의 헌신적 노력 덕분이다. 그런 의료 기관들이 경영난으로 흔들리고 의사·간호사들 월급까지 삭감해야 한다면 앞으로 누가 전염병 예방과 치료에 뛰어들겠는가. 정부가 그들의 헌신에 대해 성의 있게 보상해주지 않으면 또 다른 전염병이 닥칠 경우 그들에게 도움의 손길을 바랄 수 없게 될 것이다. 지금 당장이라도 메르스 환자를 치료해야 할 의료진이 환자를 기피하면 어떻게 되겠는가.

정부는 IBK기업은행 등을 통해 긴급 자금을 대출해주겠다고 하지만 병원 대부분이 이미 대출금을 많이 쓰고 있어 추가 대출이 어려운 실정이다. 정부는 예비비 지원도 약속했으나 보건복지부가 지원 기준을 만든 뒤에 집행하겠다고 시간을 끌고 있다. 병원들은 의사·간호사 월급도 못 줄 정도로 긴급 자금이 절실한 마당에 그렇게 느긋하게 여유 부릴 형편이 아니다.

건강보험공단에는 여유 자금 14조원이 쌓여 있다. 먼저 긴급 자금을 제공한 뒤 사후(事後) 정산하는 방법을 생각할 수도 있다. 정부가 떠맡긴 메르스 환자를 진료하다가 어려움에 빠진 병원에는 장기 저리 자금도 제공할 필요가 있다. 초동 대응 실패로 온 나라를 뒤집어놓은 정부가 뒤처리마저 실패하면 무슨 변명을 해도 통하지 않을 것이다.

연합뉴스

2015년 6월 26일

단국대병원, 메르스 소강국면 외래 증가 '뚜렷'

송고시간 | 2015/06/26 14:38

22일이후 회복세…신장이식수술도 시행

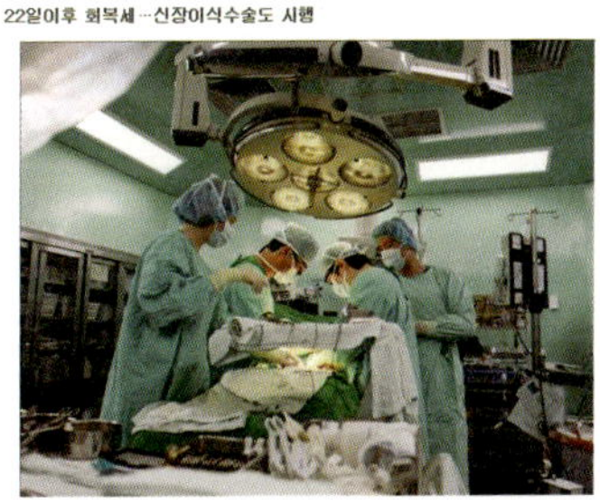

신장이식수술중인 단국대 천안병원 의료진
(천안=연합뉴스) 김용윤 기자 = 단국대학교 천안병원 의료진이 25일 만성신부전증 환자에게 뇌사자가 기증한 신장을 이식하고 있다.2015.6.26 <<단국대 천안병원>>

(천안=연합뉴스) 김용윤 기자 = 중동호흡기증후군(메르스) 국가지정 치료병상을 갖춘 바람에 오히려 외래환자가 급감했던 단국대학교 천안병원이 정상궤도 진입을 서두르고 있다.

26일 단국대 천안병원에 따르면 지난 6월2일 사회관계망서비스(SNS)를 통해 '메르스 환자가 입원했다'는 소문이 돌면서 평소 2천500명 안팎이던 내원객 숫자가 급속히 줄기 시작해 지난 10일의 경우 828명에 그치는 등 평소의 3분의 1수준으로 급감했다. 그러나 지난 22일을 기점으로 1천300명선을 회복해 나흘째 같은 수준을 기록하고 있다.

일부 환자들의 경우 수술일정을 자체를 취소하거나 연기하는 사례가 많아 최악의 경우 평소 20~30%선에 불과했지만 절반 수준으로 돌아왔다.

특히 장기이식센터는 지난 25일 입원 중인 뇌사자로부터 기증된 신장을 만성신부전증을 앓고 있던 김모(55)씨에게 성공적으로 이식하기도 했다.

충청신문 2015년 6월 29일

메르스 여파에도 신장이식 성공 시행

단국대병원 정상화 작업 가속도… 내원환자수도 점차 증가

단국대병원(병원장 박우성)이 메르스 여파에도 신장이식을 성공적으로 시행한 가운데 병원 정상화 작업에도 가속도가 붙을 것으로 보인다.

단국대병원 장기이식센터는 지난 25일 이 병원에 입원 중인 뇌사자의 신장을 기증받아 만성신부전을 앓고 있던 김 모씨(남, 55세)에게 신장이식수술을 시행했다.

지난 6월 초 메르스 환자가 입원해 있다는 소식이 전해지면서 일평균 2500명 내외였던 외래환자수가 900명 이하로 급감했던 단국대병원은 6월 넷째 주에 들어서부터 점차 회복세에 있다.

외래환자의 방문이 서서히 증가하고 있으며, 모든 진료도 정상적으로 이루어지고 있다. 메르스가 전국적으로 확산되면서 환자들이 수술 일정을 연기해 일 수술건수도 평소의 20~30% 수준까지 감소하였으나 지금은 절반 이상으로 올랐다.

지난 22일 제왕절개수술로 아이를 출산하고 퇴원을 앞두고 있는 홍모씨는 "병원에 메르스 환자가 치료중이라고 해서 입원할 때 걱정이 많았다"며 "하지만, 산부인과 병동과 수술실, 신생아실에서 철저하게 산모와 아기를 관리와 의료진이 설명도 잘해줘 입원 기간 동안 안심하고 지낼 수 있었다"고 전했다.

감염내과 이지영 교수는 "메르스를 치료하는 병원은 완전음압시설을 갖춘 격리병상에서 치료하기 때문에 일반 환자들은 안전하며, 메르스 걱정 없이 안심하고 치료받아도 된다"고 강조했다.

천안/장선화 기자 adzerg@dailycc.net

忠清日報 2015년 6월 29일

단국대병원 20대 확진자 완치

유전자 검사 2회 연속 음성

지난 8일 서울아산병원에서 근무 중 메르스 확진판정을 받고 천안 단국대학교병원으로 이송돼 치료를 받은 20대 남성이 완치 판정을 받았다.

28일 단국대병원에 따르면 국가지정 입원치료병상에 입원한 92번 20대 남성 환자가 유전자(PCR) 검사 2회 연속 음성 판정으로 퇴원했다.

서울아산병원에서 근무하던 20대 남성은 메르스 확진판결로 단국대병원으로 이송된 후 음압과 별도의 환기시설 등을 갖추고 외부와 완전히 차단된 격리병동에서 항바이러스와 인터페론, 항생제 등의 치료를 꾸준히 받아왔다. /천안=김병한기자

忠清日報 2015년 6월 29일

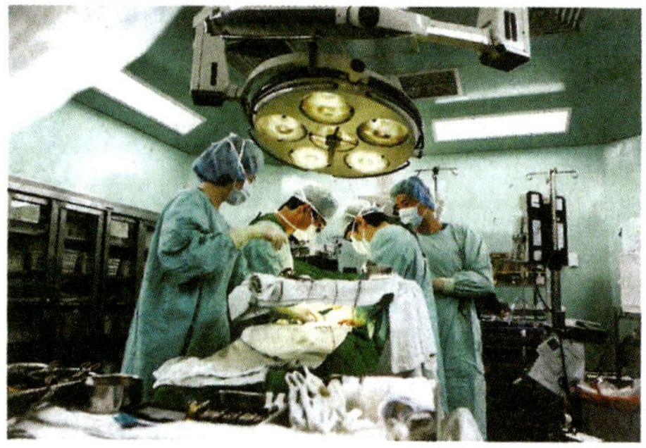

단국대학교 천안병원 의료진이 지난 25일 만성신부전증 환자에게 뇌사자가 기증한 신장을 이식하고 있다.

단국대병원 '메르스 충격' 극복

외래환자수 회복세 뚜렷
수술 등 진료도 정상궤도

충남유일의 메르스 국가지정 입원치료 병상을 운영 중인 단국대병원이 메르스 여파에도 신장이식 수술을 성공적으로 시행한 가운데 병원 정상화 작업에 박차를 가하고 있다.

28일 단국대병원에 따르면 장기이식센터가 최근 병원에 입원 중인 뇌사자의 신장을 기증받아 만성신부전을 앓고 있던 김 모씨에게 신장이식수술을 완벽히 시행했다.

지난 6월 초 메르스 환자가 입원해 있다는 소식이 전해지면서 일평균 2500명 내외였던 외래환자수가 900명 이하로 급감했던 단국대병원은 6월 넷째 주에 들어면서 점차 회복세에 있다.

외래환자의 방문이 서서히 증가하고 있으며 모든 진료도 정상적으로 이루어지고 있다.

메르스가 전국적으로 확산되면서 환자들이 수술 일정을 연기해 일 수술건수도 평소의 20~30% 수준까지 감소했으나 지금은 절반 이상으로 올랐다.

지난 22일 제왕절개수술로 아이를 출산하고 퇴원을 앞두고 있는 홍모씨는 "병원에 메르스 환자가 치료중이라고 해서 입원할 때 걱정이 많았지만 산부인과 병동과 수술실, 신생아실에서 철저하게 산모와 아기를 관리해줬고 의료진이 설명도 잘해줘 입원 기간 동안 안심하고 지낼 수 있었다"고 전했다.

단국대병원 감염내과 이지영 교수는 "메르스를 치료하는 병원은 완전음압시설을 갖춘 격리병상에서 치료를 하기 때문에 일반 환자들은 안전하며 메르스 걱정없이 안심하고 치료를 받아도 된다"고 강조했다. /천안=김병한기자

충남신문 2015년 6월 29일

천안시 안심병원 "단대병원, 순천향병원, 충무병원" 지정

24시간 선별진료소 천안의료원 등 5개소 지정 운영

천안시 메르스관리대책본부는 메르스 감염에 대한 시민들의 불안감을 해소하고 병원안에서의 대규모 감염을 차단하기 위해 안심병원과 선별진료소를 지정운영하고 있다고 밝혔다.

천안지역 의료기관 중 안심병원으로 지정된 곳은 단국대병원, 순천향대학교 천안병원, 충무병원 등 3곳이며, 24시간 선별진료소를 운영하는 병원도 안심병원 3곳과 천안의료원, 화인메트로병원 등 5곳이다.

안심병원은 병원을 통한 메르스 감염을 우려하는 일반환자들을 위해 호흡기질환자와 일반환자들을 분리해 진료하는 병원으로, 폐렴 등 호흡기환자에서 메르스 감염이 발생해도 다른 환자의 감염가능성을 최소화하기 위한 병원이다.

또 선별진료소는 응급실 외부나 의료기관 내에 별도로 분리된 진료시설로, 메르스 의심증상자가 응급실 출입 이전에 진료를 받도록하는 공간을 마련한 병원이다.

천안시 보건소 관계자는 "안심병원은 병원을 통한 감염을 걱정하는 일반환자들을 위해 호흡기질환자와 일반 환자를 분리해 진료하는 병원"이라며, "호흡기질환자는 별도 설치된 선별진료소에서 진료를 받고 폐렴의심자가 입원할 때에는 1인실로 입원하게 되고 폐렴환자의 중환자실 치료는 메르스유전자 검사결과에 따른다"고 설명했다.

윤광희 기자

충청타임즈 2015년 6월 29일

'메르스 직격탄' 단국대병원 정상화 궤도

'급감' 내원환자수·수술건수 점차 회복세… 신장이식도 성공

메르스 직격탄을 맞았던 단국대병원이 최근 외래환자 수가 서서히 늘어나면서 병원 정상화 궤도 진입을 앞두고 있다.

단국대병원은 이달 초 메르스환자가 입원했다는 사실이 알려지면서 평소 2500여명이던 내원 환자 숫자가 줄면서 지난 10일엔 828명에 그치는 등 내원 환자 수가 평소의 1/3 수준으로 급감했다.

그러나 지난 22일부터 1300명 선을 회복하면서 내원객 수는 평소의 절반 이상으로 증가했다.

수술 환자들도 일정을 취소하거나 연기하는 사례가 많아 수술 건수가 평소의 30%대 이하로 줄었으나 최근 다시 절반 수준을 회복했다.

이런 가운데 지난 25일 만성신부전증을 앓고 있는 김모씨(55)의 신장이식 수술을 성공적으로 마쳐 병원 분위기가 서서히 활기를 찾는 모습이다.

이지영 감염내과 교수는 "우리 병원은 메르스 환자가 발생한 병원이 아니라 환자를 받아 치료한 병원으로 완벽한 음압시설을 갖춘 격리 병상을 운영해 외부 감염을 철저히 차단하고 있다"며 "환자 분들이 안심하고 병원을 찾아도 좋다"고 말했다.

단국대병원은 이달 초 질병관리본부로부터 타 지역에서 발생한 메르스 환자를 인계받아 치료를 하는 과정에서 메르스 환자가 발생한 병원이라는 헛소문이 돌면서 병원 경영에 큰 어려움을 겪어왔다. /천안 이재경기자

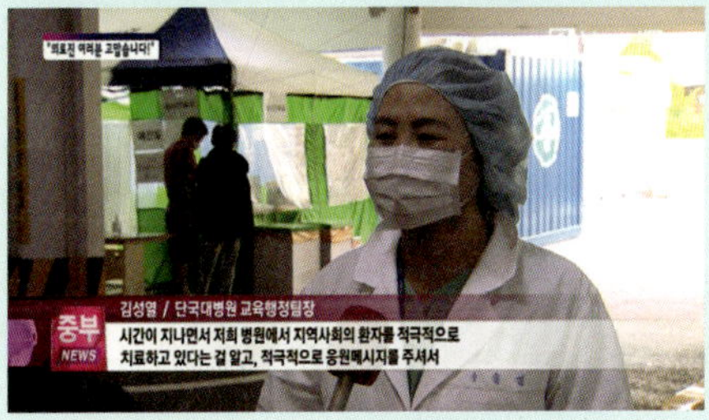

Tbroad 중부방송 / 2015년 6월 29일

국가기간뉴스통신사 **연합뉴스** 2015년 7월 6일

평택 경찰관 이모씨, 메르스 완치 격리해제(종합)

송고시간 | 2015/07/06 12:37

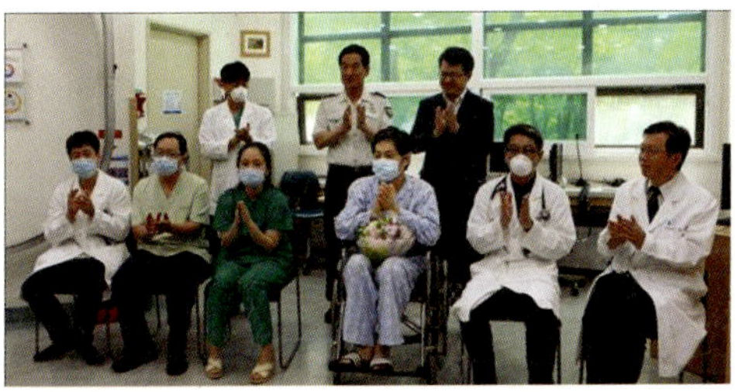

"메르스 완치를 축하합니다"
(천안=연합뉴스) 김용윤 기자 = 평택 경찰관 이모(35,가운데)씨가 6일 중동호흡기증후군(메르스) 완치 판정을 받고 단국대병원 1층 병동 스테이션에서 박우성 단국대병원장(오른쪽에서 첫번째) 등 의료진, 복기왕 아산시장(뒷줄 오른쪽에서 첫번째), 김학중 평택경찰서장(뒷줄 오른쪽에서 두번째)의 축하를 받고 있다.2015.7.6.

(천안=연합뉴스) 김용윤 기자 = 지난 6월 심한 폐렴증세로 아산충무병원을 거쳐 단국대학교 천안병원 음압병실로 옮겨졌던 중동호흡기증후군(메르스) 119번 환자인 평택 경찰관 이모(35·충남 아산시)씨가 6일 완치 판정을 받고 격리해제됐다.

일반병실로 옮겨지기에 앞서 이씨는 박우성 병원장, 감염내과장 이지영 교수를 포함한 단국대병원 의료진, 복기왕 아산시장, 김학중 평택경찰서장, 가족들이 참석한 가운데 열린 메르스 완치 축하행사에 참석, 꽃다발을 받았다.

이씨는 이 자리에서 "정성껏 치료해준 의료진에 감사한다. (저 때문에) 아산충무병원도 피해를 보았고, 나머지 한 분(간호사)도 메르스 치료를 받고 계신 데, 조속히 완쾌돼 퇴원하셨으면 좋겠다"고 말했다.

박우성 단국대병원장은 "격리해제됐다는 것은 메르스로부터 완치 판정을 받았다는 걸 의미한다. 재활·호흡치료를 보완하면 일상생활을 하는 데 지장이 없을 것으로 본다"며 격려했고, 복기왕 아산시장도 "빨리 건강을 회복해 다행"이라고 축하했다.

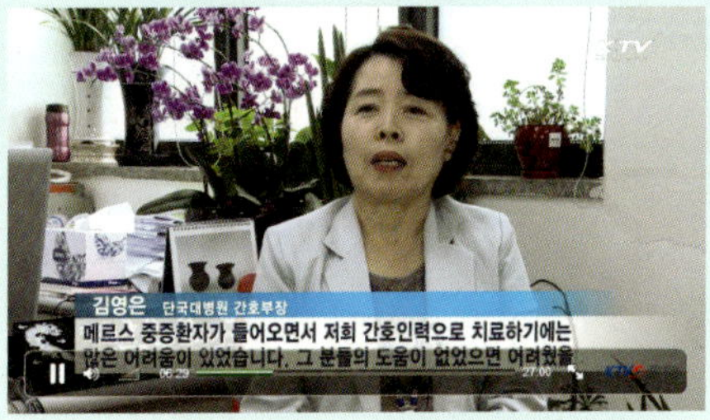
김영은 단국대병원 간호부장
메르스 중증환자가 들어오면서 저희 간호인력으로 치료하기에는
많은 어려움이 있었습니다. 그 분들의 도움이 없었으면 어려웠을

KTV 국민방송 / 2015년 7월 1일

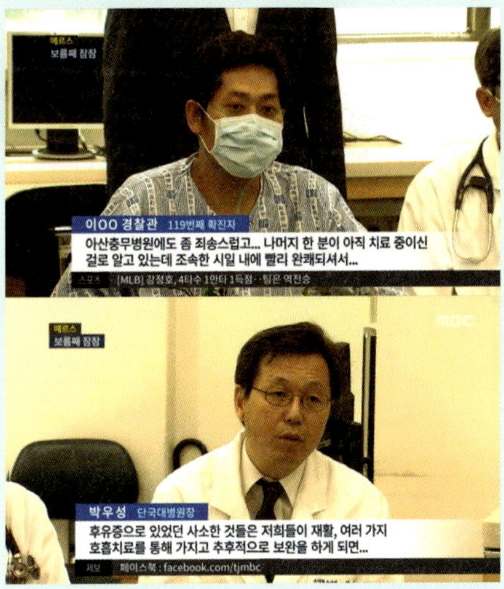

MBC 뉴스 / 2015년 7월 6일

동양일보 2015년 7월 7일

단국대병원 "메르스환자 모두 완치"

"천안지역 더 이상 환자 없어"

단국대천안병원(병원장 박우성)은 6일 음압병실에서 치료를 받아온 메르스(중동호흡기증후군) 확진환자가 모두 완치 판정을 받아 천안지역에는 더 이상 메르스 환자가 없다고 밝혔다.

단국대천안병원에 따르면 지난달 26일 8번 환자 입원을 시작으로 그동안 5명의 메르스 환자를 치료해왔다. 이들 가운데 지난달 24일 사망한 45번 환자를 제외한 4명의 환자가 완치됐다. 이날 오전 마지막으로 완치 판정을 받고 격리에서 해제된 119번 환자(30대 경찰관)는 한 때 상태가 악화돼 체외막산소화장치(에크모, ECMO)와 인공호흡기에 의존하며 치료를 받아왔다. 에크모는 중증의 심장, 폐 손상 환자에게 마지막단계에서 시도되는 치료법이다. 119번 환자의 완치는 국내 메르스 환자 가운데 첫 에크모 치료 성공사례로 꼽히고 있다.

일반병실로 옮겨지기에 앞서 119번 환자는 박우성 병원장과 의료진, 복기왕 아산시장, 김학중 평택경찰서장, 가족 등이 참석한 가운데 열린 메르스 완치 축하행사에 참석해 꽃다발을 받았다. 119번 환자는 "정성껏 치료해 준 단국대병원 의료진에 진심으로 감사드린다"면서 "저로 인해 메르스 확진 판정을 받은 아산충무병원 의료진이 하루 빨리 완쾌돼 퇴원하길 기원한다"고 소감을 밝혔다.

단국대 의료진은 119번 환자의 경우 호흡부전과 폐렴 후유증이 남아있고, 격리치료 때문에 못했던 흉부 컴퓨터단층(CT) 촬영과 병리검사 등을 거친 뒤 일반병실에서 2~3주간 추가 치료를 받은 뒤 퇴원절차를 밟게 될 예정이라고 설명했다.

박우성 단국대병원장은 "격리해제됐다는 것은 메르스로부터 완치 판정을 받았다는 걸 의미한다"며 "119번 환자의 경우 재활·호흡치료를 보완하면 일상생활을 하는 데 지장이 없을 것으로 본다"고 말했다. 〈천안 최재기〉

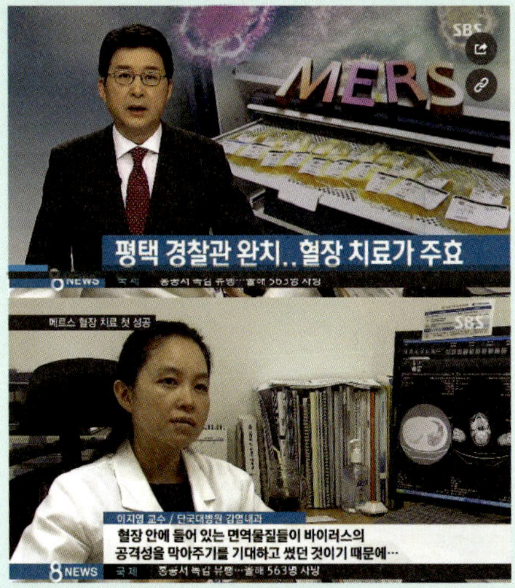
MERS
평택 경찰관 완치.. 혈장 치료가 주효
메르스 혈장 치료 첫 성공
이지영 교수 / 단국대병원 감염내과
혈장 안에 들어 있는 면역물질들이 바이러스의
공격성을 막아주기를 기대하고 썼던 것이기 때문에…

SBS 뉴스 / 2015년 7월 8일

한국일보 2015년 7월 8일

에크모 달고 첫 완치, 제때 도착한 혈장 덕 봤다

〈인공심폐기〉

메르스 걸렸던 평택 경찰 119번 환자
상태 심각해 혈장치료에 희망 걸고
완쾌한 공군 원사의 혈액으로 치료
"살아서 가족 만날 것" 의지도 효과

천안=정지용기자 cdragon25@hankookilbo.com

지난 6일 중동호흡기증후군(메르스)에 감염됐다 완치된 평택 경찰 119번(35) 환자는 중증 메르스 환자들의 '희망'이다. 무려 29일 동안 바이러스와 사투를 벌였고, 메르스 완치자의 혈액을 주입하는 '혈장 치료'에 에크모(인공심폐기)까지 부착했을 정도로 회복이 불투명했기 때문이다. 그는 현재 천안 단국대병원 일반 병실에서 아내의 간호를 받고 있다.

무엇이 그를 살려냈을까. 이 환자를 치료한 의료진은 7일 "병원의 철저한 준비와 우연적 요소, 환자의 삶에 대한 의지가 완치 비결"이라고 말했다. 단국대 류경민 흉부외과 교수는 에크모 치료를, 이지영 감염내과 교수는 혈장 치료를, 홍구현 호흡기내과 교수는 폐렴 치료를 담당했다.

5월 31일 발열증상이 나타난 이 환자는 1차 메르스 양성 판정을 받아 국립중앙의료원에 격리됐었다. 하지만 2차 검사에서 음성이 나와 6월 4일 퇴원했다. 그런데 퇴원 후에도 폐렴이 낫지 않아 5일 아산 충무병원에 이어 9일 천안 단국대병원으로 옮겨졌고, 11일 다시 양성 판정을 받을 정도로 우여곡절이 많았다.

홍구현 교수는 "11일 인공호흡기 장착을 위한 기도삽관을 하고 바로 의식을 잃은 이 환자는 23일 깨어났을 때 '난 음성 판정을 받았는데 왜 메르스냐', '여기가 도대체 어디냐'며 감염 사실조차 알지 못했다"고 말했다. 홍 교수는 "이후 자신이 119번 환자인 걸 알게 됐고, 아산 충무병원에서 자신에게 감염된 간호사(163번)에게 굉장히 미안해했다"고 전했다.

인공호흡기로도 산소 공급이 충분치 않았고, 간염이 악화돼 항바이러스 치료도 불가능해지자 의료진은 12일 오후 2시 '혈장 치료'를 결정했다. 이지영 교수는 "에볼라 때는 혈장 치료로 호전된 환자들이 있었지만 메르스는 효과가 검증되지 않았었다"며 "하지만 다른 방법이 없어 혈장 치료에 희망을 걸었다"고 말했다.

메르스 완치자가 많지 않아 혈장을 구하기 어려웠지만 때마침 국군수도병원에 입원했던 공군 원사(44)가 퇴원했고, 혈장 기증 의사를 밝혔다. 13일 오전 2시 환자에게 혈장을 주입했는데, 혈장 치료 1시간 전에는 에크모를 부착해야 할 정도로 상태가 나빴다. 류경민 교수는 "최악 상황을 대비하고 있었는데 우연처럼 혈장이 구해져 적절한 치료가 이뤄질 수 있었다"고 말했다.

환자의 회복 의지도 강했다. 6월 23일 인공호흡기를 제거했지만 호흡이 1분에 40~50회에 달할 정도로 거칠었다. 의료진이 핸드폰으로 아내의 목소리를 들려주자 호흡은 정상 수치인 10~20회로 돌아왔다.

류경민 교수는 "환자가 24시간 불이 켜진 격리 병실에서 각종 경고음을 들으며 기도 삽관과 에크모, 각종 약물 주입 호스를 달고 몇 주를 버티긴 쉽지 않다"며 "살아서 가족을 보고 싶다는 의지가 상당히 강했다"고 말했다. 깨어난 환자의 첫 마디도 "가족이 보고 싶다'는 말이었다.

한편 이날 메르스 추가 확진자와 사망자는 발생하지 않았고, 퇴원자가 1명 늘어 118명이 됐다. 보건복지부 중앙메르스대책본부는 병원 감염을 막기 위해 감염관리 전문인력의 대폭 확충, 응급실 과밀화 해소, 다인실 축소 등을 골자로 한 '병원 감염관리 종합 대책'을 이달 말까지 마련할 계획이라고 밝혔다.

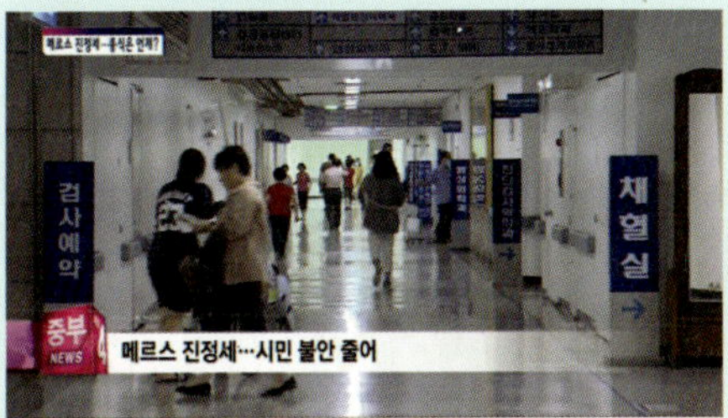

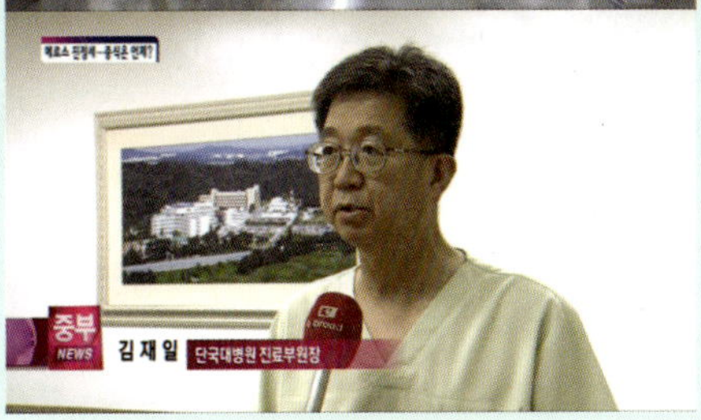

Tbroad 중부방송 / 2015년 7월 14일

Dailymedi
보건의료문화를 선도하는 데일리메디

2015년 8월 10일

메르스와 응급진료체계

최한주 교수(단국대병원 응급의학과장)

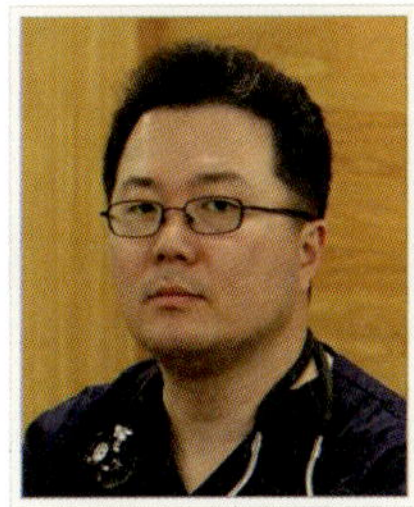

지난 5월 중순 작은 불씨로 생각됐던 메르스(MERS · 중동호흡기증후군)의 불길은 걷잡을 수 없이 번져 세계가 주목하는 재난이 돼 버렸다.

단국대학교병원은 메르스 대응의 최전선에서 악전고투한 경험을 바탕으로 응급진료체계에 대한 제언을 나누고자 한다.

병원 전 정보전달체계 확립

감염병 관련 정보만이 아니라 병원 전 환자정보의 안전하고 효과적인 전달은 최근 우리나라 응급의료체계 체계화를 위한 주요한 이슈 중 하나이다.

불행히도 메르스 사태 동안 다시 한 번 의료기관 간, 정부와 지방정부, 소방, 보건소 등 유관기관 사이의 정보전달에 문제가 발생했다.

기본적인 의료정보, 주요 사건 정보 전달체계 구축과 함께 상시적으로 감염병 관련 정보가 공유될 수 있는 체계가 구축돼야 한다.

지방 정부를 포함해 상-하위 조직 사이의 정보 전달을 넘어 유관기관이 함께 의견을 나누고 행동할 수 있는 장의 마련이 필요하다.

민간의료기관과도 이러한 정보를 공유할 수 있는 핫라인을 구축해야 한다. 단지 장비나 시설에 그치는게 아니라 법률적 보완, 동작할 수 있는 매뉴얼의 마련, 담당자 지정 등이 필요하다.

1946년 3월 1일 창간
충청일보

2015년 8월 25일

박우성 단국대병원장, 천안시의회 감사패 수상

메르스 대응과 확산방지 기여한 공로 인정

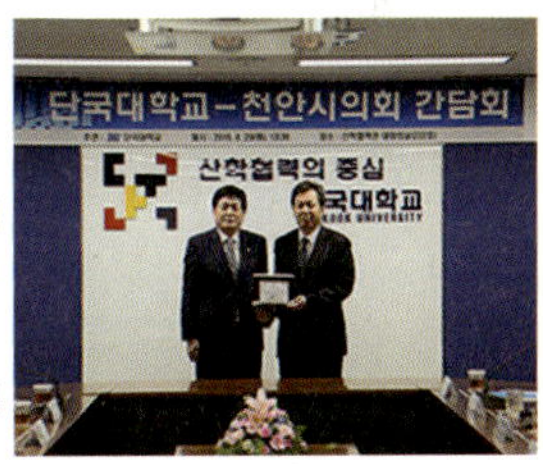

[천안=충청일보 김병한기자] 박우성 단국대병원장이 메르스 대응과 확산방지에 기여한 공로를 인정받아 천안시의회로부터 25일 감사패를 받았다.

단국대학교와 천안시의회는 이날 장호성 총장을 비롯해 주명식 천안시의회 의장 등 30여 명이 참석한 가운데 천안캠퍼스 산학협력관 대회의실에서 간담회를 가졌다.

간담회는 단국대병원 이지영 감염내과 교수의 메르스 경과보고에 이어 메르스 치료를 전담한 단국대병원에 감사패를 전달한 후 환담의 시간을 가졌다.

박우성 병원장은 "메르스 사태가 발생했을 때 감염내과를 비롯한 전 직원이 철저하게 감염관리 원칙을 지키고 공공기관과의 긴밀한 협조체계를 구축해 원내감염률 0%와 지역사회 확산방지라는 성과를 얻었다"며 "제2, 제3의 메르스가 언제든 올 수 있는 만큼 단국대병원은 충청지역의 대표의료기관으로서 그 임무와 역할을 충실히 수행해 나가겠다"고 밝혔다.

忠清日報

2015년 9월 30일

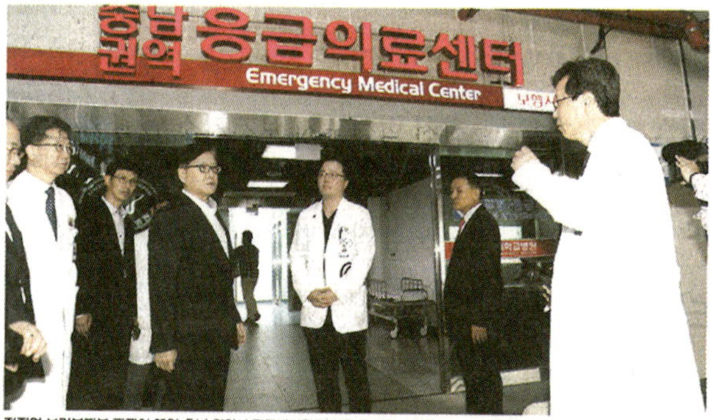

정진엽 보건복지부 장관이 25일 충남 천안시 단국대병원을 방문해 박우성 병원장을 비롯한 관계자들과 응급의료체계 상황을 점검 하고 있다.

정진엽 보건복지부 장관 천안 단국대병원 방문

정진엽 보건복지부 장관이 단국대병원을 방문해 명절 연휴에도 진료하는 의료진들을 격려하고 응급환자 발생을 대비한 비상진료체계를 점검했다.

29일 단국대병원에 따르면 정 장관은 지난 25일 오후 단국대병원에 도착한 후 회의실에서 감염병 환자 국가지정격리 병상 및 권역응급의료센터, 권역외상센터 운영현황 등의 응급의료체계와 그간의 비상진료에 관한 설명을 듣고 권역응급의료센터와 권역외상센터 등을 차례로 둘러 보았다. 지난 2011년 7월 충남권역응급의료센터로 지정된 단국대병원은 의사, 간호사, 응급구조사 등 50여 명의 전문 의료진과 35병상 규모의 응급센터를 운영하고 있다. /천안=김병한기자

한국일보

2015년 12월 13일

박우성 단대병원장 등 '2015 자랑스러운 충남인'

등록: 2015.12.13 17:11 수정: 2015.12.13 17:11

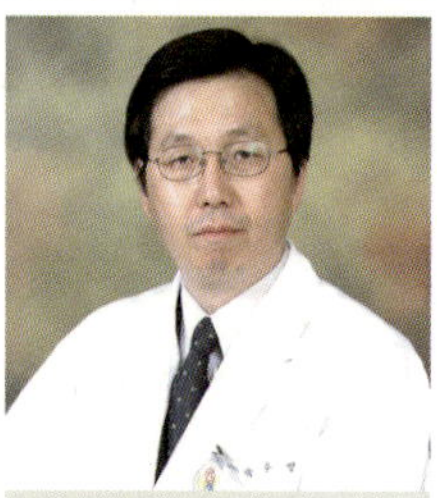

박우성 단국대병원장

박우성(58) 단국대 의대 병원장 등 5명이 '2015 자랑스러운 충남인상'에 선정됐다.

충남도는 박 원장을 비롯해 ■이훈구(64) 혜성당 원장 ■이희준(40) 아로니아 대표 ■엄준형(45) 영화테크 대표이사 ■이용진(35) 보치아 선수 등 5명을 '자랑스러운 충남인상' 수상자로 선정했다고 13일 밝혔다.

박 원장은 병원 진료 차질과 수익 감소에도 불구하고 메르스 확산을 막기 위해 치료에 헌신한 점이 높은 평가를 받았다.

이훈구 원장은 매년 나눔의 쌀을 기탁하는 등 이웃 돕기를 솔선하고, 2012년 충남에서는 처음으로 아너소사이어티 회원에 가입하기도 했다.

이희준 대표는 아로니아 생산으로 고소득을 올리고, 6차 산업까지 연계해 2,400여명의 일자리를 창출한 공로를 인정받았다.

엄준형 대표는 장애인과 여성을 지속적으로 채용하고, 특성화고와 연계해 인력 양성을 실시해 온 점이 높은 평가를 받았다.

뇌성마비 1급 장애인인 이용진 선수는 충남 보치아 실업팀 선수로 활동하며 올해 아시아&오세아니아 선수권대회에 출전해 단체전에서 은메달을 수상, 우리나라의 종합 우승을 이끌었다. 1995년 시작된 이 상은 각 분야에서 지역 발전과 명예를 드높인 도민에게 수여하는 충남 최고 영예의 상이다.

올해 시상식은 오는 31일 도청에서 열린다.

한국일보

2016년 1월 5일

중부권 암 예방·치료 전초기지 구축 원년

2016 희망 스타트업

<2> 박우성 단국대병원장

에볼라 바이러스 대비 사전 훈련
메르스 치료·확산 철벽 방어 입증
196 병상 첨단 암센터 5월 착공
환자·보호자 연계 전인치료 서비스

이준호기자 junhoII@hankookilbo.com

"메르스와 전쟁을 치른다는 자세로 병원의 전체 직원이 합심했습니다"

박우성(59) 단국대병원장은 구랍 31일 '2015 올해를 빛낸 충남인' 시상식에서 '자랑스러운 충남인상'을 수상했다. 지난해 5월 국민을 공포의 도가니로 몰아넣었던 메르스 사태를 맞아 메르스 환자를 치료하고 지역사회 내 확산을 막기 위해 헌신한 공로를 인정받았다. 박 원장은 "지리적으로 메르스 발생 병원과 불과 30km 떨어져 있었지만 지역사회에 전파되지 않았다"며 "이는 발열 및 폐렴환자 치료, 발열환자 감시, 충남도청 및 관할 보건소와의 긴밀한 업무 협조 등을 통해 얻어낸 성과"라고 자신을 낮췄다.

단국대병원은 충남에서 유일하게 국가지정 입원치료병상을 보유한 병원이다. 지난해 5월 20일 국내 첫 메르스 환자 발병 이후 6일째부터 8번 환자의 입원을 시작으로 5명의 감염환자를 치료했다. 치료기간 확진환자와 의심환자, 선별진료소에 다녀간 1,000여명의 잠재 의심환자가 병원을 찾았다. 완벽한 진료로 2차 메르스 확진환자가 거쳐간 병원 가운데 유일하게 원내 감염자가 발생하지 않았다.

성격이 곧기로 소문난 박 원장은 첫 환자입원 당시 전혀 주저하지 않았다. 지역거점병원으로 충남권역 환자가 우선 이었지만 경기 평택에 거주하던 환자를 외면할 수 없었다. 이후 평택, 경기남부, 안성 등 모든 지역 환자를 수용하기로 결심했다. 인근 병원들이 2차 감염 등을 핑계 삼아 환자를 되돌려 보낸 사례가 속출해 보건당국과 마찰을 빚은 것과 대조를 보였다.

박 원장은 평소 감염병에 대비해 병원 운영을 매뉴얼에 맞춰 놓았기 때문이다. 2014년 아프리카와 미국, 유럽에서 공포의 대상이 되었던 에볼라바이러스 감염상황을 가상해 병원 운영체계를 구축해 놓았다. 그는 "병원 내 감염은 어떻게든 막자는 것이 첫 번째 목표였고 모든 사람에게 질병관리본부에서 정하는 기준보다 더 높은 기준을 적용해 모든 가능성을 차단했다"며 "의료진들이 에볼라를 가상해 이미 훈련을 했기 때문에 실수 없이 대처할 수 있었다"고 말했다. 또한 보건당국에서 제시한 환자 관리지침보다 더 강화한 시스템을 운영했다.

그는 "보건복지부의 의심환자 등 격리기간이 2주였으나 1주 더 연장했다"며 "격리기간을 늘려 환자와 의료진 모두가 메르스로부터 확실하게 안전함을 확인한 후 격리를 해제했다"고 말했다.

하지만 지난 7월 6일 마지막 환자가 퇴원할 때까지 혼신을 다한 결과는 찬사보다 악성루머에 더 시달리는 어려움을 겪었다. 메르스 환자가 있다는 소식이 전해지면서 외래환자수가 급감하고 지역주민의 원망이 쏟아졌다. 심지어 단국대병원 의료진이라는 이유로 택시 승차거부도 당했다. 식당에서도 내쫓긴 직원도 있었다. 메르스 사태가 수그러들지 않고 장기화하면서 병원적자는 누적됐다. 메르스 환자의 입원기간이 3개월간 지속되면서 일반 환자의 급감으로 100억원의 손실을 보았다. 당장 직원급여를 걱정해야 했다.

뒤늦게 악성루머에 시달리고 있다는 사실을 알게 된 안희정 충남지사가 자신의 SNS를 통해 병원과 의료진이 고군분투하고 있음을 알리고 격려를 호소하는 글을 띄우면서 가까스로 진정됐다.

박 원장은 지난해 12월 24일 첫 환자가 발생한 지 218일 만에 메르스가 종결되자 신종전염병 대응능력을 강화하는 시스템 도입에 나섰다.

박 원장은 3개의 음압병실을 7개로 확충하고, 모든 병실을 독립된 형태의 1인실로 만들 예정이다. 응급실에도 격리 치료가 가능한 음압격리병실 2개를 증설할 계획이다. 화학전과 방사능오염 등에 대비한 제염 및 제독설비도 응급실에 설치할 방침이다.

이와는 별도로 이달부터 닥터헬기도 운영한다. 정부와 충남도의 지원으로 닥터헬기가 운영되면 도내 도서산간지역 응급환자 이송체계가 획기적으로 개선될 전망이다. 환자 발생 신고 시 5분 이내 출동하는 시스템을 구축해 중증외상환자, 심정지, 심근경색증, 뇌졸중 환자와 급성 호흡곤란이나 쇼크환자, 증증질환의 산모나 신생아에게 최상의 의료서비스를가 제공할 계획이다.

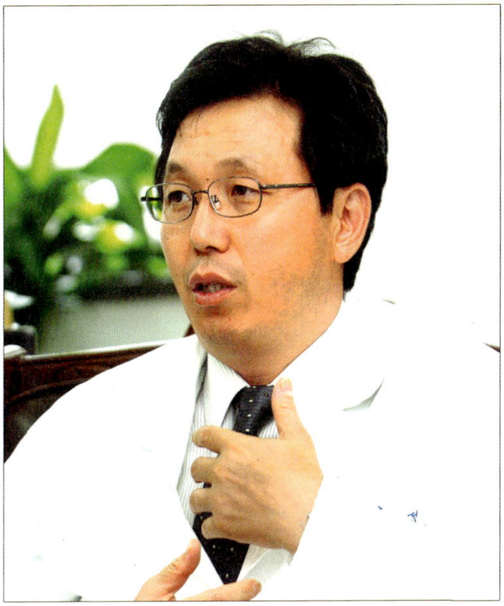

박우성 단국대병원장은 "지난해 메르스 환자 진료로 100억원 가까운 손실을 보았지만 완벽 방어에 성공한 자부심으로 다시 힘을 낸다"며 "올해도 주민의 건강을 위해 닥터헬기를 운영하고 암센터도 착공하는 등 아낌없이 투자하겠다"고 밝혔다.

박 원장은 첨단 암센터 건립에도 공을 들이고 있다.암센터는 오는 5월 196병상 규모로 착공한다. 15개 전문 암센터를 한데 모아 암환자를 대상으로 최적의 치료 계획을 세우고 다학제진료 및 유전자 맞춤치료, 통증관리 등 환자 중심의 맞춤형 암 진료를 제공할 계획이다. 내년 하반기 완공 예정인 암센터는 이미 국내 최고 수준인 대장암 말기환자 생존율(82%)을 획기적으로 끌어올리는 등 명실상부한 암 치료 전문기관의 면모를 갖출 전망이다. 암센터 건립은 그 동안 충남에는 암 전문 의료기관이 없어 수도권 병원을 이용해 지역주민의 경제적 부담도 크게 덜어 줄 수 있다.

박 원장은 "암센터가 완공되면 환자 중심의 맞춤치료와 보호자 정신상담까지 이어지는 전인치료가 이루어 진다"며 "유전체 기반 개인별 암 발생 예측 및 예방과 신 치료 임상연구 등 암 예방의 전초기지가 될 것"이라고 말했다.

눈물과 헌신의 71일

단국대학교병원의 '메르스 대응 기록'

2016년 3월 25일 초판 인쇄
2016년 4월 01일 초판 발행

퍼낸이 | 장호성
저 자 | 단국대학교병원
기 획 | 이재석
제 작 | 정진형
편 집 | 성두현 · 박보혜 · 조혜란
디자인 | 오채
퍼낸곳 | 단국대학교출판부
등 록 | 1968.2.27 : No. 제 03-00095호
주 소 | 경기도 용인시 수지구 죽전로 152
전 화 | 031-8005-2405
팩 스 | 031-8021-7154

값 15,000원

ISBN 978-89-7092-565-3 03510
© 단국대학교병원, 2016

◦ 잘못 만들어진 책은 구입하신 서점에서 교환해 드립니다.
◦ 이 책을 무단 복사, 복제, 전재하는 것은 저작권법에 저촉됩니다.